三晋中医学术流派传承与创新丛书

儿科圣手张刚

临床验方使用

主编 宋明锁

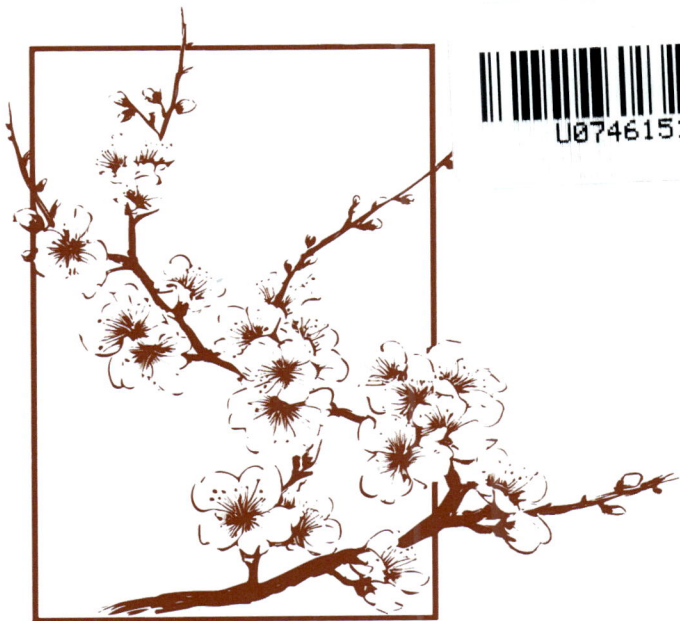

中国健康传媒集团·北京
中国医药科技出版社

内 容 提 要

　　张刚（1907—1988）先生是二十世纪七八十年代山西太原有名的中医儿科临床家。有"儿科圣手""山西小儿王"之美誉，《卫生报》《太原日报》《健康报》均曾予以报道。由于诊务繁忙，张刚先生留下的文字资料并不多。本书搜罗了张刚先生存世文字、处方笔记，乃至学生、弟子、再传弟子继承讨论的相关文稿，期翼还原张刚先生的中医儿科学术概貌。本书适合广大中医儿科从业人员阅读参考使用。

图书在版编目（CIP）数据

儿科圣手张刚临床验方使用 / 宋明锁主编 . -- 北京：中国医药科技出版社 , 2025. 9. -- ISBN 978-7-5214-5531-1

Ⅰ . R289.5

中国国家版本馆 CIP 数据核字第 2025G5G428 号

美术编辑　　陈君杞
版式设计　　也　在

出版　　**中国健康传媒集团** | 中国医药科技出版社
地址　　北京市海淀区文慧园北路甲 22 号
邮编　　100082
电话　　发行：010-62227427　　邮购：010-62236938
网址　　www.cmstp.com
规格　　710×1000mm $^1/_{16}$
印张　　16 $^1/_2$
字数　　262 千字
版次　　2025 年 9 月第 1 版
印次　　2025 年 9 月第 1 次印刷
印刷　　天津市银博印刷集团有限公司
经销　　全国各地新华书店
书号　　ISBN 978-7-5214-5531-1
定价　　**77.00 元**

获取新书信息、投稿、为图书纠错，请扫码联系我们。

版权所有　盗版必究

举报电话：010-62228771

本社图书如存在印装质量问题请与本社联系调换

编委会

主　　编　宋明锁

副 主 编　赵怀舟　王小芸　王　平

编　　委　马生莲　卢海燕　申　聪　冯文海

　　　　　杨　阳　杨　锐　宋　雨　张春英

　　　　　孟民生　孟亚静　孟庆阔　赵　敏

　　　　　董晓丽

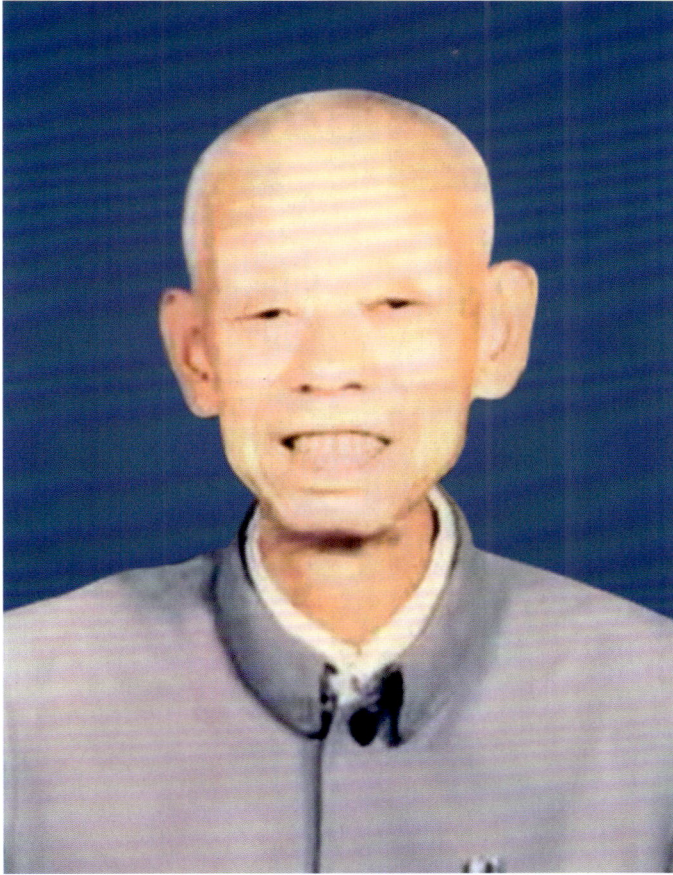

张刚先生（1907 年 3 月 –1988 年 3 月）

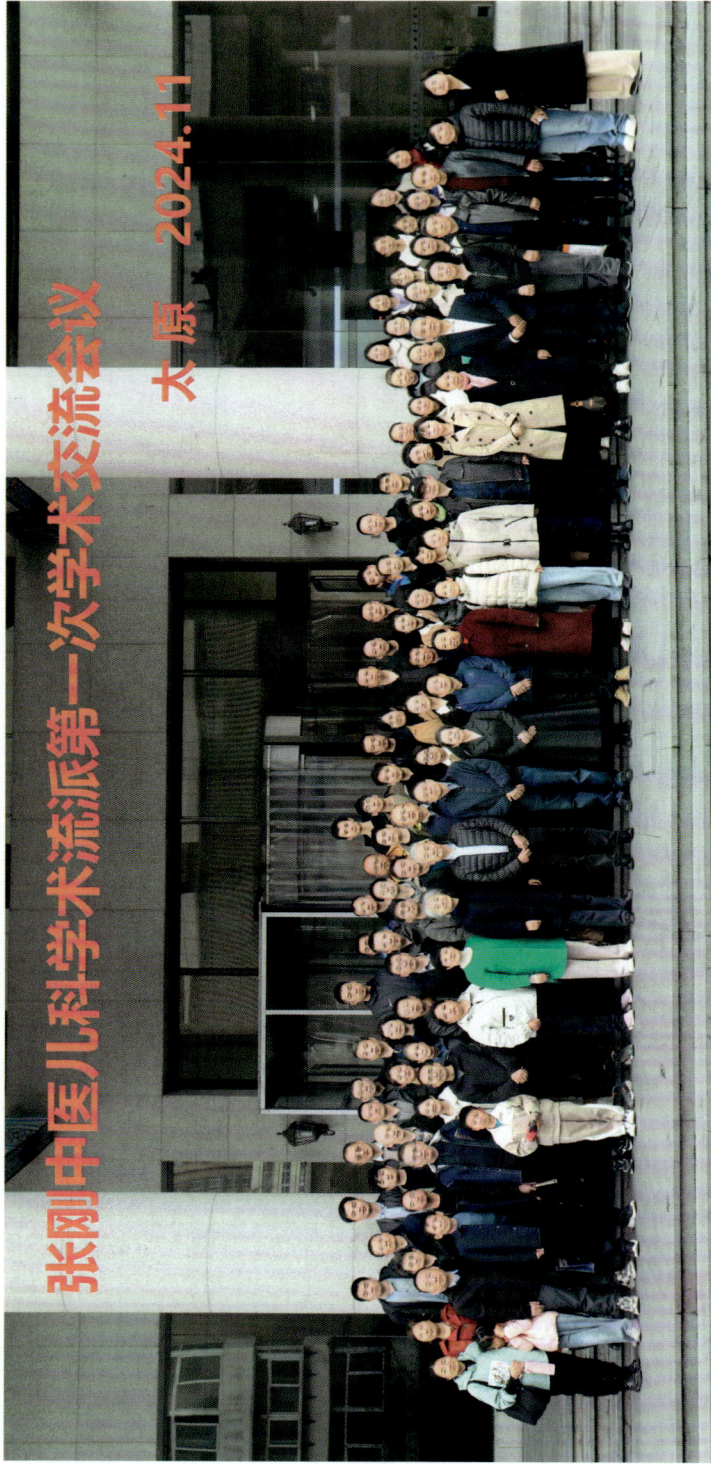

张刚中医儿科学术流派第一次学术交流会议合影

零金碎玉忆张老（代序）

引言：二十世纪七八十年代，太原市中医研究所名家荟萃，群贤云集，而真正能被大家公认称为"老"的只有两个人。一位是著名的伤寒大师、三部六病创始人刘绍武（1906-2004）先生，另一位就是享有"山西小儿王""儿科圣手"之美誉的张刚（1907-1988）先生。十分凑巧的是，此二人不但同在一处任职、同为光绪年间生人，而且各自在相应的学问（学术）领域中取得了令人羡慕的成就。我是太原市中医研究所二老的同事，更是单位委派的张刚先生的学生、弟子。我是在经过5年中西医结合内科的历练后调入儿科的，1982年张刚老先生见我的第一句话，我至今仍记忆犹新："明锁，你基础好，年轻好学，能来儿科学习，我很高兴……"在张老这句话的激励下，我坚定地从事儿科工作直到现在。

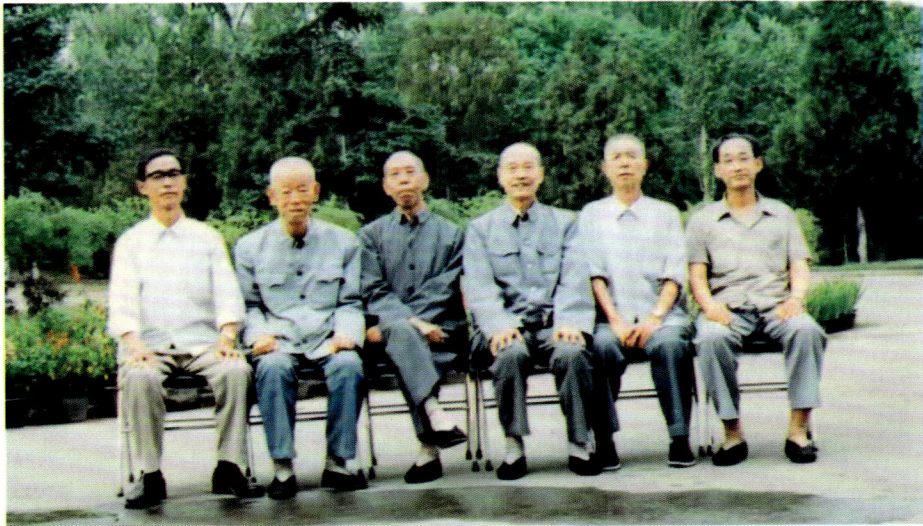

合影（从左到右依次为原明忠、张刚、邢子亨、刘绍武、李茂如、朱进忠）（雒军提供）

我把自己与张刚先生师生交往的点点滴滴记录如下，既是温习历史，更是对张刚先生的纪念和感恩，同时，也作为激励后学的文字为此书代序。

1. 跟张老抄方

张刚，字正卿，山西太原人。16岁进清徐崇德堂中药店当学徒，并师从李华池先生习医。二十世纪四十年代，悬壶省城太原天中药房，自任经理。1949年后，先是在利民药店挂牌行医，之后响应党的号召加入太原市联合诊所，1958年进入坝陵桥保健院工作。太原市中医研究所的儿科成立于1959年，是山西省成立最早的中医儿科。大约1959年，王中三（1897-1969）、张刚等由太原市联合诊所加入到太原市中医研究所的儿科建设中来。此后，张刚先生的学术影响力和名气（名声）逐渐提高（增大），声名远播。记忆中，太原市中医研究所的办公室并不大，但老师的办公

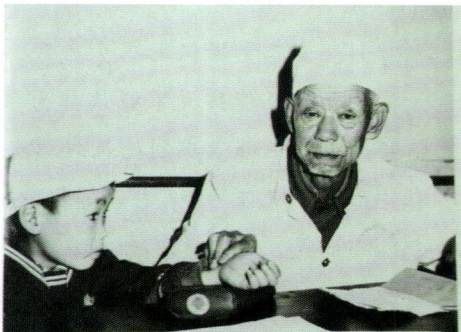

张刚先生诊病

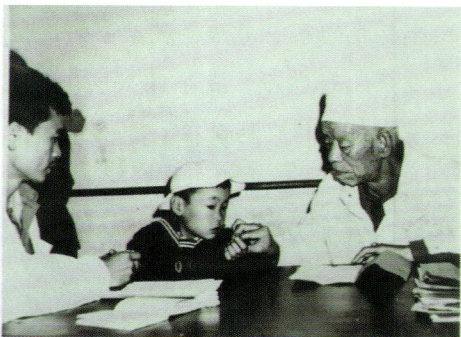

张刚先生诊病

桌和学生的凳子却很大、很长。桌子至少有1.5米宽，2.1米长。张老习惯坐在桌子的上首端，跟师学习的学生按资历、对学业的熟悉程度，以及入科时间早晚依次分坐在办公桌的两侧，资历高、业务熟、入科时间长的学生座位距离张老最近。

抄方流程：每名学生都有一份自己手抄的"宝典"，里面记载着张老常用的处方和加减用药。这份"宝典"需要熟记于心。抄方的学生先问诊、写病历、辨识证候，在挂号条背面写出自己认为的辨证和治法，以及处方、

宋明锁笔记《张刚先生处方》（局部）

加减，然后交由张老审核。如果和张老判断的用药出入不大，张老稍作修改后学生抄写在病历本上；如果不合格（病证不符、用药不妥贴），张老会在病历本上重新写（处方）。张老经常在修改处方时结合具体问题进行讲解，实践中手把手地口传心授、耳提面命，往往让我有茅塞顿开、醍醐灌顶之感。正是这些点滴细节支撑了我将来学术体系的构建，并为多年之后我对小儿脾胃学说的创新打下了坚实的基础。

宋明锁笔记《张刚先生处方》（局部）

张刚先生年轻时有崇德堂中药店学徒、天中药房经营者的经历，因此对药物性能的体会比较深刻，这一点是他与其他医生的不同之处。在行医过程中注重融合药学新知是张刚先生的学术特色之一。

张刚先生指出，"胆南星"除具有明显的化痰作用外，镇咳作用也很明显，治百日咳疗效颇佳（因为胆南星是胆汁炮制过的，而鸡苦胆可以治百日咳）。关于鸡苦胆的临床功效，《本草纲目》的记载是"主治：目不明，肌疮（《别录》）。月蚀疮，绕耳根，日三涂之（孟诜）。灯心蘸点胎赤眼，甚良。水化搽痔疮亦效（时珍）。"换言之，传统本草书著中并未记载鸡胆可以治疗百日咳。直到1970年9月出版的《天津中草药》一书中才明确记载："鸡胆：苦、辛。治百日咳。鸡蛋壳含钙丰富，可治缺钙手足搐搦。"书中所附之方，更是广为流传，其方曰："治百日咳：鸡苦胆一个，白糖适量，用针刺破鸡苦胆，挤出胆汁加入适量白糖，一日二至三次。患儿一周岁以下三天服一个；两周岁以下二天服一个；两周岁以上一天服一个。鲜鸡苦胆存放不便时，也可将鸡苦胆焙干研末，加糖适量调匀，放胶囊内白开水送服。"张刚先生大概是由此体会，得到切实感悟的。

4

张刚先生曾言："苏子能杀蛲虫。"这也是有根据的，虽然传统本草学著

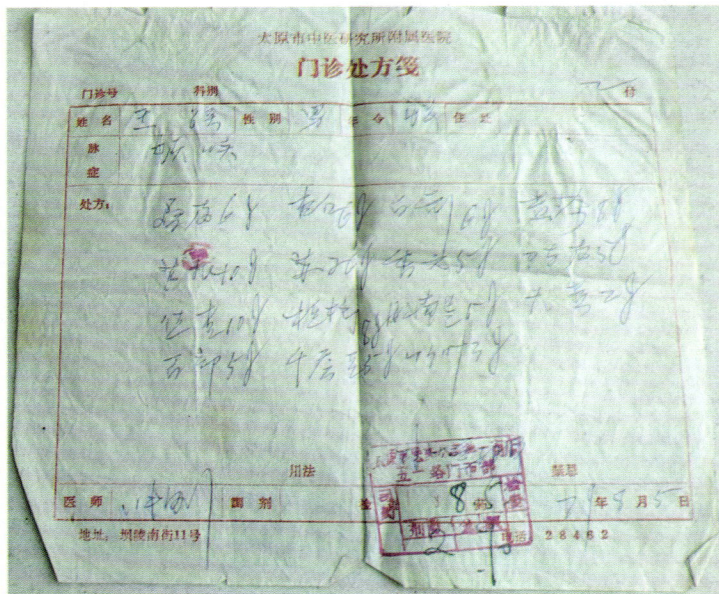

张刚先生处方（患儿家属王斌志提供）

作，如《本草纲目》中并无类似记载，佀 1973 年 5 月山西省卫生局中草药汇编小组编的《常见病验方选编》中的传染病部分记载主治蛲虫病的第四方，即"炒苏子一两。研为细末和面烙饼子吃，一次吃完。"如此简便廉验的处方，在临床过程中是容易实践的。我相信，张刚先生是真有切身体会才将此方传诸学生的。

当年太原市中医研究所所谓的公车只有两辆：一辆小轿车、一辆救护车。医院用这两辆车每天接送专家应诊，张老是被接送的四位专家之一。张老到医院后，先在传达室给本院职工的孩子看诊，接下来再去诊室看诊，每天上午限号 60 个。

2. 陪张老开会

1982 年 4 月 16 日至 22 日，国家卫生部召开衡阳会议。这是中华人民共和国成立后的首次全国中医院校重要会议，会议明确指出中医药的重要性。会后，全国各地积极落实会议精神，同年，中华中医药学会儿科专业委员会成立。

1983 年 5 月 21 日，太原市卫生局在北郊区政府所在地柴村召开了太原市卫生局工作会议。太原市中医研究所的参会人员只有 3 位：院党总书记胡德琴、老中医代表张刚大夫、作为张老陪同的我。我们三个人住在一

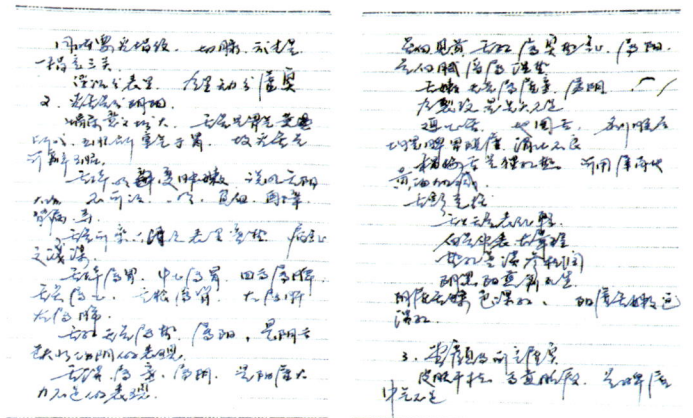

宋明锁笔记（局部）

个房间，有了更多深入交流的机会。天色将晚，当日的议程早已结束，而张老却意犹未尽，他取出一个小锡酒壶、一小包花生米，边喝边聊。张老提到，曾在学习班时，没有家人、朋友的陪伴，便养成了以酒为伴的习惯。当然，以前喝的是苦酒、闷酒，现在杯中之味不再苦涩，却更有一番历经沧桑的古拙和揶揄。他甚至轻松地提及"小酒就像陪伴自己度过难关的老伴"。张老长期与小儿打交道，他的脾气很好，也提示我们这些年轻人："男人找女人（对象），最主要的是找脾气好的女人，生活才能幸福。"多年以后，这般轻松的交流，也变成了我美好的回忆。

3. 陪张老会诊

张刚先生曾多次应邀到山西省儿童医院会诊，因距离较近，常走着（步行）过去。山西省儿童医院专门收治儿童病患，以西医处置为主。遇到久治不愈的疑难大证，中医与西医之间，或中医同行之间也会进一步合作治疗。30多年前的某日，我随张刚先生到山西省儿童医院会诊，诊毕回程的路上，张老对我说："中医临床不会用下法，治不了大病。"当时，我对这句话的理解还不深刻，但却牢牢地记在了心里。随着临床实践的不断积累，我逐渐认识到，说"下法治大病"固然有所宽泛，但就儿科范围而言，"下法治热病"却是实实在在的，可以说，张老这一句话影响了我一生。然而，用好下法却并不容易，应用不当时也会出现脾胃受损、伤津耗气、伤阴伤阳之弊。

苦寒泻下法针对阳明腑实之证，此证的关键在于内有邪热。儿科临床中，不一定痞、满、燥、实、坚均见才用"下法"，有如下三种情况时即可使用"下法"：①小儿食积现象明显，嗳腐酸臭，呕恶腹胀，大便量少，臭如败卵者可用"下法"；②咽

宋明锁笔记（局部）

红、咽痛、扁桃体化脓，口臭口疮者可用"下法"；③火热上灼于肺，咳嗽痰稠，色黄或白，鼻腔干燥者可用"下法"。上述诸证，多见舌红，苔黄厚腻，脉数，手心、手背热等症状。

加味柴胡汤与凉膈增液汤是张刚先生治疗小儿高热的两首常用处方。二方均用大黄，可以起到清热通腑的功能，但从病机、症状、用药角度看，还是有本质的区别。加味柴胡汤由银花、连翘、蝉蜕、芦根、黄芩、大黄、竹叶、灯芯（灯心草）、柴胡、枳壳、陈皮、苏子、槟榔等药组成。凉膈增液汤由银花、连翘、蝉蜕、芦根、黄芩、

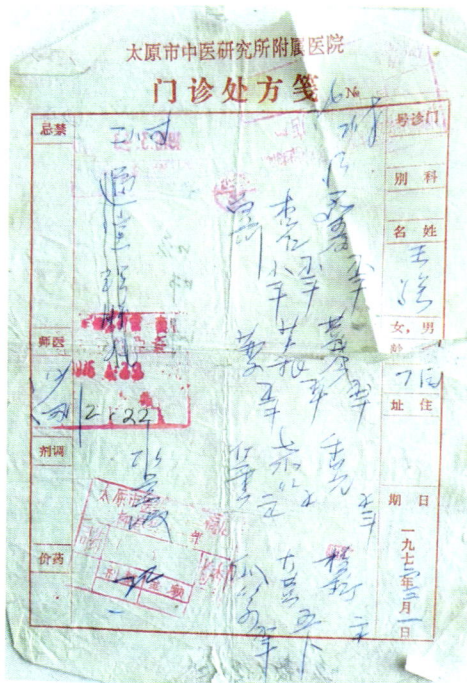

张刚先生处方（患儿家属王斌志提供）

大黄、竹叶、灯芯（灯心草）、生地（生地黄）、元参（玄参）、麦冬、地骨皮、栀子等药组成。

张刚先生明确指出："加味柴胡汤表里双解，可治疗发热不退，朝轻暮重，舌红，苔白黄厚。不管是细菌感染，还是病毒感染引起的发热，药后拉两堆黑屎就好。"凉膈增液汤主治发热不退，舌红少苔而干的阴虚内热之证。加味柴胡汤治的是有余之证，凉膈增液汤治的是不足之证。面对发热的孩子，首先看其舌质，舌红可选用这两个方子；再观其舌苔，舌苔厚，选加味柴胡汤，舌苔少、花剥苔，选凉膈增液汤。舌淡的发热不用此二方。

4. 听张老讲课

我听张刚先生讲课的机会并不多，记忆中有3次（我的笔记本中有2次讲课的课堂笔记），讲座均在太原市中医研究所开展。

记得有一次是在山西省职工医学院成立前的师资培训班上，张刚先生讲解"儿科的四大特点"，这部分内容已为多种书著所收录。张老提出儿科

的生理特点、病理特点、诊断特点和治疗用药特点，并分别予以阐述，其内容相当于后世医学儿科总论部分的高度提炼。儿科的生理特点是脏腑娇嫩，形气未充，生机蓬勃，发育迅速；儿科的病理特点是发病容易，传变迅速，脏气清灵，易趋康复；儿科的诊断特点，一言以敝之是四诊可以决定方向、明确路线（细分则是握手分表里、舌诊分阴阳、望颜面定虚实、听哭声知有余不足）；儿科治疗用药特点是要稳、准、狠。此外，虚实难辨之时，要消补兼施，但偏重于治实，多用消导药，因为小儿实证偏多。若寒热不清时，可偏热治，因为小儿热证多。

宋明锁笔记（局部）

宋明锁笔记（局部）

宋明锁笔记（局部）

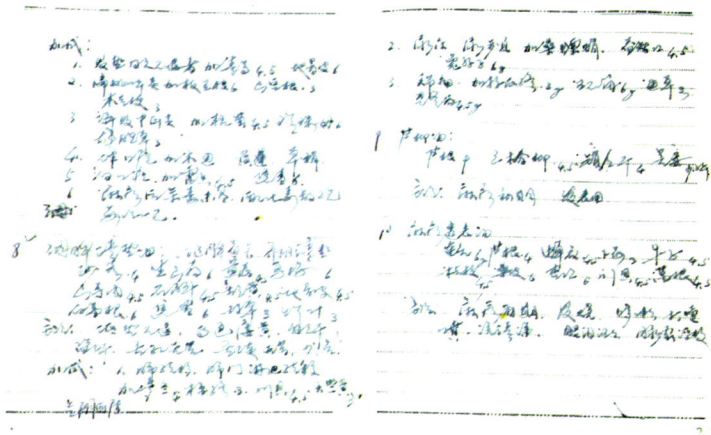

宋明锁笔记《张刚先生处方》（局部）

除了听张老讲课，与张老门诊、病房工作之时的互动交流，也会有许多收获。张老门诊治病时，时时要用到一些儿科"小药"，比如珠珀保婴散、祛风保婴丹、抱龙丸、千金散等等。我曾经问过张老，使用"小药"的指征是什么？张老说："轻症不必加小药，大症、重症要加小药。"儿科著名的"小药"多集各种贵重药味为一体，如牛黄、冰片、麝香、朱砂等。这些药味单独开方，剂量、剂型均不好掌握，但患儿病症又有所需要，此时加用"小药"能够起到良好的治疗

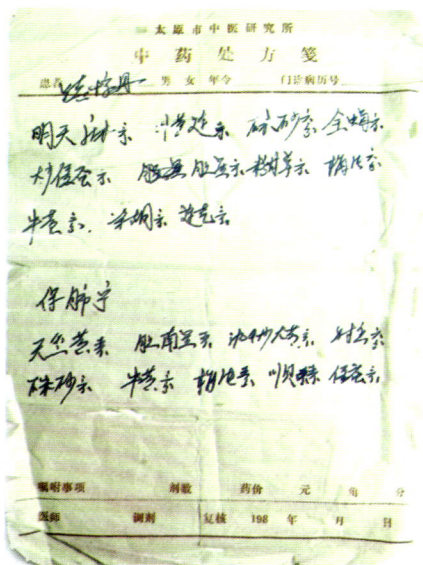

"镇惊丹""保肺宁"配药仿单

作用。一次门诊结束后，张老给我留下了两首自己的"小药"配方，分别起名"镇惊丹"和"保肺宁"。

这两种"小药"虽未最终制成市售药品，但也曾在太原市中医研究所内部使用。1983年，太原市中医研究所制剂室刘永林主任还把他一直保留的两方配药仿单誊录一份给我。

9

🌿 镇惊丹 🌿

明天麻 3 钱	川黄连 3 钱		
朱砂 6 分	全蝎 2 钱		
炒僵蚕 2 钱	胆南星 2 钱	粉甘草 2 钱	梅片 6 分
牛黄 3 分	柴胡 3 钱	连翘 3 钱	

🌿 保肺宁 🌿

天竺黄 5 钱	胆南星 5 钱	酒炒大黄 3 钱	麝香 6 分
朱砂 3 分	牛黄 3 分	梅片 5 分	川贝 5 钱
僵蚕 3 钱			

张老曾经指出，《小儿药证直诀》和《医宗金鉴·幼科杂病心法要诀》是儿科必读书籍，实用性很强。《医宗金鉴·儿科心法要诀》所载的"初生小儿看虎口，男从左手女右看。次指三节风气命，脉纹形色隐隐安……"他是要求学生们通背的。

5. 为张老祝寿

1986 年，刘绍武老先生 80 岁、张刚老先生 79 岁，太原市中医研究所为两位老先生祝寿。这一活动由我组织筹办，太原市中医卫生局、市科协领导参加了此次会议。1 周后，国家中医管理局田景福司长来山西考察中医工作，听闻此事后专程去诊室看望张老并拍照留念。当时医院给两位老先生

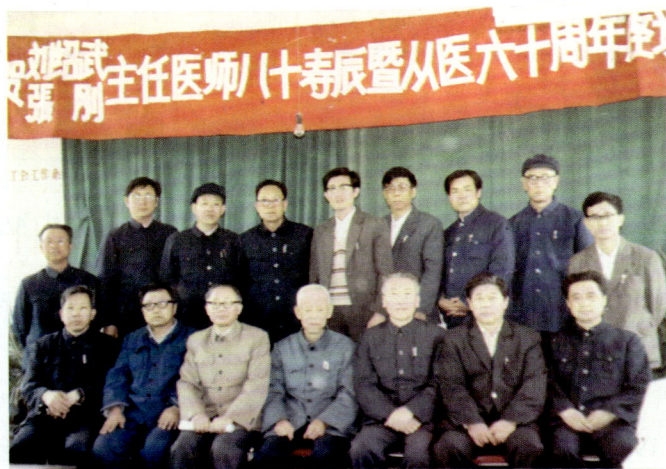

田景福司长看望张刚先生合影

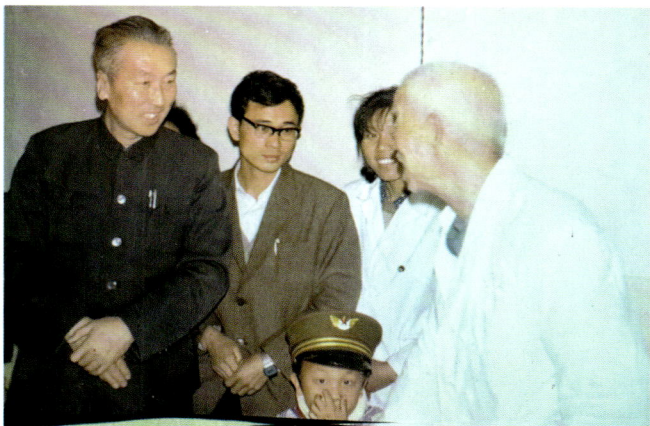
田景福司长看望张刚先生

各送了一尊镀金小寿星，并由我执笔为二位老先生写了《祝寿词》。在《祝寿词》的结尾部分，我引用了曹操《龟虽寿》中的一句话"老骥伏枥，志在千里，烈士暮年，壮心不已。"但万万没有想到，仅过了2年，张老就因罹患肺疾永远地离开了我们。回想起跟随张老学习的日子，仿佛就在昨天。

现在，我们拟写《儿科圣手张刚临床验方使用》一书，欲将张老处方的临床使用体会记录下来，以此作为对张老学术的总结和张老人品的致敬。张老离开我们已经有30多年了，虽然时光流逝、不舍昼夜，然而每每有所回忆，仿佛一切都在昨天。于是，我更加确信陪伴张老左右的时时刻刻、点点滴滴是零金碎玉、是吉光片羽，对于其他人来说，这些经历或许并不重要，但对我来说，却是异常珍贵，因为这份经历已经成为我品性修养和学术成长的一部分。

在本书即将付梓之际，我的学生们请我写一些文字为序，我把上述拉杂的话写出来，希望我的学生们对不曾谋面的师祖有个感性的认知，对自己所属学术流派的形成过程有个初步了解。对于山西中医儿科这一支的发展、演变来说，不忘初心、守正创新的起始点在两三代之前的学人身上，对于他们曾经历的故事有所了解、有所认知还是必需的。

宋明锁

二〇二五年3月6日

前　言

　　张刚（1907—1988）先生是二十世纪七八十年代山西中医儿科临床领域最为有名的医生之一，被誉为"儿科圣手"。他解决了临床上许多非常棘手的问题，民间口碑极高。至今年长些的老太原人，闲谈时每有能道及张刚先生一二亲身经历或耳闻目击的实践病例。张刚先生尤以小儿腹泻、肺炎、高热的诊治闻名遐迩。许多儿科危急重证的成功会诊，使其临床疗效同样得到包括西医儿科临床专家在内的专业人士的肯定。2004年4月，贵州科技出版社出版陈佑林主编的《简明实用中医儿科词典》收录"张刚"词条，其文曰："张刚，山西人，儿科专家。太原市中医研究所儿科主任中医师。早年从师于名医李华池，后得名医时逸人先生指点，医术精进。精于儿科各证的治疗，临床诊断注重望舌，治疗上十分重视对脾胃的调理，有'实证勿忘槟榔、大黄，虚证勿忘乌梅、山药'之论。根据其经验设计的计算机'中医儿科腹泻、咳喘诊疗专家系统'于1987年通过省级鉴定。曾任太原市政协六届委员，山西省中医学会副理事长等职。"

　　宋明锁主任医师是张刚先生的高足，总结张刚先生的学术思想与临床经验是宋明锁主任多年以来的一个心愿。即便市面上已有《中医药学习资料·第四集》（1963年7月，太原市中医研究所编印，内有张刚"对小儿胎毒的认识和治疗方法""介绍两个偏方"二文）、《中医药学习资料·第十集》（1974年10月，太原市中医研究所编印，内有张刚"治疗小儿慢性消化不良的体会""茵龙泻肝汤治疗急性黄疸型肝炎"二文）、《中医药学习资料·第十一集》（1977年9月，太原市中医研究所编印，内有张刚"治疗小儿病经验杂谈"一文）、《中医药学习资料·第十三集》（1985年3月，太原市中医研究所编印，内有张刚"小儿发热的辨证论治"一文）、《中医治幼经验初辑》（1963年9月，太原市中医研究所编印，此书题曰"王中三、赵培根、张刚等合编著"）、《山西名老中医经验汇编》（1992 年 2 月，山西科学技术出版社出版，山西省卫生厅主编）、《保婴锦囊》（2012 年，内部出版物，戴高昇、董晓丽编）、《山西小儿王·张刚临床经验实践录》（2014 年 1 月，学苑出版社出版，赵迎庆撰）、《儿科名老中医王中三、张刚临床经验集》（2015 年 4 月，山西科学技术出版社出版，戴高昇、董晓丽编著）等书著资料可资参考，但相对全面系统地提炼总结张刚先生的学术思想、临床经验却并非易事。

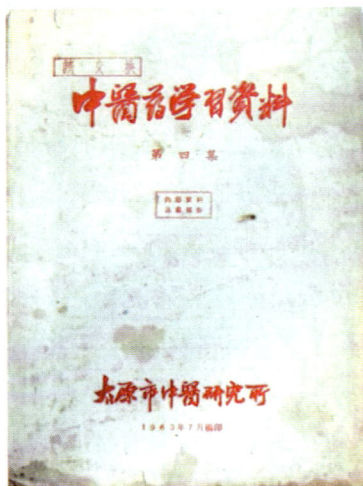

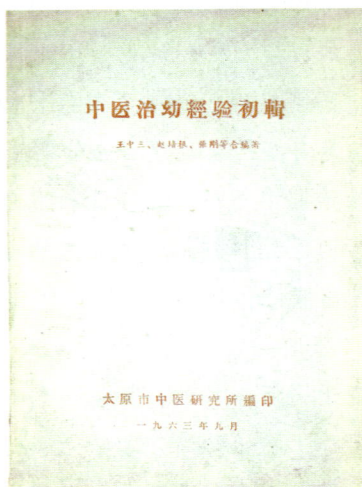

太原市中医研究所 1963 年张刚先生资料书影

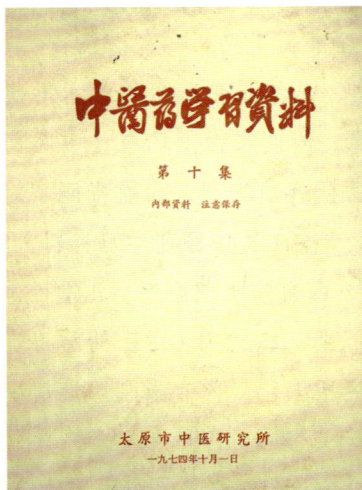

太原市中医研究所 1974 年
张刚先生资料书影

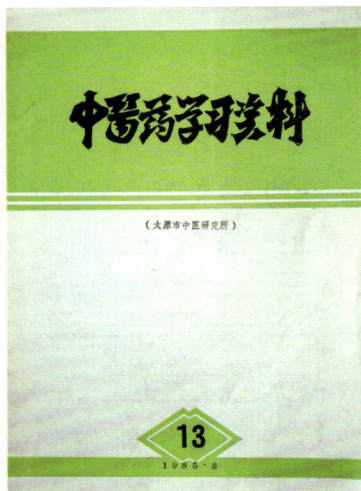

太原市中医研究所 1985 年
张刚先生资料书影

本书编写团队为寻得一手资料曾经做过多番调研、采访的努力。举例而言：宋明锁主任曾带领孟民生、冯文海、王小芸等一行人拜访张刚先生之子张顺生、张刚先生之外甥，以及知情老人赵彭如等人。亦曾多次与太原市中医研究所的领导、（退休）老人取得联系，了解彼时的工作、生活细节。交谈过程中，我们了解到1959年太原市中医研究所成立时，同义堂的王中三（1897-1969）、天中药房的张刚（1907-1988）同时受聘于太原市中医研究所中医儿科。所以，两位先生成了生活上、事业上，相互扶

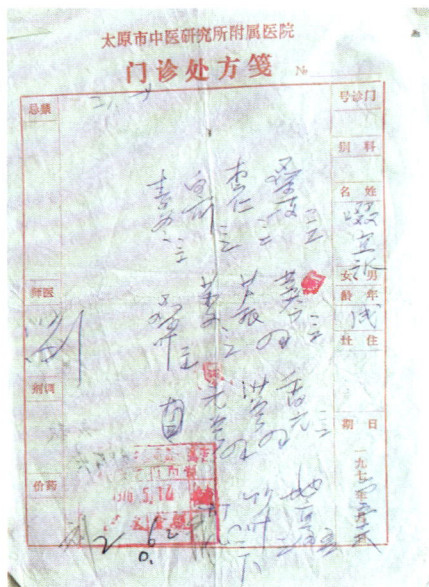

张刚先生处方（患儿家属王斌志提供）

持、共同进步的伙伴兼战友。戴子华1959年参与太原市中医研究所的筹建工作。机缘巧合的是，之后戴子华之子戴高昇（1943-2012）亦得入太原市中医研究所工作，并在药改医的阶段先后师从王中三、张刚两位先生学习儿科诊疗。戴高昇先生悟性很好，为王中三、张刚两位先生的学术传承做了许多基础性的工作。本书编写团队也曾在网络上搜求张刚先生的遗文残篇、点滴信息。

为了更好地还原张老的学术特色，10年前，我们已将张老的60余首处方打印装订成册，发给学术流派中的每个成员。大家除了互联网上沟通以外，也创造机会面对面讨论，集思广益，互相督促，互通有无。记得编写团队2024年3月27日在山西省中医院门诊楼11层宋明锁名医工作室碰面，彼时确定了书名为《儿科圣手张刚临床验方使用》，并且根据面临的实际情况做出了实事求是的应对策略。既然现有的文献、文字相对有限，我们就在尽量搜集张刚先生发表的文章的基础上，同时搜集后学、弟子，乃至编写团队成员对于张刚先生学术思想和验方使用的心得体会，进一步落实、体现了传承与创新相结合的治学方法。目的是使本书在相对全面、有深度、有创新等三个维度上做一番努力。

张刚学术文献保留至今，洵属吉光片羽、难能可贵，因此，张刚论文的汇总，冠之以"吉光片羽"之名；而报刊、杂志上发表的，以及《儿科圣手张刚临床验方使用》撰写过程中编写团队成员提供的文章，冠之以"金谷之园"的名称加以汇总。后之学者，从不同侧面、不同角度去理解、实践张刚先生的儿科思想和方剂药物，是其学术成果能够继承和创新的基础，因此，本书刻意保留了这部分内容。当然，全书提纲挈领的关键所在，乃是宋明锁主任的代序"零金碎玉忆张老"，以及所写的"张刚带教语录应用体会""张刚小儿腹泻八方的传承与创新""张刚运用白茅根的临床再思考"等若干篇宏观总结意味浓厚的学术文章。能深入理解上述几篇文章，于此书可谓思过半矣。

2024 年 2 月 5 日至 2 月 9 日，山西省卫生健康委办公室首批三晋中医

张刚先生处方

宋明锁笔记《张刚先生处方》（局部）

学术流派名单予以公示，其中"张刚中医儿科学术流派"榜上有名，传承保护单位是山西省中医院和太原市中医医院。"张刚中医儿科学术流派"的成立是《儿科圣手张刚临床验方使用》一书编撰的催化剂。随着学术环境的进一步优化，团结合作的局面逐步形成，使此书的编撰进度有了显著的变化。而本书书后附刊宋明锁记录的张刚先生处方等医学笔记，更是难得的一手资料，非常珍贵。中医学术就是这样在一代一代学人的继承和呵护下发展起来的，本书的撰写为这样的历史传承提供了一个鲜活的案例。

　　本书编写整理过程中，遇到原始文献中"症""证"写法不甚严谨处直接改正；遇到个别药名书写不甚规范处也直接改正。例如：玉米（薏米、薏苡仁）、灯芯（灯心草）、山查（山楂）、泽夕（泽泻）、连壳（连翘）、艮花（银花）、卜荷（薄荷）、勾吞（钩藤）、姜蚕（僵蚕）、白毛根（白茅根）、白藓皮（白鲜皮）、白叩仁（白蔻仁）等。

　　因本书所涉文献年代跨度较大，且部分内容以原始文件，甚至抄本扫描、处方照片等形式加以保存，其中不可避免地保留了中药药名不同历史时期的不同写法。为了打消读者阅读时的疑惑，减省读者进一步考察的工

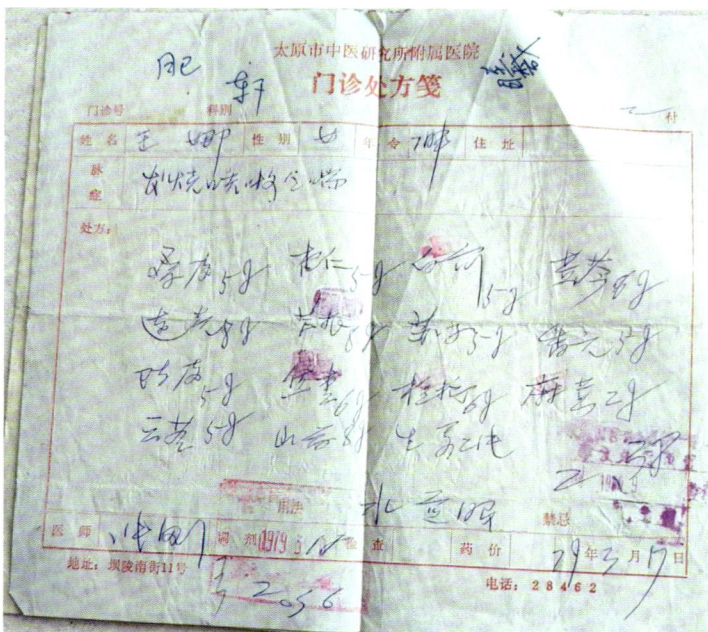

张刚先生处方（患儿家属王斌志提供）

夫，书末附录里集中罗列了文中散见的相关药品异名。

虽然我们尽了最大的努力搜集资料，但无法看到的文献时或有之。目前的规模也只是一个框架，希望后之学者不断努力加以充实，庶几一家之学初完。在《儿科圣手张刚临床验方使用》一书的撰写过程中，宋明锁主任不仅是全书框架结构的初始建设撰稿者，更为本书提供了最为珍贵的一手资料。由于互联网的便利，宋明锁主任各个时期的学生、徒弟均被调动起来，共同完成了这个困难重重的工作任务。因此，本书编委名单中除了开列书中论文的撰写者，也详细罗列了参与本书资料搜集的全体成员。需要特别说明的是，本书"金谷之园"部分，课题组收集了目前方便可得的前贤论文若干，能够联系得上，并征得作者本人同意的撰稿者皆已收入书前"编委"一栏，但仓促之间，也有一些撰文作者未能联系得上，如李翠果、王志润、张薇、王兴龙、李承业、卢祥之、李红健、张新民等。此书出版之后，敬请见到此书的相关学者，及时与课题组联系。大家虽然处在不同的时间空间界域，却均为张刚学术思想的传承做出了贡献。为着共同目标努力过的学人，虽然不曾谋面也当有所纪念，这部书便是为了共同目标遥相合作者的纪念。因此，将来建立联系后，我们将奉上样书，籍以表达对于相关撰文者最为诚挚的谢意！

《儿科圣手张刚临床验方使用》虽仅二十余万字，但其出发点和立意却都比较高，在同类著作中亦有其传承与创新并重、事实求是、不故步自封的特点。希望大家在阅读过程中有所收获，亦期望本书的出版能为中医儿科事业的发展做出应有的贡献。

编　者

2025 年 5 月

目录

张刚学术思想概览

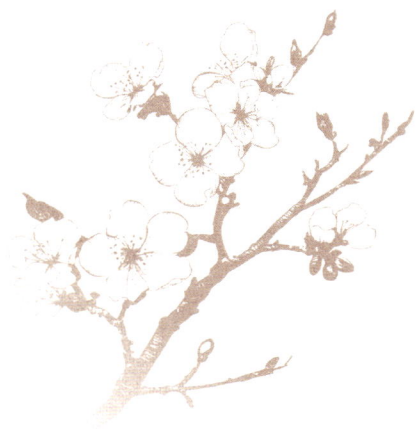

张刚（1907-1988），字正卿，山西太原人。张老出身贫寒，16岁始进清源县（今山西省太原市清徐县）崇德堂中药店当学徒。"崇德堂"是当时清源比较有名的药店，其药材品质、成药质量均有保障。同时期清源县还有"广德兴""春生广""协升泰""富德堂（高白镇）""韩和蔚（徐沟）""中和（徐沟）""秋风堂（东罗村）"等药店或药铺，从中略可体会彼处医风之盛。

张刚初步进入医门，乃师从当地名医李华池先生。张刚聪明好学，留心方药，得一验方、效方则抄录在册，悉心研讨，直至烂熟于心。余暇则向李先生讨教医理，侍诊左右，不出数年，已能为乡里疗疾，每获良效。

二十世纪四十年代初，张刚悬壶省城天中药房，并自任经理。先后聘请时逸人、李翰卿二老坐堂，与二先生朝夕相处，释缚脱坚，砥砺不辍，眼界大开，学识精进。1949年后，又先后在利民药店、坝陵桥保健院工作。直到1959年，受聘于太原市中医研究所儿科。

上述若干新旧药店的工作经历，为张刚中药生药、饮片、中成药等感性知识的积累打下了扎实的基础。观古论今，很多名医的起步阶段都是从学药、认药开始的。

时隔30余年，再次整理张刚先生的学术思想，颇有一些难度。我们拟在宋明锁写于1980年的跟师笔记；1992年山西省卫生厅主编的《山西名老中医经验汇编》；2014年赵迎庆所著的《山西小儿王·张刚临床经验实践录》；2015年戴高昇、董晓丽所著的《儿科名老中医王中三、张刚临床经验集》等资料基础上，对其学术思想略作勾陈辑录。

一、遵钱乙脏腑辨证，尤重脾胃

钱乙所著《小儿药证直诀》对于儿科疾病的辨证论治，是采用五脏辨证作为其纲领的。张刚先生对此的继承、发扬既是明确的，又是兼具个人特色的。

钱乙倡导的五脏辨证纲领是以五脏为基础，以证候为依据，辨别其虚实寒热为论治之准则。《小儿药证直诀》以风、惊、困、喘、虚来归纳肝、心、脾、肺、肾的主要证候特点；以虚实寒热来判断脏腑的病理变化；以五行理论来阐述五脏之间，以及五脏与气候时令之间的相互关系；立五脏补泻诸方作为治疗的基本方剂。

我们试着将张刚先生的习用处方放在钱乙五脏病、五脏所主理论框架下，加以对比、审视，从而探寻二者的异同、演变。其中，有标号的处方，见于已公开出版的《山西小儿王 · 张刚临床经验实践录》一书；无标号的处方，见于宋明锁笔记所载。

1. 肝脏系统钱乙主病、张刚处方对比

钱乙论曰：

肝病，哭叫目直，呵欠顿闷，项急。

肝主风。实则目直大叫，呵欠项急顿闷；虚则咬牙，多欠气。热则外生气；湿则内生气。

张刚方例：

⑱ **柴芩惊风汤**（柴胡、黄芩、钩藤、杭菊花、珍珠母、龙胆草、僵蚕、蝉衣、麦冬、云苓、竹叶、灯心、羚羊角）；

⑲ **参芪惊风汤**（黄芪、党参、山药、柴胡、黄芩、钩藤、杭菊花、珍珠母、龙胆草、僵蚕、蝉衣、茯神、甘草、竹叶、灯心）；

㉑ **癫痫汤**（乌梅、川椒、黄连、菊花、珍珠母、龙胆草、柴胡、黄芩、僵蚕、钩藤、蝉衣、胆南星、菖蒲、莲子芯、槟榔、青果）；

㉒ **癫痫饼**（青礞石、海浮石、石菖蒲、制半夏、制南星、沉香、建曲、生地、熟地、牵牛子）；

㉓ **慢性肝炎汤**（藿香、乌梅、梅术、陈皮、尾连、川椒、焦楂、槟榔、苏子、川楝子、郁金、竹叶、灯心）；

㉔ **茵龙泻肝汤**（茵陈、龙胆草、栀子、黄芩、大黄、泽泻、云苓、车前子、猪苓、滑石、藿香、梅术、陈皮、焦曲、槟榔、木通、灯心、竹叶）；

㉘ **高血压方**（**Ⅰ号方：**杭菊花、珍珠母、龙胆草、茺蔚子、夏枯草、石决明、苏子、当归、赤芍；**Ⅱ号方：**杭菊花、珍珠母、龙胆草、龙骨、牡蛎、女贞子、白芍、甘草、茺蔚子、代赭石、枸杞子、牛膝、夏枯草、乌梅）；

(51) **明目退翳方**（杭菊花、珍珠母、龙胆草、当归、白芍、生地、

连翘、栀子、黄芩、黄连、石斛、蝉衣、白龙衣、石决明、白蒺藜、竹叶、灯心）；

(52) **中耳炎方**（连翘、栀子、黄芩、杭菊花、珍珠母、胆草、胆南星、元参、麦冬、当归、白芍、川连、大黄、竹叶、灯心）；

(54) **烂眼边方**（蕤仁，去皮捣烂，涂眼边）；

(55) **抽风验方**（熊胆，研末，配合牛黄千金散四包，每次一包）；

㊽ **加味四核二香汤**（乌梅、山药、沙参、甘草、川楝子、橘核、荔枝核、山楂核、小茴香、广木香）；

2. 心脏系统钱乙主病、张刚处方对比

钱乙论曰：

心病，多叫哭惊悸，手足动摇，发热饮水。

心主惊。实则叫哭发热，饮水而摇（聚珍本作“搐”）；虚则卧而悸动不安。

张刚方例：

(62) **凉膈导赤散**（黄芩、连翘、黄连、薄荷、生地、木通、甘草梢、竹叶、车前子、栀子、灯心）；

㊲ **口疮汤**（连翘、栀子、黄芩、黄连、生地、木通、竹叶、草梢、灯心、大黄）；

(68) **鹅口疮方**（茵陈、白蔻、苡仁、连翘、黄连、木通、甘草梢、山药、焦楂、竹叶）；

3. 脾脏系统钱乙主病、张刚处方对比

钱乙论曰：

脾病，困睡泄泻，不思饮食。

脾主困。实则困睡，身热，饮水；虚则吐泻，生风。

❸ **调脾清热汤**（乌梅、山药、辽沙参、石斛、胡黄连、白茅根、地骨皮、甘草、竹叶、灯心、焦楂、山萸肉、黄芪）；

❹ **腹泻Ⅰ号效灵汤**（藿香、山药、党参、云苓、川连、乌梅、川椒、干姜、槟榔、焦楂、甘草）；

❺ **腹泻Ⅱ号效灵汤**（葛根、黄芩、黄连、焦楂、乌梅、山药、白芍、甘草、竹叶、灯心）；

❻ **腹泻Ⅲ号效灵汤**（藿香、梅术、七爪红、焦楂、云苓、猪苓、泽泻、乌梅、山药、滑石、木通、甘草）；

❼ **腹泻Ⅳ号效灵汤**（藿香、梅术、陈皮、乌梅、川椒、川连、党参、山药、干姜、焦楂、槟榔、甘草、竹叶、灯心）；

⓬ **杀虫健脾汤**（藿香、乌梅、梅术、陈皮、川连、槟榔、苏子、焦楂、枳壳、榧子、使君子、香附、木香、竹叶、灯心、川椒）；

⓭ **藿香乌梅汤**（藿香、乌梅、苍术、川椒、苏子、香橼、陈皮、焦楂、槟榔、川连、竹叶、灯心）；

⓯ **小儿吐乳**（半夏、云苓、生姜、焦楂、槟榔、藿香[①]）；

⓴ **可保立苏汤**（人参、黄芪、白术、当归、山萸肉、枸杞、枣仁、附子、钩藤、补骨脂、核桃仁、连翘）；

㉛ **大补血汤**［复相[②]归脾汤］（黄芪、当归、白芍、乌梅、山药、辽沙参、东参、甘草、枣仁、元肉、山萸肉、阿胶、大枣、补骨脂、核桃、焦楂、白茅根、小蓟）；

㊾ **脱肛方**（乌梅、山药、沙参、黄芪、当归、甘草、升麻、柴胡、枳壳、焦楂、竹叶、灯心）；

㊾ **牙痛方**（乌梅、川椒、黄连、生地、石膏、细辛、地骨皮）；

㊿ **初生儿食入即吐方**（乌梅、川连、藿香、焦楂、槟榔、代赭石、麦冬、竹茹）；

⓺⓺ **肚脐流脓方**（生山药、冰片共研细末，可将少许撒患处。另包艾叶 30 克，用纱布包好敷局部）；

[①] 半夏……藿香：此处仅选原书芳香开胃之方。至于舌红无苔或少苔，属胃热者，用黄连、代赭石；属大便不畅者，用一捻金。人参、二丑、槟榔、大黄等暂不罗列。

[②] 复相：一作"变相"，义长。

加味姜梅四君子（党参、白术、山药、茯苓、甘草、乌梅、干姜、诃子、米壳）治脾虚久泻滑脱。

四二各半汤（葛根、黄连、乌梅、山药、甘草、焦楂、藿香、干姜、白芍、竹叶）治寒热错杂，大便不利（非痢），舌红。

4. 肺脏系统钱乙主病、张刚处方对比

钱乙论曰：

肺病，闷乱哽气，长出气，气短喘息。

肺主喘。实则闷乱喘促，有饮水者，有不饮水者；虚则哽气，长出气。

张刚方例：

❽ **肺炎Ⅰ号汤**［治急性肺炎］（桑皮、杏仁、白前、黄芩、连翘、芦根、苏子、香橼、陈皮、麻黄、生石膏、槟榔、川军、青果、甘草、竹叶、灯心）；

❾ **肺炎Ⅱ号汤**［治病毒性肺炎］（桑皮、杏仁、白前、黄芩、芦根、连翘、苏子、枳壳、土瓜仁①、槟榔、紫菀、陈皮、大黄、冬花、竹叶、灯心）；

❿ **肺炎Ⅲ号汤**［治重症肺炎］（沙参、羚羊角、高丽参、附子、天竺黄、川贝母、桔梗、苏子、槟榔、青果、竹叶、灯心）；

⓫ **肺炎Ⅳ号汤**［治麻疹合并肺炎］（桑皮、杏仁、白前、黄芩、连翘、芦根、沙参、麦冬、蝉衣、羚羊角、犀角、金银花、珍珠、竹叶、灯心、竹沥水）；

⓮ **顿咳方**（桑皮、杏仁、白前、黄芩、连翘、芦根、苏子、香橼、陈皮、麻黄、生石膏、槟榔、川军、青果、甘草、竹叶、灯心、千层豆、胆南星、百部）；

⓹ **肺脓疡方**（桑皮、杏仁、白前、黄芩、芦根、苏子、瓜蒌、天竺黄、橘络、沙参、地骨皮、元参、蒲公英、山药、川贝母、羚

---

① 土瓜仁："土瓜仁"疑是"七爪红"之误。

羊角);

69 **定喘汤**（麻黄、桂枝、细辛、射干、半夏、生石膏、五味子）。

5. 肾脏系统钱乙主病、张刚处方对比

钱乙论曰：

肾病，无精光，畏明，体骨重。

肾主虚，无实也。惟疮疹，肾实则变黑陷。

张刚方例：

25 **急性肾炎汤**（白茅根、小蓟、云苓、猪苓、泽泻、车前子、滑石、萹蓄、瞿麦、金银花、木通、熟军、山药、丝瓜络、通草、竹叶、灯心）；

26 **慢性肾炎汤**（党参、黄芪、山药、云苓、苡仁、忍冬藤、丝瓜络、通草、车前子、王不留行、白茅根、小蓟、丹参、山萸肉、竹叶、灯心）；

27 **尿床汤**（黄芪、党参、山药、山萸肉、乌梅、川椒、胡黄连、甘草、益智仁、桑螵蛸、菟丝子）；

40 **尿崩汤**（乌梅、山药、沙参、黄芪、生石膏、石斛、山萸肉、麦冬、花粉、焦楂、甘草）；

张刚先生对钱乙五脏辨证有显著的继承、发扬特色，可以这么说，风、惊、困、喘、虚的证候识辨特征是加以继承和保留的，除此之外，还有一定的拓展和进步，总而言之，不外如下几端：

其一，病种扩充，不局于乙：属肝之病，除有惊风症之外，癫痫、疝痛、肝炎、目疾、中耳炎……皆有所附。它脏例皆如此，不一一举例。

其二，五脏之中，尤重脾胃。这又表现为2个方面：首先，治脾胃肠腹之方独多；其次，从脾胃论治之病独多。

张刚先生认为，小儿脾胃娇嫩，脾常不足，一旦饮食失调，喂养不当，饥饱无度，或感受湿热之邪，则影响脾胃的正常功能，产生消化系统的一系列病证，并影响肺、心、肝、肾，而产生其他脏腑的病证，所以调理脾

胃在儿科常见病的治疗中具有极其重要的意义。张老说:"腹泻Ⅳ号效灵汤中,以乌梅、甘草、焦山楂、黄连酸甘焦苦之药为主药,为取其乌梅、甘草一酸一甘,既酸甘化阴,又涩肠止泻;焦山楂消积;黄连除肠胃湿热;川椒、干姜与黄连相配,寒热并用,调肠胃升降之功能;党参、山药、甘草健脾益气,理中止泻;藿香、苍术、陈皮、焦山楂、槟榔平胃化滞,消补兼施,效果尤其满意。"张刚先生不仅治疗小儿腹泻重视脾胃之调理,其他疾病如小儿肝炎、肾炎、肺炎咳喘、惊风之慢惊、鹅口疮、小儿佝偻病、贫血、虫症、痿痹、湿疹、荨麻疹、紫癜,以及各种血证等,均强调调理脾胃的重要性。

钱乙在"五脏所主"一节论述完心、肝、脾、肺、肾所主之病后,紧接着说:"更当别虚实证。假如肺病又见肝证,咬牙多呵欠者,易治,肝虚不能胜肺故也。若目直大叫哭,项急顿闷者,难治,盖肺久病则虚冷,肝强实而反胜肺也。视病之新久虚实,虚则补母,实则泻子。"① 此论述是继承《金匮要略·脏腑经络先后病脉证第一》而来的。张刚先生罕用五行生克理论对脏腑间关系进行预判和描述,但在其断病、处方过程中却非常重视脏与脏、脏与腑之间的生理、病理关系的调整和平衡。在实践中,区别了脏腑所主,调整着轻重缓急。举例而言,其上咳下泻方针对肺热脾虚(肠寒)的咳喘而设;肺炎Ⅱ号汤针对肺胃热实的咳喘而设……。张刚先生也注意到:"肺炎初期表现为实热证的症状,但有时会出现心力衰竭,表现为虚寒证的症状。"② 这些地方,均是张刚先生遵钱乙五脏辨证,在临床过程中留意到脏与脏、脏与腑关系的具体体现。

二、习《金鉴》底功扎实,疗效显著

清·吴谦奉敕编撰《医宗金鉴》一书,其书编撰于乾隆四年(1739),刊成于乾隆七年(1742),全书总凡90卷。其中,与儿科相涉的部分,主要集中在卷50~55的《幼科杂病心法要诀》;卷56~59的《痘疹心法要诀》,卷60的《幼科种痘心法要旨》等处。由于《医宗金鉴》其书具有一定的官

① 宋·钱乙著,阎孝忠编集,张灿玾,郭君双点校. 小儿药证直诀 [M]. 北京:人民卫生出版社,1991:4.

② 赵迎庆. 山西小儿王·张刚临床经验实践录 [M]. 北京:学苑出版社,2014:9.

方性质，编辑水平也比较高，所以得到了很好的传播。乾隆、嘉庆以降的民间医生对此书多下有工夫，张刚先生也不例外。

张刚先生对《医宗金鉴·幼科杂病心法要诀》中的"虎口三关部位脉纹形色"出口成诵，稔熟于胸，其文曰："初生小儿诊虎口，男从左手女右看，次指三节风气命，脉纹形色隐隐安。形见色变知有病，紫属内热红伤寒，黄主脾病黑中恶，青主惊风白是疳。风关病轻气关重，命关若见命多难。大小曲紫伤滞热，曲青人惊走兽占，赤色水火飞禽扑，黄色雷惊黑阴痫。长珠伤食流珠热，去蛇吐泻来蛇疳，弓里感冒外痰热，左斜伤风右斜寒，针形枪形主痰热，射指射甲命难全，纹见乙字为抽搐，二曲如钩伤冷传，三曲如虫伤硬物，水纹咳嗽吐泻环，积滞曲虫惊鱼骨，形如乱虫有蛔缠。脉纹形色相参合，医者留神仔细观。"

《医宗金鉴·幼科杂病心法要诀》卷50"不乳"下言："儿生能乳本天然，若不吮乳兮必有缘。腹中秽恶未下净，或在胎中素禀寒。秽恶不净一捻效，胎寒不乳匀气先。若更面青肢冷厥，此是寒虚理中煎。"文中"一捻金：大黄（生）、黑丑、白丑、人参、槟榔各等分，右为细末，每少许，蜜水调服。"[1] 正是张刚先生习用处方第15小儿吐乳下辖第3方"属大便不畅者用一捻金"之指。唯是张老先生，将不乳之方用在吐乳证中，属异病同治之法。《医宗金鉴》小儿夜啼蝉花散[2]，仅用蝉蜕一药，张刚先生亦盛称其效。当然，张老大夫对于《医宗金鉴》不仅有继承，而且有扬弃。张老强调："治抽风病，要尽量避免一些剧毒药品，如全蝎、蜈蚣、巴豆霜等。"[3] 而《医宗金鉴》撮风散即用赤脚蜈蚣、朱砂、全蝎尾等品，虽治病有效，但张老已扬弃不用了。

三、察虚实四诊合参，尤重望舌

1. 张刚先生望诊心得

望诊是中医临床家的基本素养，对于儿科医生来说尤其如此。如果患儿形体匀称，面若敷乳，神气充足，皮肤润嫩，其病易治；形体瘦削，面

① 清·吴谦等编. 医宗金鉴·幼科杂病心法要诀［M］. 北京：人民卫生出版社，1958：129.
② 清·吴谦等编. 医宗金鉴·幼科杂病心法要诀［M］. 北京：人民卫生出版社，1958：147.
③ 赵迎庆. 山西小儿王·张刚临床经验实践录［M］. 北京：学苑出版社，2014：14.

色不华，气池色青，皮肤干枯，定属脾虚；颅囟不合，面色㿠白，方首鸡胸，毛发萎黄，先天不足。

除了望神气、望形体面色、望皮肤爪甲之外，张刚先生更强调望舌质、望舌苔。舌质干红是津亏有热的表现；舌质黯淡是火力不足的表现；花剥苔是脾阴虚的表现；杨梅舌是猩红热的表现。

舌质、舌苔与症状相结合，处方就能拟出来。举例而言：同样是发热，舌苔厚、大便干，加味柴胡汤主之；舌质红，少苔无苔，凉膈增液汤主之。

换言之，对于儿科疾患来说，舌象具有定性的作用。所谓定性，不外寒热、虚实、表里、阴阳八个字。

张刚先生认为，诊视小儿虽亦四诊合参，但应以望诊为主，望诊中又以望舌最为重要。他说："脏腑有病，必见于舌，脾胃有病在舌苔的表现更为明显，所以尤必辨舌。"他常以陈念祖（1753–1823）舌苔歌诀以示后学，并云："脾胃湿热重者往往终年有白厚苔，湿重者腻，热重者燥。脾胃阴虚者舌红无苔或少苔，鸡心舌为胃阴虚，剥脱苔也属脾胃虚弱消化不好或有虫积，舌质淡红无苔属心脾气血素虚或大病后气阴两亏。舌浮胖有齿痕为脾虚有湿。薄白苔属表证、寒证。苔白厚多消化不好，胃肠不清。黄苔多属里热之证。总之，辨舌苔首先要分清阴阳，继则辨表里、寒热、虚实。"

所谓陈念祖舌苔歌诀，指《医学实在易》之"辨舌诗"，其全文录之如下，以供参考：

"舌上无苔表证轻，白苔（半表）半里古章程，热（证舌色）红寒（证舌色）淡参（看其）枯（津枯而红，热证无疑，否则再辨）润（色淡而润，寒证无疑，否则再辨），阴黑（少阴热化舌黑，宜黄连鸡子汤、大承气汤；少阴寒化舌黑，宜白通汤、通脉四逆汤）阳黄（阳明证舌苔黄，实者可下，虚而不实者不可下）辨死生。全现光莹阴已脱（舌无苔，如去油猪腰，名镜面舌，不治），微笼本色气之平（淡红中微笼些少白苔，为胃气，无病舌也）。前人传有三十六（《金镜·三十六舌》），采摘多歧语弗精。"

陈念祖"辨舌说"曰："望色外又有辨舌之法，舌上无苔为在表，鲜红为火，淡白为寒（指无苔言）。若有白苔为半表半里，黄苔为在里，黑苔病入少阴多死。苔润有液者为寒，苔燥无液者为火。舌上无苔，如去油猪腰子为亡液，名镜面舌，不治。又宜与病证相参，不可执一。"

2. 张刚先生闻诊心得

《宋明锁笔记》中曾记载一则张刚先生闻诊资料，其文如下：

"听哭声知有余不足，有力声壮。夜哭不止，是抽风预兆。说明内里有热。有声无泪，说明是重症，啼而不哭知腹痛，哭而不啼是抽风症。"

上述随诊记载，虽极为简略，但吉光片羽仍弥足珍贵。举一反三，正足启迪思维。张刚先生的闻诊实践，实源于《医宗金鉴·幼科心法要诀·听声》的口诀记载，其文曰："诊儿之法听五声，聆音察理始能明，五声相应五脏病，五声不和五脏情。心病声急多言笑，肺病声悲音不清，肝病声呼多狂叫，脾病声歌音颤轻，肾病声呻长且细，五音昭著证分明。啼而不哭知腹痛，哭而不啼将作惊，嗞煎不安心烦热，嗄声声重感寒风。有余声雄多壮厉，不足声短怯而轻，多言体热阳府证，懒语身冷阴脏形。狂言焦躁邪热盛，谵语神昏病热凶，鸭声在喉音不出，直声无泪命将倾。虚实寒热从声别，闻而知之无遁情。"[①]

《说文》曰："啼，号也。从口。"段玉裁曰："号，痛声也。"

《说文》曰："哭，哀声也。从吅。"徐锴曰："哭声繁，故从二口。大声曰哭，细声有涕曰泣。"

3. 张刚先生问诊心得

儿科向来称为"哑科"，问诊实难，但张刚先生在业务上体现了极高的素养，在临诊过程中保持了极大的耐心。他待人和蔼，不知疲倦。有的小儿来诊时因为病痛和畏惧哭闹不已，但当张刚爷爷握住小手问询时，就神奇地止住了哭声。

时隔多年，我们很难复述彼时的问诊情形。值得幸庆的是，1985年9月16日《太原日报》在"并州英雄谱"栏目刊登了记者张新民所写的一则报道《儿科圣手——记市中医研究所老中医张刚》。其中记载了一则问诊情况："八月中旬的一天，在市中研所的儿科诊室，张老满头淌汗治疗病儿。患儿的啼哭声、家长的询问声此伏彼起。时近中午，他擦擦额头的汗

---

① 刘弼臣，孙华士编. 医宗金鉴幼科心法要诀白话解［M］. 北京：人民卫生出版社，1963：5.

水，感到腹中阵阵鸣响。忽然，他瞥见一个老妇在低声啜泣，忙问是怎么回事。老妇一把鼻涕一把泪地告诉张老，她的孙女患再障性贫血（再生障碍性贫血），在一家医院已住院三个多月，早就想来找张老看看，可总觉张老年高事忙，不敢打扰。张刚一听，忙询问病情。老妇详细叙述了孙女的病情，又把病历让张老过目。张老沉吟一会儿，开了方子说：'这两付药先服下去试试'。过了两天，又给开了两付药。四付药下肚，患儿的病有了转机，经化验，血色素、血小板均有改善。为了尽快治好女孩的病，张老不顾年迈体弱，又亲临病房给患儿切脉。患儿的病现在一天天地趋于好转。"

虽然这则报道并非医学文献，但它却客观地记载了张刚先生面对儿科疾病，问诊患儿和问询看护家人相结合的基本过程。再生障碍性贫血，并非浅易之病，患儿已住院 90 余日，能 4 付药改善病况，为患儿赢得治疗的转机，称之为"儿科圣手"真是名符其实。

4. 张刚先生切诊心得

张刚先生的切诊，除了强调要切脉搏（婴幼儿一指定三关）、辨指纹外，还拓展到触诊范围（握手分表里、按腹定虚实）。

（1）切脉搏、辨指纹

切脉时要分辨浮、沉、迟、数，辨表、里、寒、热，另以脉的有力、无力辨虚实，有力为实，无力为虚，浮在表，沉在里，迟为寒，数为热，机理与成人相同。3 岁以下小儿切脉"一指定三关"之法亦出自《医宗金鉴》，系指医者用拇指（或食指）按小儿寸口的寸、关、尺三部脉的方法。由于这种方法是一指进行，区别于成人的三指切脉，因此称为"一指定关法"或"一指定三关"。小儿在诊脉的同时，要辨指纹。小儿指纹在食指，分风、气、命三关。

指纹是浮露于食指桡侧缘的脉络，是手太阴肺经的一个分支，所以望指纹与诊寸口脉有相似的临床意义。由于小儿切脉部位短小，诊脉时常啼哭躁动，影响脉象的真实性，而指纹处皮肤薄嫩，脉络易于暴露，故对三岁以下的小儿常结合指纹的变化以辅助诊断。指纹分风、气、命三关，即食指掌指纹为"风关"，近节指间纹为"气关"，远节指间纹为"命关"。

切验指纹时，宜将患儿抱到向光处，医者用左手的食指和拇指握住患儿食指末端，以右手大拇指在其食指掌侧，从命关向气关、风关直推几次，用力要适当，使指纹更为明显，便于观察。正常指纹，络脉色泽浅红兼紫，隐隐于风关之内，大多不浮露，甚至不明显，多是斜形、单枝、粗细适中。根据指纹在手指三关中出现的部位，以测邪气的浅深，病情的轻重。指纹显于风关附近者，表示邪浅，病轻；指纹过风关至气关者，为邪已深入，病情较重；指纹过气关达命关者，是邪陷病深之兆；若指纹透过风、气、命三关，一直延伸到指甲端者，即所谓"透关射甲"，揭示病情危重。纹色的变化，主要有红、紫、青、黑等变化。纹色鲜红，多属外感风寒；纹色紫红，多主热证；纹色青，主风证或痛证；纹色青紫或紫黑色，是血络闭郁；纹色淡白，多属脾虚。纹形，即指纹的浅、深、细、粗等变化。如指纹浮而明显的，主病在表；沉隐不显的，主病在里。纹细而色浅淡的，多属虚证；纹粗而色浓滞的，多属实证。总之，望小儿指纹的要点是：浮沉分表里，红紫辨寒热，淡滞定虚实，三关测轻重，纹形色相参，留神仔细看。

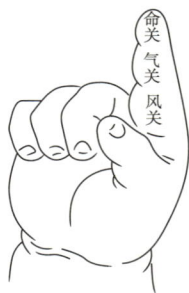

（2）握手分表里、按腹定虚实

张刚先生认为，通过握手可以分清是里证还是表证，手心烧是内热表现；手背烧是表证的表现；如手背、手心均烧，则为内热外感；仅手背烧，手心不烧，临床上还较少见，即无内热引不起外感，内因是根据，外因是条件；也有手心烧，手背不烧者，临床亦多见，是只有里热而无外感。

按小儿腹部，腹部柔软无抵抗为虚，腹部胀满拒按为实。

四、稳准狠深谙药性，汤散并重

张刚先生未见专门的中药著作或手稿存世，但相关学生笔记、整理书籍中关于中药药性、走注、关键的讨论却不一而足。今略摘一二以示其大概。

1. 治疗用药要稳、准、狠

《宋明锁笔记》记录了张刚用药稳、准、狠之要求。

（1）要稳：不是用稳妥之药，而是用既稳当又有奇效之药。既要治病，还不要副作用。如临床治抽风，尽量不用巴豆、全虫之类药。但治疗急性肺炎常用川军、槟榔。川军虽猛，但走而不守，无副作用，是治病的要药。

（2）要准：诊断要准。

（3）要狠：对病要狠。

此外，就是在虚实难辨之时，要消补兼施，但要偏重于实治，多用消导药（因小儿实证多），如四号腹泻效灵汤。如寒热不清，可偏热治。

关于张刚先生主张治疗与用药要稳、准、狠的理论表述，不同的医家有不同的总结。卢祥之曰："临证治疗求因，无论病证属外属内，属虚属实，皆有一定规律可循，关键是探求本源。诊断宜准，准才能明确，这是治疗有效的前提。用药宜稳，尤对脾胃后天之本，力求增助，既使不能培助，亦不能有所损害。治危症、急症，生命攸关之际救治的组方遣药，宜狠，决不能流于轻淡。"[①]张薇、王兴龙曰："张刚老中医调理脾胃理论指出了小儿疾病发展与脾胃的关系，并提出用药方法与准则。医之用药，犹如将之用兵，兵在精而不在广，用兵之妙，全在于布阵调遣，用药亦然。处方用药，务使药物精当，方能收到较好的治疗效果。大黄虽猛，不可畏，灯芯、竹叶虽轻，不嫌少，尤其在关键时刻，用药时更需审慎果断。处方的配伍也很重要，小儿'稚阴稚阳'最忌用大苦、大寒、大辛、大燥以及峻补之剂，用药贵在平稳，如乌梅、山药等平和无毒之品，为调脾养阴之药。"[②]

2. 深谙药性为医要务

普通开方治病的临床大夫，深谙药性为临床第一要务。张刚先生从16岁起即在清徐崇德堂中药店当学徒，走得是一条旧社会大多数从医者都要

① 卢祥之. 著名老中医张刚儿科经验［J］. 中医药研究杂志，1986：3（1）：36-38，45.

② 张薇，王兴龙. 张刚调理脾胃法儿科临床应用述略［J］. 山西中医，2006：22（增刊）：6-7.

走的路。屈指算来，魏长春（1898-1987）、李聪甫（1905-1990）、王伯岳（1912-1987）、郭士魁（1915-1981）……均是走了一条由药及医的成长道路，即先从抓药斗子开始，由药及医，从感性认知到深刻理解。从抄方记方，学用书籍、先辈之方，再到自己拟方创方的过程。由于有扎实的基础底功，所以张刚先生每每在处方中突出某药之功效，又将某药放在不同的方中展示其不同的功用。可谓"方中有药，药中有方"，灵活异常。由于张刚先生诊务繁忙，所以未曾留下本草专著，我们搜罗到的相关论述总是将病、方、法、药结合在一起的只言片语。我们将这些资料累积在这里，供临床医家采择。

茯苓：可利肺，利三焦，从而利小便；可健脾，可运脾，可宁心；有益志、疏肝等作用。（《宋明锁笔记》）

桂枝：性温，可通阳下气、降逆止冲、通阳利水，与茯苓相伍可增加利水之效。（《宋明锁笔记》）

川椒：此药是麻醉品，故有杀虫、止疼的作用。性（疑当作"味"）辛，辛能开，故能调胃，川椒配川连一辛一苦，辛开苦降，川椒止痛不上火，而干姜上火力量大，故用川椒较干姜好。（《山西小儿王·张刚临床经验实践录》）

黄连：苦寒入心、肝、脾、胃、大肠经。清心火，治胃热，为苦寒健胃剂。便血非黄连不可，湿热积吐非黄连不可。（《山西小儿王·张刚临床经验实践录》）

乌梅、山药、辽沙参：都是补养脾阴之优品，性平无毒，均宜大量使用……三药合用，实乃养脾阴益脾气之良法。（《山西名老中医经验汇编·张刚》）

山药：味甘，性平，无毒，入肺、脾、肾三经，功能健脾益气，长肌肉益气力，为滋补脾阴之佳品，适用于脾胃虚弱、虚羸体倦、纳呆泄泻、虚劳咳嗽。（《山西名老中医经验汇编·张刚》）

乌梅：味酸性平无毒，入肝、脾、肺、大肠经，功能调肝理脾、敛肺涩肠、杀虫止痛、止渴生津、退热除蒸、敛血止血，适用于肝脾不和、脾胃虚弱所致的食欲不振、腹胀腹痛、呕吐泻痢、肠内寄生虫、虚弱烦渴、肺虚久咳、各种出血等。（《山西名老中医经验汇编·张刚》）

巴豆霜：为消积导滞之品，然今之小儿多表现积热之疾，故不宜用之。（《山西名老中医经验汇编·张刚》）

实热积滞者多用槟榔、大黄。凡乳食积滞，腹满肚胀，恶心呕吐，发热便秘，舌苔厚腻，感冒夹实，肺热喘嗽，无问其发热、下利，均必用槟榔、大黄。槟榔、大黄在治疗腑实证中为主力健将，有清热导滞、荡涤肠胃、推陈致新的共同特点，临证用之，常常力挽危逆，尤必记之。(《山西名老中医经验汇编·张刚》)

怀仁中医院王志润指出："'调理脾胃法'，张师又称'酸甘焦苦'法，即是取其乌梅、甘草之酸甘化阴，调脾健胃而养阴；以焦楂、川连之焦消（笔者按，"消"或"香"之讹。）苦燥，燥湿清热而导滞。"[①]

《宋明锁笔记》中抄录张刚先生临床习用处方约60首。初步的数理统计可知，张刚先生常用药物种类有179种。将所涉细分品种（如马尾连与黄连；东参与人参；七爪红与陈皮；黑白二丑等）加以合并，并剔除个别目前法律禁用药味（如犀角）之后，我们得到：张老常用药物之四气总频次为163次，依次为寒（74次，45.40%）、温（44次，26.99%）、平（34次，20.86%）、凉（6次，3.68%）、热（5次，3.07%）。五味总频次为246次，依次为苦（75次，30.49%）、甘（74次，30.08%）、辛（56次，22.76%）、酸（13次，5.28%）、淡（11次，4.47%）、咸（10次，4.07%）、涩（7次，2.85%）。药物归经总频次为417次，依次为肺（82次，19.66%）、肝（69次，16.55%）、胃（64次，15.35%）、脾（54次，12.95%）、心（46次，11.03%）、肾（41次，9.83%）、大肠（24次，5.76%）、膀胱（13次，3.12%）、胆（12次，2.88%）、小肠（8次，1.92%）、三焦（3次，0.72%）、心包（1次，0.24%）。

通过上述统计，我们不仅可以看出小儿疾患多以呼吸道、消化道为主，归经以肺、肝、脾为主的情形，而且可以体会张刚先生用药之果断，分寒热，进退分明，用药属寒者占45.40%，属温者占26.99%；治法之明确，辨虚实，补泻分明，用药苦味者居30.49%，甘味者居30.08%。

3. 治病汤散并用

张刚先生治疗儿科疾病，用药灵活通敏。除常用方剂之外，还自制散

---

① 王志润. 调理脾胃法在儿科临床中的应用——张刚老中医经验介绍［J］. 山西中医，1985：1（3）：29-30.

剂，如釜底抽薪散、雄黄拔瘰散，而市售珍珠赛金化毒散、化毒散、牛黄千金散、珠珀保婴丹等也是常用之药。每多随手取效，堪称迅捷。张刚先生自制之儿科小药它处将有细致讨论。此处介绍张刚先生常用的市售若干种，以方便读者约略了解彼时的小药特点。

🍃 珍珠赛金化毒散 🍃

组成：乳香、黄连、没药、甘草、川贝母、赤芍、雄黄、冰片、天花粉、人工牛黄、大黄、珍珠等。

主治：小儿痘症伏毒，经久不愈，风热火毒，无名胎毒，疗疮溃烂，串皮腐疮。

用法：用蜂蜜水或白开水送下。

用量：初生三五月小儿每服半袋，周岁小儿每服一袋，二岁服二袋，三岁以上酌量服之。

🍃 牛黄千金散 🍃

组成：全蝎、僵蚕（制）、人工牛黄、朱砂、冰片、黄连、胆南星、天麻、甘草等。

主治：小儿痰喘咳嗽，口干舌燥，惊风天吊，抽搐夜啼，发热吐泄，脐风噤口，心虚不眠，麻痘瘰疹。

用法：白开水送下。

用量：未满一岁或一周岁服一袋，二周岁者服二袋，三四周岁者酌量加倍。

🍃 珠珀保婴丹 🍃

组成：珍珠、琥珀、天竺黄、麝香、全蝎、天麻、川贝、冰片、南星、胆星等。

主治：小儿惊风，感冒寒邪，痰壅窒息，咳嗽哮喘，吐泻等症。

用法：用清茶或开水送服。

用量：每次服一丸，重者二丸。十天内婴儿减半。

🍃 祛风保婴丹 🍃

组成：牛黄、人参、胆南星、朱砂、麝香、珍珠、天竺黄等。

主治：急惊天吊，手足搐挛，牙关紧闭，痰涎壅塞，面赤发热，气喘呕吐。

用法：开水送服。

用量：一岁内一次半袋，一至三岁一次一袋，三岁以上一次二袋，一日二次。

❧ 保婴夺命丹 ❧

组成：川贝母、西大黄、全蝎、琥珀、僵蚕、牛黄、冰片、天麻、川黄连、胆星、甘草等。

主治：天吊急惊，热痰壅塞，咳嗽呕吐，泻痢，手足搐掣，实热，胸膈膨胀。

用法：白开水送服。

用量：一周岁以下服半丸至一丸，二周岁至五周岁，服一丸至二丸。

❧ 小儿一捻金 ❧

组成：生大黄、槟榔、黑丑、白丑、朱砂、台参、赤金等。

主治：停乳呕吐，痰涎壅盛。

用法：空腹时蜜水调服，白水送下亦可。

用量：一岁以下，每服五厘（半包），一岁以上，每服一分（一包）。

19

五、重临床不拘旧范，勇创新方

张刚先生从药房抓药学起，再到跟师学徒，一步步走上从医之路。从而打下了扎实的医学、药学基础，他平时不但注重与前辈学者、同事同行学习，也从书本杂志中学习，从市售成药中学习。我们在其手稿中可以看到张仲景处方、钱乙处方、李东垣处方、《医宗金鉴》处方、刘绍武处方的化裁使用；我们在其临床病案中也可以看到儿科"小药"，如珠珀保婴丹、祛风保婴丹等的灵活使用，但临床中，用得更多的是自己创制的新方、验方。宋明锁抄记的《张刚先生处方》中载有 58 首处方，绝大多数都系张刚自制的处方。不同的跟师者均抄录有内容相近的张刚处方集，就其常用处方来说在 60~70 首。

张刚先生临床经历了遵用成方成药、裁化前贤处方和自拟个人处方三个阶段。张刚先生经历临床五六十年累积磨炼所拟成的六七十首处方在临床上取得了良好的疗效，尤其是治疗腹泻和肺炎的若干处方，张刚先生使用频率极高，临床疗效超越了成方成药、前贤处方。这既是张刚先生不拘旧范勇创新方的具体体现之一，也是张刚先生为山西中医儿科学所做出的杰出贡献所在。

（赵怀舟、王小芸）

吉光片羽
——张刚文论集腋

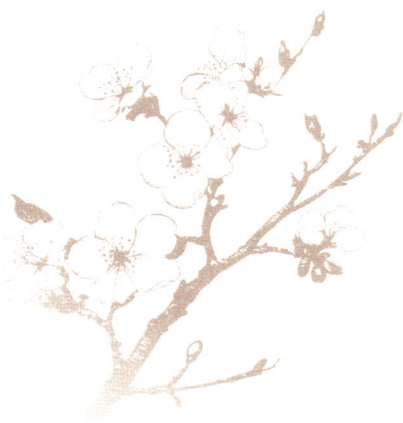

小儿肺炎

　　小儿肺炎祖国医学称咳喘。本病病机复杂，证型繁多。然小儿之体，"阳常有余，阴常不足"，感邪后化热化火最速，极易入里。因此临床上热证、实证较为多见，若气候干燥则多见肺热、肺燥证型。如今春气候干燥，4月份以前诊治500余例患儿，肺胃郁热、肺热肺燥证占五分之四。在治疗上以清泻肺胃郁热，养阴润燥为主。凡临床上症见：咳嗽气喘，痰鸣不利，咽红咽痛，大便干燥，舌红苔少，脉数纹紫等症，均可采用清热理肺之剂，效果满意。方药（自拟）：桑皮5克、杏仁5克、前胡5克、黄芩5克、连翘8克、芦根8克、苏子5克、元参8克、牛子5克、桔梗5克、地骨皮8克、板蓝根8克、白茅根6克、大黄2克、竹叶3克，水煎服，日一剂。（以上为1~2岁小儿用量）加减：不思饮食加焦山楂5克；发热加羚羊角0.2克；痰多加栝蒌8克、川贝母5克；呕吐加代赭石6克；鼻衄、咯血加小蓟6克；大便次数多，去大黄，加山药8克。

（张刚.《山西中医》1987.5）

凉膈增液汤

一、药物组成

　　连翘8克、银花8克、栀子5克、黄芩5克、生地6克、元参8克、麦冬8克、芦根8克、蝉衣5克、板蓝根8克、大黄2克、竹叶3克。

二、适应证

　　咽喉红肿疼痛，发热不退，口渴喜饮，面红唇赤，口鼻干燥，大便秘结，小便短赤，舌红苔少，指纹紫红，脉数有力。

三、制法

先将上药用凉水浸泡 20 分钟，再用文火煎煮 25 分钟，每剂煎二次。

四、服法

每日一剂，将两次煎出的药液混合，分 3~4 次温服。

五、验案举例

范某，男，3 岁。患儿发烧一周，曾服用退烧片，肌注青霉素、链霉素、安痛定等药，烧热不退。就诊时体温 38℃以上，扁桃体红肿，面赤唇红，口渴，大便干燥，小便发黄，舌质红、苔少，脉数有力，诊为乳蛾发热。投自拟凉膈增液汤，水煎服 2 剂，药后烧退肿消。

六、按语

本方为自拟方。乳蛾相当于扁桃体炎，为儿科常见病之一。属风热乳蛾者居多。该病由于风热邪毒自口鼻而入，侵犯肺胃两经，咽喉为肺胃之门户，所以咽喉首当其冲，邪毒相搏上乘郁结于咽喉两旁所致。故治以清热解毒为主，佐以辛凉解表，解腑泻热。由于风热火邪容易灼伤肺胃之阴，亦当顾护阴液。本方用银花、连翘、黄芩、栀子、板蓝根清热解毒；芦根、蝉衣疏散风热；大黄泄热通腑；生地、元参、麦冬养阴增液，以防其邪热灼伤津液。此外，饮食宜清淡，少吃肥甘油腻辛辣等之物，预防感冒，免其积滞生热，感受外邪，反复发作。

（张刚撰文，戴高昇整理.《中医杂志》1988.11）

小儿发热的辨证施治

发热是小儿疾病中常见的症状之一，引起发热的原因很多，由于现代诊断学条件的所限，在临床上不明原因的发热也不少见，有的小儿发热日久不退，经各方面的检查找不出发病原因，选用多种退烧药（退热药）、抗菌素（抗菌药物），均无明显的疗效，这种情况在临床上是屡见不鲜的。余在多年的临床实践中，对小儿发热有了一定的认识，按照中医理论进行辨证施治，收到了满意的效果。

一、病因病机

由于小儿卫外功能薄弱，稍不注意，就易招致外邪的侵袭，邪客肺卫，表卫调节失司，腠理闭塞，卫阳受阻而出现发热恶寒、鼻塞流涕等表证，再加之小儿脾常不足，感邪之后，往往影响到运化功能，导致乳食停滞不化，留于胃肠，阻滞中焦而出现脘腹胀满、不思饮食、大便秘结等症状，从而形成外感夹滞型，据临证观察所谓不明原因的发热多属此类。

小儿为"纯阳之体"，常表现为"阳常有余，阴常不足"，感邪之后，易从热化，出现发热、口渴、面赤唇红、口鼻干燥、便秘、尿赤等里热证候。

多种原因导致机体阴液亏损（如久病、久泻），"阴虚则阳亢"，内热随生，即"阴虚生内热"，其热多为虚热，表现为午后低热、盗汗、颧红、手足心热等症，"不明原因"的发热，临床也多见于这一类型。

小儿一般是实证多，虚证少，阳证多，寒证少，且易于耗津液，在治疗过程中，注意抓住这些特点，并根据发热时间之长短，舌质、舌苔之变化，以及临床表现，辨证施治，疗效甚佳。

二、辨证分型

根据中医辨证，可把发热分为四个类型，现分述如下：

1. 风热外感型

主症：发热，微恶风寒，鼻塞流涕，打喷嚏，微有汗出，咽红，面红唇赤，舌质红，苔薄白或微黄，指纹浮露色深红，脉浮数。

治法：辛凉解表，清热解毒。

方药：银翘散合桑菊饮加减（1~3 岁量）。

桑叶 5 克	杭菊花 6 克	连翘 6 克	银花 8 克
芦根 8 克	蝉衣 6 克	薄荷 5 克	黄芩 6 克
牛子 5 克	桔梗 5 克	甘草 3 克	竹叶 3g

方中桑叶、杭菊花、蝉衣、牛子、薄荷辛凉解表，连翘、银花、芦根、黄芩清热解毒，桔梗、甘草利咽。

2. 内热壅盛型

主症：发热不退，面赤唇红，口渴喜饮，口鼻干燥，大便秘结，小便黄赤，舌红苔白或少苔，脉数有力，指纹紫。

治法：清热泻火解毒。

方药：凉膈增液汤（1~3 岁量）。

连翘 8 克	黄芩 8 克	栀子 6 克	银花 8 克
生地 6 克	元参 8 克	麦冬 8 克	芦根 8 克
蝉衣 6 克	大黄 2~3 克	焦楂 6 克	竹叶 3g

方中连翘、黄芩、栀子、银花、芦根清热解毒，大黄泻火通便，蝉衣疏散风热，元参、麦冬、生地养阴增液，焦楂健脾消食。

3. 外感夹滞型（实热型）

主症：发热，微恶风寒，脘腹胀满，不思饮食，大便秘结或便而不畅，舌质红，苔白厚腻或黄厚腻，脉滑数，指纹紫滞。

治法：清热导滞，表里两解。

儿科圣手张刚临床验方使用

方药：加味柴胡汤（1~3 岁量）。

柴胡 5 克	黄芩 6 克	连翘 8 克	芦根 8 克
银花 8 克	陈皮 6 克	苏子 6 克	枳壳 6 克
蝉衣 5 克	槟榔 5 克	大黄 2~3 克	焦楂 6 克
竹叶 3 克	灯心 1g		

方中柴胡、黄芩解肌退热，连翘、芦根、银花、蝉衣清热解毒，陈皮、枳壳、苏子理气健脾和胃，槟榔、大黄、焦楂消食导滞。

4. 阴虚内热型

主症：低热不退，午后尤甚，也有高烧者，也有体温或高或低不稳定者，自汗，盗汗，手足心热，小便黄赤，精神倦怠，食少纳呆，舌质红，少苔或无苔，脉细数。

治法：调脾养阴，清热除蒸。

方药：调脾清热汤加减。

辽沙参 10 克	乌梅 8 克	山药 12 克	甘草 3 克
胡连 4 克	地骨皮 8 克	白茅根 12 克	石斛 6 克
焦楂 6 克	元参 8 克	竹叶 3 克	山萸肉 6g

方中胡连、地骨皮、白茅根凉血退虚热，乌梅、甘草甘酸化阴，辽沙参、元参、石斛滋阴清热，山药、焦楂健脾和胃，山萸肉滋补肾阴。

附：病例

病例一

商某，男，5 岁，太原钢铁厂，1982 年 5 月 10 日。

患儿发烧十余日，曾用退烧药、抗菌素等药治疗，烧一直不退，经多方检查，原因不明，故找中医会诊。当时症见高烧不退，面红唇赤，脘腹胀满，不欲饮食，大便不通，小便短赤，舌质红，苔黄厚，脉滑数有力。辨证为外感兼有积滞。随即给自拟加味柴胡汤两剂，药后便通烧退。

病例二

郝某某，女，16 岁，西山选煤厂，1982 年 8 月 16 日。

发烧 9 个月，在山医二院住院治疗，查不出发烧的原因，曾用大量抗菌素、激素等药治疗，效不明显，体温 38℃~40℃，于是邀余会诊。见患儿发烧不退，精神不好，食欲不振，大便干燥，日行一次，舌质红，少苔，脉数无力。辨证为阴虚发热，经服调脾清热汤加减，四剂发烧减轻，八剂烧退。

病例三

范某，男，3 岁，1983 年 6 月 5 日。

发烧一周，体温 38℃~39℃，曾服用退烧片，注射青链霉素、安痛定等药，烧仍然不退，就诊时，见患儿仍发烧，体温 38℃，面赤唇红，口渴喜饮，扁桃体肿大，大便干结，小便黄赤，舌红苔薄白，脉数有力，即给予自拟的凉膈增液汤加板蓝根，服药 2 剂，烧退病愈。

（张刚.《中医药学习资料》第 13 集．1985.3）

治疗小儿病经验杂谈

小儿科有"哑科"之称，其所患疾苦多不能自述，哭闹无常，脉形先乱，故诊小儿病以望诊为先。小儿之生理特点，脏腑娇嫩，气血不充，稚阴稚阳之体，用药尤须审慎。现将余临证诊治之一得略谈如下，供同志们参考。

一、辨舌特点

治小儿病难，诊断尤难。小儿切脉问证，多不能与医者取得合作，故闻问切三诊，不如望诊为强，其中察舌辨证在临床中更为重要。舌苔乃胃气之熏蒸所生，五脏皆禀气于胃，故可借以诊五脏之虚实寒热。大抵小儿诸候，以饮食内伤脾胃为多，虽外感六淫之邪，也无不与内伤相因果。至于病机转归，预后吉凶，更不能不验之于舌。我多年的体会是：舌诊最可靠，不看舌苔下不了结论，更难以处方下药。是以医小儿者，能详辨舌苔，则思过半。

脏腑有病，必见于舌。脾胃有病，在舌苔的表现更为明显。脾胃为后天之本，何况小儿"脾常不足"，故脾胃病在儿科较多见，治脾胃病更不能忽视舌苔辨证。

脾胃湿热重者，往往有白厚苔，湿重者腻，热重者燥；脾胃阴虚者舌红无苔，或少苔；舌中心属胃，鸡心舌苔即是胃家阴虚；剥脱苔也属脾胃虚弱消化不好或有虫积表现；舌质淡红无苔是心脾气血素虚，或大病后气营两亏；四畔属脾，舌浮胖有齿痕为脾虚有湿；薄白苔多表证，寒证；苔白厚多消化不好，胃肠不清；黄苔多里热之证。从舌质看，浮胖而娇嫩者为虚，坚敛而苍老者为实。同时察舌之润燥，可知津液之存亡。润泽为津液未伤，燥涩为津液已耗。

二、用药特点

处方用药，务使药病相当，方能收到较好的治疗效果。我把习用的药按药性、功用相同，类似和并用的药分成若干组，颇为切用。现介绍于下：

麻黄、生石膏、甘草：止咳平喘。肺气壅实，高热喘咳，支气管炎，急性肺炎。有心脏病者忌用。

桑皮、杏仁、白前：宣肺止咳。感冒咳嗽，肺气不宣。

连翘、二花、芦根：清热退烧。表发麻疹，感冒风热，发烧不退，瘾疹不出。

生地、元参、麦冬：养阴增液。热盛伤津，发热不退，口渴咽疼，舌红无苔者。

辽沙参、麦冬、地骨皮：滋阴润肺。肺热肺燥，干咳无痰，舌红无苔。

青蒿、地骨皮：退热除蒸。阴虚发热，劳热骨蒸。

板蓝根、山豆根：清咽利喉。咽喉肿痛，扁桃体炎。

柴胡、黄芩：和解少阳。感冒发热，寒热往来，口苦，咽干，目眩，急热惊风。

菊花、桑叶：疏风清热。风热感冒，头目眩晕。

桑叶、苏叶：疏散风热。外感伤风，鼻塞流涕，咳嗽喷嚏。

杭菊花、珍珠母、龙胆草：平肝熄风。急热惊风，头目眩晕。

连翘、二花、公英：清热解毒。一切疮疡肿痛。

元参、浙贝母、板蓝根：清热消肿。疟腮，瘰疬，淋巴结肿痛。

夏枯草、王不留行、苏子：消肿散结。淋巴结肿，各种肿瘤。

白茅根、小蓟：凉血止血。尿血，便血，鼻衄，紫斑，崩漏。

栀子炭、黄芩炭：清热凉血。衄血，唾血，牙龈出血，皮肤出血。

茵陈、木通：清利湿热。黄疸肝炎，湿热下注。

滑石、木通、车前子：利水通淋。小便不利，尿急尿痛，急性肾炎，尿路感染。

丝瓜络、忍冬藤、通草、王不留行：舒筋通络。风湿热痹，关节红肿疼痛，四肢萎软，麻木不仁。

梅术、黄柏：清热燥湿。湿热诸证，各种湿疹。

槟榔、厚朴、草果仁：温化湿邪。湿邪稽留，头重如裹，脾为湿困，苔白厚腻。

枳壳、槟榔、焦楂：消食健胃。乳食积滞，食纳减少。

槟榔、大黄：涤腑通便。肠胃不清，乳食积滞，阳明腑实，大便不通，苔白厚或黄厚。

当归、白芍、芦荟：润肠通便。大便秘结，习惯性便秘。

白芍、甘草：缓肝止痛。胃疼（胃痛），肚疼（肚子痛），肝气痛。

黄芪、当归：益气养血。气血两虚，贫血，紫斑。

乌梅、山药、辽沙参：调脾养阴。脾胃阴虚，自汗盗汗，虚热烦渴。

乌梅、山药、甘草：调脾养阴，敛汗止汗。阴虚盗汗。

川贝母、橘络、天竺黄：润肺化痰。肺虚咳喘，咳痰不利。

乌梅、川椒、黄连：杀虫止痛。寒热交错，虫积腹痛。

藿香、梅术、陈皮：芳化健胃。消化不良，食欲不振。

良姜、香附、川郁金：健胃止痛。胃脘疼痛。

木香、蔻仁、代赭石：理气镇逆。呃逆噫气。

茯苓、半夏、生姜：止呕降逆。恶心呕吐，吐唾涎沫。

党参、山药、干姜、甘草：健脾益气，温中止泻。脾胃虚弱，中寒腹泻，慢性消化不良。

山药、薏苡仁、云苓：健脾除湿。脾虚湿热，湿疹，荨麻疹，扁平疣。

桑螵蛸、益智仁、菟丝子：固肾缩尿。小便频数，夜间遗尿。

山萸肉、核桃、补骨脂：补肾益脑。肾气不足，发育不良，五迟五软，久病慢脾。

杜仲、川断、骨碎补：壮腰补肾。腰困腿软，慢性肾炎。

在临床上，我常用的方剂大多数是由几个组药组合成的。如治疗腹泻的四号腹泻效灵汤（自拟方），是由藿香、梅术、陈皮，川椒、黄连，党参、山药、干姜、甘草，槟榔、焦楂这几组药组成。治疗肺炎喘咳的一号肺炎汤是由桑皮、杏仁、白前，麻黄、生石膏、甘草，连翘、芦根，槟榔、大黄等几组药组成。处方的加减也是按组对证加减，如恶心呕吐，加半夏、茯苓、生姜，如夜卧不安加钩藤、蝉衣等，这样便于掌握，便于使用。

调整脾胃，临床上我常用槟榔、大黄，乌梅、山药这两组药。一组是泻药，一组是补药。据多年临床实践，凡腑实证，舌苔白厚腻或黄厚腻者，无问其发热、下利，均必用槟榔、大黄，凡脾胃虚弱之证，舌红无苔、少苔或剥脱苔者必用乌梅、山药。

大黄味苦性寒，入脾、胃、大肠及肝、心包经。有攻积导滞，泻热行瘀之效。适用于肠胃中有积滞，大便不通，或溏而不爽，热结旁流，腹满而痛，热结便秘，高热谵语，以及火热上炎，血热上溢，吐血衄血，目赤暴痛，湿热黄疸等证。槟榔味辛苦性温，入胃、大肠经，具有泻下清肠、消滞逐水的功效，能行气健胃、除湿化痰、杀灭各种肠内寄生虫，并与大黄为治痢要药。两者在治疗腑实证中，均有清热导滞，荡涤肠胃，推陈致新的共同特点。

儿科脾胃病居多，伤食积滞者最多。因小儿乳食不知自节，冷热不知自调，最易伤乳伤食，而停滞肠胃。轻者食欲不振，腹满肚胀，重者呕吐泄泻，消化不良。乳食积滞，日久郁积化热，若复感外邪，引起感冒夹实之证，致高烧不退，大便秘结不通。在此情况下，只用一些退烧出汗药是无济于事的，需用槟榔、大黄这一组药予以清热涤腑，消食导滞，方能奏效。如一商姓患儿，因高烧住某厂医院治疗，经治十余日壮热不退。后邀我会诊，查身热面赤，腹满纳呆，大便秘结不通，小便赤短，舌质红，舌苔白厚腻，脉数有力，证属实热，急投自拟加味柴胡汤，重用槟榔、大黄涤腑通便，药后腑气通畅，热势顿减，二帖而安。一刘姓患儿，患肺炎四日，发热不退，咳嗽气喘，大便干结，给一号肺炎汤原方，服四剂后，大便通利，热退喘止。

小儿"稚阴稚阳"，最忌用大苦、大寒、大辛、大燥以及峻补之剂，用药贵在平稳。稳非稳妥之义，不是说用一些稳妥药，不求有功，但求无过，而是要选又平稳又治病的药物，如乌梅、山药这一组药都是平和无毒之品，治疗儿科病最好的药。

乌梅味酸性平无毒，入肝、脾、肺、大肠经，功能调肺理脾，敛肺涩肠，杀虫止痛，止渴生津，退热除蒸，敛血止血。适用于肝脾不和，脾胃虚弱的小儿，治疗食欲不振，腹胀肚疼，呕吐泻痢，肠内寄生虫，虚热烦渴，肺虚久咳，各种出血证均有很好疗效。山药味甘性温无毒，入肺、脾、肾经，功能益气补脾，滋补肾阴。凡脾肾虚证，一切虚弱不足之证均可应用。补脾胃功效好，适用于脾胃虚弱，虚羸体倦，纳呆泄泻，虚劳咳嗽，并能益气力，长肌肉，其滋补脾阴之功尤著。

乌梅、山药都为补养脾阴的优品，性平无毒，均宜大量使用。盖小儿"脾常不足"，胃气薄弱，"阳常有余，阴常不足"，加以吐泻既多，脾气大伤，或久病以后，津液耗伤，大多出现脾阴虚证状。其症多见虚热不退，面黄肌瘦，自汗盗汗，食欲不振，消化不良，毛发稀疏，枯槁无泽，舌红或淡红，无苔或少苔、剥苔。凡遇到这些症状，最适宜重用乌梅、山药之类以调养脾阴。如患儿杨某，住某医院治疗，发烧十余日不退，体温一直在39℃以上不降，经反复化验、透视等检查，均无异常现象。邀我会诊，见面色黄瘦，食欲不振，精神欠佳，伴有淋巴结肿，舌光红无苔，脉数无力，据脉证，属阴虚发热，阴虚是脾阴虚，治以调脾清热，方中重用乌梅、山药、辽沙参之类，服一剂药后，体温降到37℃，两剂药后，体温降到36.5℃。又一患儿，低烧近4个月，体温一直在37℃~38℃，伴盗汗，纳少，面黄肌瘦，舌红无苔，脉细缓无力，给自拟调脾清热汤，重用乌梅，服二剂后，体温降到37℃，午后复热，四剂药后，体温正常。

乌梅调肝理脾、杀虫止痛的作用最好，对治疗脾虚慢性消化不良，腹痛，虫证的效果颇为满意。一贺姓患儿，经常肚疼，食欲不振，消化不好，一吃饭就大便，经某医院检查肝脾均大，但查肝功能、血常规均无异常，化验粪便有虫卵，面色黄，身体瘦，头发干枯，无光泽，舌质红苔白，脉象虚缓无力，证属脾虚湿热，寒热错杂，消化不良。给自拟杀虫健脾汤加减，方中重用乌梅，二剂药后肚疼减轻，食欲增加，连服十剂，诸症减轻，一个月后随访，已复健康，体重增加。

乌梅的止血作用较为显著。临床上对治疗各种出血病证均有良效。如患儿王某某患血小板减少性紫癜，面部、眼球部有出血点，伴鼻衄，化验血小板 $7.5 \times 10^4/mm^3$，服西药效不显，来门诊，查身体消瘦，经常胃口疼，肚子疼，食欲不振，手心发热，舌红苔薄白，脉细缓无力，综合脉证，属脾虚不能统血，方用自拟紫斑汤，重用乌梅、山药，服六剂药后，出血点全部消退，鼻衄止。服十剂药后，化验血小板增至 $13 \times 10^4/mm^3$。为巩固疗效，嘱其两日服一剂，连服三十剂后，血小板增至 $15 \times 10^4/mm^3$。

（张刚撰文，戴高昇整理.《山西医药杂志》1978.1；
又见《中医药学习资料》第 11 集［1977.9 之后］第 67~70 页）

对小儿胎毒的认识和治疗方法

一、概述

小儿胎毒就是现代医学所称之湿疹，亦是儿科常见的皮肤疾患，多出现在婴儿皮肤的表面，红疹呈细粒状，奇痒、流水，蔓延迅速，在任何部位都能发生，但最多见于面部。由于病之类型不同，外现形态亦不一，如有红疹、水疱、脓疱、糜烂、结痂、落屑等各个不同的症状。本病较为绵缠，如不及时治疗，病程延长，有碍婴儿健康，在临床上常常遇到本病的患儿往往系经年累月久治不愈或时好时犯者。随着证候的不同，辨证施治，以内服药为主，外治为辅，一般在一个月的疗程中均可收到满意的效果。

二、病因

（1）怀孕时期，多吃辛辣烟酒等刺激性食物，或七情之火遗热于胎水，以致禀受胎毒。

（2）外感风湿而引来本病。

三、症状

初起多发现于颜面额部眉间，疹如栗米大，圆形，逐渐长大，散在或密集，其形有干湿二种；干者起白屑，形如癣疥，抓之有汁；湿者有水疱、脓疱，瘙痒异常，重者融合成片结痂，蔓延全身有腥气，皮肤色红如丹，睡卧不安，大便溏稀或干燥。

四、治疗

以散风、清热、解毒、化湿为主。

内服药：荆芥八分、防风一钱、蝉衣一钱半、梅术一钱、黄柏五分、黄芩一钱、黄连四分、连翘一钱半、木通四分、云苓一钱、猪苓八分、竹叶五分、灯心二分、陈皮五分、甘草八分、犀角四分（先煎），煎汤。化服五福化毒丹一粒，分二次，药汤送下。以上用量指三个月至一岁定量，随着年龄的大小，酌量加减。

外用药：川黄连、黄柏、滑石粉各等分，共研细面。

用法：湿重流水多者，干撒患处；干皮结痂痒痛甚者，用香油调敷患处。

加减法：痒痛无脓水疱者，加柴胡一钱、白鲜皮一钱、苦参五分。皮肤色红如丹，起疱流脓水者，加银花一钱、贝母一钱、公英一钱。病久体虚者，加黄芪一钱。体壮，大便干燥不通者，加大黄一钱。

五、服药后的反应

一般服第一付药后无显著的反应，服第二付药后病势更为加剧，皮红肿胀，流水特别多，这一点必须在服药前告知病家，这是正常的反应，须继续服药，待皮红转淡后，逐渐好转。

六、服药的方法及疗程

两天服一付药，连服三付，隔两天再服两付，一般的在一个月的疗程服药十付左右，可以收到良好的效果。

七、典型病例

病例一

陈永伟，男性，年龄 3 个月，住大二府巷 20 号，门诊号 10402，1963 年 3 月 14 日就诊。母代诉，头面、全身起颗粒，流黄水，发痒，孩子不能睡已一个多月了，打针、吃药无效。

检查面部赤红，状如涂丹，起疱流黄水，融合成片，瘙痒异常，上下肢较轻，身不烧，想吃奶，大便黄沫，小便短赤，脉纹紫红色。

印象：胎毒。

治法：以散风清热解毒，化湿为主。

处方：荆芥五分、防风五分、黄芩八分、木通三分、云苓一钱、甘草八分、蝉衣一钱、黄柏五分、竹叶四分、猪苓八分、陈皮八分、连翘一钱、梅术一钱、灯心二分、赤芍八分、犀角三分（先煎）。

煎汤化服五福化毒丹一粒，分四次，药汤送下。

3 月 16 日复诊：母代诉服药后没有反应。检查：脉象指纹症状如前。

处方：荆防各六分、黄芩八分、木通三分、云苓一钱、甘草八分、蝉衣一钱半、黄柏五分、竹叶五分、猪苓一钱、陈皮一钱、连翘一钱、梅术一线、灯心二分、赤芍一钱、犀角三分、当归一钱、银花一钱。

五福化毒丹一粒，分四次，药汤送下。

3 月 18 日第二次复诊：母代诉服药后比前天重了，特别是流黄水多，痒痒好些了。

检查：脉象指纹未变，惟皮肤颗粒由黑红转为淡红色。这不是加重，而是减轻了，仍服前方加减。

处方：荆防各六分、黄芩八分、木通三分、云苓一钱、甘草八分、蝉衣一钱半、黄柏五分、竹叶五分、猪苓一钱、陈皮一钱、连翘一钱半、梅术一钱、灯心二分、赤芍一钱、当归一钱、银花一钱、犀角三分。

五福化毒丹一粒，分四次，药汤送下。

3月20日第三次复诊：病势好转，流黄水已减轻一半。仍继服前方一付，过四五天再来看。

3月25日第四次复诊：已全部干痂，不流水了，惟仍痒痛，仍照前方加银花一钱、贝母一钱、白鲜皮一钱。

3月27日第五次复诊：症状如前，仍服前方。

3月30日第六次复诊：疮痂已退，痒痛已止，仍照前方服之，过一礼拜，再来检查。

4月8日第七次复诊：症状全部消失，为防再犯，仍照前方加减再服一付。

处方：荆防各六分、连翘一钱半、木通三分、猪苓一钱、甘草八分、赤芍一钱、银花一钱、黄柏五分、黄连四分、陈皮一钱、蝉衣钱半、梅术一钱、云苓一钱、犀角四分、竹叶五分。

煎汤化服五福化毒丹，一个分四次服。

病例二

张玉梅，女性，年龄6个月，住享堂街，门牌230号，门诊号1063号，1963年3月22日初诊。

母代诉：从生下两个月后开始，先从眉间额部起"颗颗"（疹子），看见孩子痒的厉害，没有几天头面全部都有了"颗颗"，流水，身上没有，经过中西医治疗多次，不见效。

检查：面部赤红，头面部起颗粒，流黄水，瘙痒异常，身不烧，想吃奶，大便稀、黄沫，小便黄，神色活泼，形态肥胖，舌苔发白，脉象缓滑，指纹淡紫。

印象：胎毒。

治疗：清热败毒，散风利湿。

处方：柴胡一钱、黄芩一钱半、赤芍一钱、防风一钱半、二花二钱、连翘二钱、公英二钱、川贝一钱半、菊花二钱、白鲜皮一钱、犀角四分、草节一钱半、荆芥八分、云苓一钱半、梅术一钱半。

煎汤送服珠珀保婴丹，一个分二次服。

儿科圣手张刚临床验方使用

3月25日复诊：母代诉服药没有什么反应。

检查：脉象、指纹、症状如前。

处方：荆芥八分、防风八分、黄柏五分、梅术一钱、蝉衣一钱半、木通四分、猪苓一钱、竹叶八分、黄芩一钱、赤芍一钱、泽泻一钱、陈皮一钱、犀角四分、连翘一钱半、银花一钱、甘草八分。

煎汤化服五福化毒丹，一粒分二次服。

3月27日第二次复诊：母代诉，服药后"颗颗"又多了，黄水流的特别多，但大便已正常了，瘙痒好些。

检查：脉象、指纹未变，皮红由黑红转淡红了，仍照前方加减服用，外敷药面。

处方：荆防各八分、黄柏六分、云苓一钱半、梅术一钱、蝉衣一钱半、木通四分、猪苓一钱、竹叶八分、黄芩一钱、赤芍一钱、泽泻一钱、陈皮一钱、犀角四分、连翘一钱半、银花一钱半、甘草八分、当归一钱、川黄连四分。

煎汤化服五福化毒丹，一粒分二次服。

外用：川黄连二钱、黄柏二钱、滑石粉二钱，共研细面干撒流水患处。

4月1日第三次复诊：母代诉，头面部颗粒已退，疮痂已干，惟发现咳嗽、气粗、发烧。

检查：脉浮数，指纹紫青，胎毒已好转，复感风寒。

印象：肺热伤风。

治疗：先以清热宣肺化痰之剂服之。

处方：杏仁一钱、桑白皮一钱半、天竺黄一钱、云苓一钱半、紫苏八分、枳壳一钱、黄芩一钱、炙麻黄四分、前胡一钱半、陈皮一钱、贝母一钱、甘草五分。

煎汤送服珠珀保婴丹，一粒分二次服。

4月9日第四次复诊：

检查：脉象、指纹均已正常，症状全部消失，为防再犯，仍以清热败毒之剂再服一剂。

处方：荆防各八分、黄柏六分、云苓一钱半、梅术一钱、银花一钱、蝉衣一钱半、木通四分、猪苓一钱、陈皮一钱、薏苡仁二钱、黄芩八分、赤芍一钱、泽泻一钱、竹叶八分、甘草一钱、犀角四分。

煎汤化服五福化毒丹，一粒分二次服。

4月23日第五次复诊：前症未犯，饮食、大小便均正常，皮肤滑润，精神活泼，惟少有些痒痒，仍予前方加减再服一付。

处方：连翘一钱、木通三分、银花一钱、黄柏七分、黄芩八分、竹叶八分、猪苓八分、蝉衣一钱半、荆防各四分、灯心二分、甘草八分。

煎汤化服五福化毒丹，一个分二次服。

此后痊愈，再未来诊。

（张刚.《中医药学习资料》第4集．1963.7）

治疗小儿慢性消化不良的体会

小儿慢性消化不良是儿科常见病。中医一般将本病的临床表现归入疳积之内，又可分为积滞和疳症。疳症的病情顽固复杂，向称小儿"恶候"，列为四大证之一。我科几年来所遇之近于疳积前期的患儿不下数百例，根据辨证施治原则，自拟"杀虫健脾汤"，应用临床，收到良好效果。兹介绍如下：

一、辨证

小儿慢性消化不良，症状表现为食欲不振，面色黄，身体瘦，经常肚疼腹胀，一吃饭就大便，大便溏或干结，有的精神倦怠，喜睡乏力，自汗盗汗，毛发稀疏，皮肤干燥不润，有的肝大或肝脾均大，但查肝功能正常，查血、查尿也无异常。有的肚脐周围疼痛，化验粪便有虫卵，可是服驱虫药打不下虫来。这些典型的疳积前期症状，正是轻度和中度营养不良的表现。就我个人多年的认识，构成本病的原因很多，概括分为三个方面。

（1）小儿气血未充，脏腑娇嫩，特别是脾胃薄弱，如果喂养不当，过食肥甘，以致脾胃受损，运化失司，渐成积滞。

（2）小儿大吐、大泻等，久病脾虚，或病中过用攻伐峻泻之药，伤及脾胃，以致脾胃功能紊乱，运化失职而引起。

（3）小儿脾胃薄弱，又喜吃生冷，如不讲究卫生，便易感染诸虫，虫症病情发展，脾胃受损，身体营养不良而造成。

总之，脾胃受损，诸脏失养，尤易影响肝、肾二经，因而各种证候随之发生。临证时，尤当抓住小儿机体的特点——"肉脆、血少、气弱"，进行重点地、细致地审察，如形体之坚脆、色泽之明暗、毛发之荣枯、皮肤之润燥，更需切脉详问，此数条宜明辨。

另外，每遇患儿家长询问是否有疳，医生往往告以"营养不良"。盖营养不良，实指功能障碍，机体所需营养不足而言，并非指食物所含的营养。营养再良，吸收不了，反成损害。此点病家不知，医生却不能不知，更不能不对病儿家长讲清楚调护之法，使能注意，不药也可向愈。

俗话之"疳"即疳积。古代所谓疳积范围很广，典型的疳积具有形瘦、嗜食、懊恼、善怒、腹大青筋、大便完谷不化等症状。大约属于营养不良的重度期，临床究属少见。不过，前人对疳积的观察和论证是相当深刻的，有一段描述疳积形成的病理过程，很受启发，兹节录于下："小儿脏腑薄弱，能化一合者与一合有半，即不能化，而脾气郁矣（积滞的开始），再者小儿初能饮食，食即爱不择精粗、不知满足，及脾气郁而不舒，有拘急之象，儿之父母犹认为饥渴而强与之（渐积），脾因郁而水谷之气不化，水谷之气不化而脾气愈郁，不为胃行津液，湿斯停矣（积滞的发展），湿停而脾胃俱病。中焦受气取汁变化而赤是谓血，中焦不受水谷之气，无以生血而血干矣"（积滞的结果——疳）。慢性消化不良如不及早治疗，发展下去，便易致成疳积。

二、治疗特点

疳积是一种慢性疾病，由积到疳有一个发展过程，《幼幼集成》谓"食久成积，积久成疳"。可见疳积有深浅之分，治有轻重之别。小儿之积，病在肠胃，在未出现典型的疳积症状之前，总以去积为务，无须滥用补品，贻误病机。

小儿有脏腑娇嫩、形气未充、易致传变的不利一面，同时也有脏气清灵、生机蓬勃、易趋康复的有利一面。治疗当然是要发扬其利，堵塞其弊，施之于本病，还是以疏导为上。

再者，人民生活水平提高，小儿慢性消化不良为肥甘致患最多，故治疗以消食化滞，健脾杀虫为主，辅以调肝之品，或寒或热，消补兼施，临证化裁。

三、杀虫健脾汤的临床运用

1. 方剂组成

藿香、梅术、陈皮、乌梅、川椒、黄连、香附、木香、使君子、榧子、苏子、枳壳、槟榔、焦楂、竹叶、灯心。

2. 方义浅解

本方用藿香、梅术、陈皮芳香化浊，除湿健脾，理气平胃。乌梅配川椒调肝理脾，杀虫止痛。木香、香附行气暖胃，配黄连寒热并用，调整肠胃。使君子、榧子合枳壳、槟榔、焦楂杀虫健脾，宽肠下气，消食导滞。苏子一味能杀蛲虫。竹叶、灯心清心火，去虚热，通利小便。脾胃健而食欲振，食积消而虚热除，病自愈。

3. 加减

食后大便者，加党参、山药、干姜，益气健脾，温中止泻。

小便频数，或尿床者，加益智仁、桑螵蛸、菟丝子、山药、山萸肉，以补先天肾气之不足，养后天营养不良之伤脾。

大便干结、舌红无苔者，加当归、白芍、芦荟，缓肝养阴，润肠通便。

夜间盗汗，或自汗出者，加生山药、甘草，配合方中乌梅，以酸甘化阴，补脾固表。

经常头晕、头痛者，加杭菊花、珍珠母、龙胆草，清热明目，清眩止痛。

肝大，或肝脾均大者，加丹参，功同四物，配合郁金、川楝子行气活血。

四、病例

病例一

贺某某，男，12岁。1966年10月5日初诊。

代诉：经常肚痛，不想吃饭，没有精神，饭后就大便。经某医院检查，肝、脾均大，查肝功能正常，化验血常规无异常，化验粪便有虫卵，服"驱蛔灵""山道年"等驱虫药打不下虫来，特来诊。刻诊：面色黄，身体瘦，头发干枯稀疏无光泽，舌质红，舌苔白，脉象虚缓无力，此属脾虚湿热，寒热错杂，消化不良之证。治以健脾杀虫，调和肠胃。处方杀虫健脾汤加减：藿香二钱、梅术二钱、七爪红二钱、乌梅八钱、川椒二钱、黄连一钱半、苏子二钱、枳壳二钱、焦楂三钱、槟榔二钱、香附三钱、使君子三钱、榧子三钱、党参三钱、山药五钱、竹叶一钱、灯心三分。水煎，温服，三剂。10月8日复诊：药后肚疼减轻，食欲增进，余证同前，原方继服五剂。10月14日三诊：肚疼已止，饮食大量增加，大便正常每日一次，脉象和缓有力，舌淡，苔薄白，面色较前白润，嘱其照原方一周服二剂，连服一个月以巩固疗效，一个月后随访，已基本恢复健康，体重增加。

病例二

李某某，女，5岁。1968年10月10日初诊。

代诉：两年来，经常闹肚疼，食欲不好，大便次数多，一吃饭就要大便，爱趴下睡，流口水，经服打虫药打不下虫来。刻诊：面色㿠白，身体瘦弱，面部有虫斑，皮肤粗糙，舌淡，苔白滑，脉缓无力，此属脾虚湿热，消化不良之证，治宜杀虫健脾，清热除湿。处方：藿香二钱、梅术二钱、七爪红二钱、乌梅四钱、川椒钱半、胡黄连钱半、黄柏钱半、苏子二钱、枳壳二钱、焦楂三钱、槟榔二钱、香附三钱、木香二钱、使君子三钱、大榧子三钱、山药四钱、竹叶一钱、灯心三分。水煎服，两剂。10月15日二诊：药后大便蛔虫一条，肚疼较前减轻，特别想吃饭，脉证均有好转，嘱其继服前方四剂，隔两日服一剂。11月2日三诊：症状全部消失，精神较好，面色红润，嘱照前方再服二剂后停药。重点适当调剂营养食物，随访至今，一直健康活泼。

病例三

武某某，女，8岁。1973年3月3日初诊。

代诉：经常头痛、头晕、肚子疼、食欲差，大便次多，小便频数，夜间尿床，最明显的是两小腿腕软弱无力如弯弓。曾去北京某医院检查，诊断为进行性肌肉萎缩，经介绍来所治疗。刻诊：面黄肌瘦，头发干枯无光泽，发如麦穗，唇白，舌质淡红，苔少，脉虚无力。综合脉证，属先天不足，后天营养失调，脾肾不足，慢性消化不良而造成肌肉萎缩等证，治宜调整肠胃，健脾补肾。处方：藿香二钱、梅术二钱、陈皮二钱、乌梅五钱、川椒二钱、胡黄连二钱、使君子三钱、榧子三钱、焦楂三钱、辽沙参四钱、山药五钱、补骨脂二钱、山萸肉三钱、枸杞子三钱、核桃二个连皮捣碎。水煎服二剂。3月10日二诊：服两剂药后，小孩食量增加，照原方又服两剂，大便次数减少，肚疼也减轻，仍尿床，小便频，小腿仍感软困。上方减去榧子、使君子，加菟丝子三钱、益智仁三钱、桑螵蛸三钱，山药加至八钱，嘱其照方继服五剂。3月20日三诊：药后尿床痊愈，两小腿腕软也有明显好转，嘱每星期照方服二剂，一个月后再诊。4月20日四诊：上方又服八剂后，原症状已全部消失，脉象和缓有力，嘱其停药，加强营养，食物调养。

病例四

李某某，男，11岁，1973年6月6日初诊。

代诉：小孩系双胞胎之一，经常叫嚷肚疼，并伴有头痛现象，食纳差，大便干，二三日一次，手足心经常（自觉）发烧（发热）。曾大便过蛔虫。刻诊：面色黄瘦，皮肤干燥，头发稀疏干枯无光泽，舌质红中间无苔（鸡心舌），脉数而无力，此属禀赋不足，脾虚内热，消化不良之证。治当健脾杀虫，清热润燥。方用杀虫健脾汤加减：藿香二钱、梅术二钱、七爪红二钱、乌梅五钱、川椒钱半、胡黄连二钱、黄柏钱半、苏子三钱、枳壳二钱、焦楂三钱、槟榔二钱、杭菊花三钱、珍珠母五钱、龙胆草二钱、白芍五钱、芦荟五分、辽沙参四钱、山萸三钱。水煎服，二剂。6月12日二诊：服二剂药后无大变化，照方又服二剂，症状较前好转，肚疼、头疼明显减轻，大便通利，一日一次，食欲增加，脉象由数转缓，鸡心舌仍未变。原方去

儿科圣手张刚临床验方使用

槟榔，加石斛四钱、山药四钱，嘱其继服四剂。6月20日三诊：药后头痛、肚疼均止，精神很好，脉象从容和缓，基本恢复正常，为巩固疗效，嘱其隔两日照方服两剂，再服一个月后停药。随访至今，小孩身体健康。

（张刚撰文，戴高昇整理.《山西医药杂志》1974.9，
并见张刚撰文，戴高昇整理.《中医药学习资料》第 10 集. 1974.10）

茵龙泻肝汤治疗急性黄疸型肝炎

急性黄疸型传染性肝炎为儿科常见疾病之一，发病率也较高。它严重地影响儿童的身体健康。因此，对本病的预防和治疗以及研究也有重要的意义。几年来，我们在临床实践中，运用自拟茵龙泻肝汤治疗本病，颇有疗效，谨介绍如下，以供参考。

一、病因病机

急性黄疸型传染性肝炎，相当于祖国医学之"黄疸"中的阳黄。在《内经》中早有记载，《内经》云："湿热相交，民当病瘅，瘅者黄也。"（瘅与疸同）《内经》中早就明确阐述了黄疸发病的原因，是由于外界湿热病邪影响，犯及肝胆，使肝胆受到不同程度的损害，胆热汁溢，便致黄疸。亦有由于脾胃运化失常，湿浊内生，湿郁化热，湿热蕴结于肝胆，肝胆火热与脾湿相交，致使胆液外泄，浸及肌肤，发生黄疸。因湿热犯胃，故出现恶心呕吐，脘满腹胀，食欲不振，身倦乏力，胁下作痛等症；热盛伤津，故出现发热，口渴，尿少黄赤，大便不利等症。

二、病证

急性黄疸型肝炎以目黄、尿黄、身黄为特征。病起主要表现有发热或不发热，胁部疼痛，脘满腹胀，口淡或苦，食纳减少，厌恶油腻，恶心呕

吐，四肢倦怠，精神不振，小便深黄，如浓茶色，大便色灰白，化验尿胆红质呈阳性，查血肝功能异常。

三、治疗原则

清热利湿为主，佐以健运脾胃。

四、方药

❧ 茵龙泻肝汤 ❧

茵陈一两	栀子二钱	大黄一钱	龙胆草二钱
黄芩二钱	云苓三钱	猪苓二钱	泽泻二钱
滑石三钱	木通一钱半	车前子三钱	竹叶一钱
灯心三分	藿香二钱	梅术二钱	陈皮二钱
槟榔二钱	焦山楂三钱		

用法：水煎服（5~10 岁小孩量）

加减：大便偏稀、次多，减去大黄，加山药；大便干燥，舌苔黄厚，加重大黄用量。舌苔白厚腻，加重槟榔用量，或加白蔻仁；舌红无苔或剥苔，减去藿香、槟榔、梅术，加白茅根、白芍、甘草、石斛。

五、方义浅解

本方以茵陈蒿汤为主，清热利湿，配龙胆草、黄芩泻肝胆郁热，加云苓、猪苓、泽泻、滑石、木通、车前子、竹叶、灯心利水通淋、清热渗湿之药，除湿热、退黄疸。佐藿香芳香化浊、和胃止呕，以云苓、梅术、陈皮、焦山楂、槟榔燥湿健脾、理气和胃、消食化滞。湿热除而黄疸退，脾胃健而食欲增，黄疸肝炎无有不愈。当然，主要在临证变通，湿胜者倍祛湿药，热胜者倍清热药，不可不辨湿热轻重。

六、病例

病例一

刘某某，女，9岁，1973年11月3日初诊。

代诉：患儿近日来恶心，呕吐，肚子疼，食欲减退，没有精神，小便色如浓茶，大便不干不稀。经某医院化验尿：胆红质（+）。查肝功能：黄疸指数12单位，转氨酶300单位，麝浊12单位，麝絮（++）。诊为急性黄疸型肝炎，前来本所就诊。检查：巩膜黄染，舌质红，舌苔白厚腻，脉缓。治以清热利湿为主。急投茵龙泻肝汤两剂。11月5日二诊，两剂药后，症状减轻，恶心、呕吐已止，小便仍黄，嘱其继服原方，连服十三剂药后，于12月4日三诊，症状全部消失，食欲正常，为巩固疗效，给藿香乌梅汤以调整脾胃，少佐清热除湿之药。处方：藿香二钱、梅术二钱、七爪红二钱、乌梅五钱、川椒钱半、马尾连二钱、苏子二钱、枳壳二钱、焦山楂三钱、槟榔二钱、茵陈三钱、栀子二钱、黄芩二钱、灯心三分、竹叶一钱、木通钱半。水煎服，二剂药后停药。五十天后，复查肝功能正常，肝炎痊愈，随访半年，身体健康。

病例二

袁某，男，5岁，1974年4月17日初诊。

代诉：患儿七八天以来不想吃饭，一吃饭或喝水就恶心呕吐，精神倦怠无力，小便黄如浓茶，于4月13日到某医院就诊。化验尿胆红质（+），化验血肝功能异常。黄疸指数40单位，麝浊16单位，麝絮（++），转氨酶240单位，诊为急性黄疸型肝炎，今来所治疗。检查：巩膜黄染，面色发黄，大便偏干，一日一次，舌苔白厚腻，脉象弦数。治宜清利湿热，投茵龙泻肝汤两剂。4月20日二诊，服药后，食欲渐增，小便仍黄，大便干，苔白厚腻，左目发红，眼睛糊，脉数，以原方加白茅根五钱、小蓟五钱、杭菊花三钱，服六剂。4月30日三诊，食欲增加，眼睛清亮，大便正常，不干不稀，精神较前好，小便有时黄，症状基本消失，嘱其继服原方二剂，停药后着重调养。于6月1日经某医院复查，肝功能均在正常范围，转氨酶20单位，黄疸指数4单位，麝浊2单位，麝絮（-），肝炎痊愈。

病例三

王某某，女，4 岁，1974 年 6 月 1 日初诊。

代诉：近几天发现小孩恶心呕吐，食欲不振，精神欠佳，大便干燥，粪便灰白色，小便深黄，眼睛发黄，于 5 月 29 日在本厂职工医院检查，尿胆红质（+），尿胆原（+）。5 月 31 日经某医院化验肝功能：黄疸指数 30 单位，麝浊 8 单位，麝絮（++），转氨酶 280 单位。诊断为急性黄疸肝炎，介绍来本所就诊。检查：苔白厚腻，脉数，治以清热利湿为主，处方茵龙泻肝汤原方，嘱其每天服一剂。连服十剂药后，于 6 月 13 日复诊，症状已全部消失，食欲正常。为巩固疗效，继服原方二剂后停药，嘱其着重调养，加强营养。两个月后，复查肝功能已完全恢复正常。

病例四

梁某，男，12 岁，1974 年 6 月 13 日初诊。

代诉：患儿 6 月 8 日发高烧，头晕，夜间发烧加重，服西药烧仍不退，经服中药退烧。但发现小孩食欲不振，食入即吐，没有精神，小便深黄，眼睛也发黄。于 6 月 11 日经某医院检查，化验尿胆红质（+），诊断为急性黄疸型传染性肝炎，建议到传染病医院住院治疗。6 月 13 日来本所就诊，急投茵龙泻肝汤二剂。6 月 15 日住传染病院，查肝功能：黄疸指数 30 单位，麝浊 8 单位，麝絮（+），转氨酶 760 单位。住院期间，每天服茵龙泻肝汤一剂，共服 14 剂，药后症状全部消失，于 6 月 26 日复查肝功能，黄疸指数、转氨酶、麝浊均在正常范围之内，麝絮（+），观其面色黄，身体瘦，脾虚体弱，给以调脾清热汤加减，以善其后，并嘱其服五剂药即可停药。于 7 月 8 日查肝功能，全部恢复正常，肝炎痊愈出院。

（张刚撰文，戴高昇整理.《中医药学习资料》第 10 集. 1974.10）

调理脾胃在儿科常见病中的应用

提要：本文简要叙述了小儿具有"脾胃娇嫩"的生理特点和"脾常不足"的病理特点，故脾胃病居多。并认为脾胃功能失常，又可影响各个脏腑的正常功能，而产生其他脏腑病证。因此，调理脾胃不但对治疗消化系统疾病，而且对治疗其他系统疾病都起一定的重要作用。

通过临床运用调理脾胃的方法治疗腹泻、痢疾、慢性消化不良、湿热黄疸、水肿、低烧、咳喘、慢惊风、紫斑、湿疹、荨麻疹等十余种儿科病证的讨论并列举了病例，进一步说明了调理脾胃是治疗儿科杂证的重要环节。同时，介绍了一些调理脾胃方药的具体应用。

重视调理脾胃，在治疗儿科疾病中具有极其重要的意义。因小儿有"脾胃娇嫩"的生理特点和"脾常不足"的病理特点，一旦饮食失调，喂养不当，饥饱无度，或感受湿热之邪，均能影响脾胃的正常功能，产生消化系统的一系列病证。又可影响肺、心、肝、肾等脏腑的正常功能，而产生其他脏腑的病证。所以，调理脾胃不但对治疗消化系统疾病，而且对治疗其他系统疾病都起一定的重要作用。

调理脾胃的方法很多，大致有消积、健脾、杀虫、燥湿、祛痰、芳化、温中、升陷、固涩、清热、生津等等。应区别情况，随证选用。

一、腹泻

"泄泻之本，无不由于脾胃"，因小儿脾胃薄弱，易为乳食所伤。一旦饮食失调，喂养不当，损伤脾胃，运化失职，乳食不化，陈腐之物积于肠胃之中，变为泻利。故临床多表现为虚实互见，或虚中夹实，寒热夹杂的证候。临床每以消补兼施之法取效。我们常用的自拟四号腹泻效灵汤就是消补兼施、寒热并用的典型方剂。方中用乌梅、甘草、焦楂、黄连酸甘焦苦之药，在治疗腹泻中为主药。乌梅、甘草一酸一甘，既酸甘化阴，又涩肠止泻；焦楂消积，消乳积有奇效；黄连苦寒燥湿，能除肠胃湿热，配川椒、干姜寒热并用，能调整肠胃升降功能。党参、山药、甘草健脾益气，理中止泻，合藿香、梅术、陈皮、焦楂、槟榔平胃化滞，以消补兼施。

如患儿郭某，男，1岁，自出生后一直泄泻，日行五六次绿色稀水便，夹奶瓣，肚腹胀满，不思乳食，面色萎黄，出虚汗多，舌淡苔白，指纹淡红，属脾虚消化不良，服四号腹泻效灵汤2剂泻止。

按：腹泻证型繁多，据自己经验，虚实夹杂者最常见。其临床表现既有面色萎黄，肌肉消瘦等脾虚证候，又有腹满纳呆，大便未消化乳食残渣，苔白等虚中夹滞之象。对此证，单纯以健脾止泻，用温补之剂效果并不理想。即便取效一时，肠胃食滞不清，腹泻仍会反复发作。我们曾对60例虚实夹杂型小儿腹泻做过粗浅总结，效果颇为满意。

二、痢疾

痢疾多因脾胃虚弱，饮食不洁，积滞肠胃，外受暑湿疫毒之气所致。故治疗必以清热解毒，消食导滞为主。临床我们用自拟二号腹泻效灵汤治疗本病有显著疗效。本方治疗湿热泻也适用。方中以葛根芩连清热解毒；藿香、滑石、木通清暑化湿；焦楂、槟榔荡涤肠胃，消食导滞；乌梅、山药、甘草、白芍调理脾胃，和中止痛；更加枳壳理气宽肠，痢疾自愈。

如患儿任某某，男，3岁，发热腹痛，大便脓血，经西医诊断为急性痢疾。曾服痢特灵、合霉素等效不显，日泻痢七八次，里急后重，化验大便：脓球（++），红血球（++），舌红苔少，指纹色紫。投自拟二号腹泻效灵汤。处方：葛根6克、黄芩4.5克、黄连3克、白芍6克、甘草8克、乌梅9克、山药9克、焦楂9克、槟榔3克、藿香4.5克、枳壳5克、滑石4.5克、木通2.4克、竹叶3克、灯心0.5克。水煎服，2剂烧退痛止，泻痢减少，日行两次，肉眼已看不到脓血。为巩固疗效，原方继进2剂，痢疾痊愈。

按：治痢疾以清热解毒，调血理气为主。此虽为千古治痢之定法，无可非议。但我们认为，小儿"脾胃娇嫩"，在上法中加调脾胃之品，以增强脾胃运化功能，提高机体自身抗病能力，更符合临床实际。治疗慢性痢疾，更应以调理脾胃为主。如某医院某医生的小孩患慢性痢疾一年余，久治不愈。虽大便成形，但粪便上有大量黏液，多次化验，脓球满视野。经服我们自拟四号腹泻效灵汤二剂，化验大便正常。

三、慢性消化不良

慢性消化不良是儿科常见病证，属疳积证前期，多表现为脾虚湿盛，寒热夹杂之证。临床上我们用自拟杀虫健脾汤治疗本病效果比较满意。方中用藿香、梅术、陈皮芳香化浊，除湿健脾，理气平胃；乌梅调肝理脾，杀虫止痛；香附行气健胃；川椒配黄连寒热并用，调整肠胃升降功能；使君子、榧子、苏子、枳壳、槟榔、焦楂杀虫，健脾，宽中下气，消食导滞。

如患儿贺某某，男，12岁，经常腹痛，不欲饮食，精神倦怠，食后即便，脘腹胀满。经某医院检查，肝脾均大，查血，肝功能正常，血常规无异常。化验大便有虫卵，曾服"山道年""驱蛔灵"等无效，特来诊。面色黄，身消瘦，头发干枯无光泽，舌质红，舌苔白，脉虚缓无力。证属脾胃虚弱，消化不良。给予杀虫健脾汤加减：藿香6克、梅术6克、七爪红6克、乌梅24克、川椒6克、黄连4.5克、苏子6克、枳壳6克、焦楂9克、槟榔6克、山药12克、竹叶3克、灯心1克。水煎服，2剂，药后腹痛减轻，食欲增进。原方继服5剂，诸症见好。嘱其原方每周2剂，连服1个月以巩固疗效。1个月后随访，患儿体重增加，恢复健康。

按： 慢性消化不良属疳积证前期。疳积即俗称之"痞"。真正的疳积，骨瘦如柴，肚大青筋，目前极其少见。而慢性消化不良临床却很多。由积到疳，有一个发展过程，正如陈飞霞所说："食久成积，积久成疳。"可见疳积有深浅之分，治有轻重之别。小儿之积，病在肠胃，治疗总以去积为务，无须滥用补品，贻误病机。再者，随着人民生活水平提高，小儿慢性消化不良为肥甘致患最多，故治疗以疏导为上。消食化滞，健脾杀虫，或寒或热，消补兼施，临证化裁。

四、肝炎（湿热黄疸）

肝炎发生多因饮食失节，伤及脾胃，湿热邪毒乘虚而入。湿热之气蕴积脾胃，浸淫肌肉，溢于肌肤，而发为黄疸。湿热阻碍脾胃升降，而产生黄，食欲不振，厌恶油腻，脘满腹胀，身倦乏力，腹部疼痛等一系列症状。治疗本病，常用自拟茵龙泻肝汤，一方面以茵陈蒿汤配龙胆草、黄芩、猪苓、泽泻、滑石、木通、车前子、竹叶、灯心之类清热利湿；另一方面用藿香、梅术、陈皮、茯苓、焦楂、槟榔芳香化浊，燥湿健脾，理气和胃，消食化滞，可达预期效果。

如患儿刘某某，女，7岁。初诊：恶心呕吐，肚子疼，食欲不好，精神倦怠，小便色黄如浓茶。经某厂医院化验尿：胆红质（＋）。肝功能：黄疸指数12单位，转氨酶300单位，麝浊12单位，麝絮（＋＋）。诊为急性黄疸型肝炎。来本所就诊，查巩膜黄染，舌质红，舌苔白厚腻，脉缓，证属湿热黄疸。治宜清热利湿为主，佐以调脾和胃。急投自拟茵龙泻肝汤2剂，药后症状减轻，吐止。原方连服十二剂后症状全部消失。50天后复查肝功能正常。

按：肝炎虽属传染病，但无不由脾胃湿热而生。夏禹铸说："黄疸其候色黄，属胆。盖小儿由饮食所伤，兼之湿热之气蕴积脾胃，故成此证。面目指爪小便遍身皆黄，疸证无疑。"鲁伯嗣说："通治黄疸，茵陈五苓散尤为稳也。"显而易见，致成黄疸的主要原因是湿热，病变部分全在中焦。根据《金匮要略》："见肝之病，知肝传脾，当先实脾"的原则，以清热利湿，调整脾胃之法治疗本病，则可收全功之效。

五、水肿

中医认为，水肿的发生多由于肺、脾、肾三脏机能失调引起，尤以脾虚健运失司，水湿泛滥所致水肿比较多见。故有"诸湿肿满，皆属于脾"之说。"脾胃为后天之本"，五脏六腑赖以滋养，脾胃机能健旺，可以运化水湿，故治水肿，在利水行气消肿的同时，必须重视调理脾胃。我们在自拟急性肾炎汤中，重用山药、苡仁、茯苓、藿香、佩兰等健脾、芳化之药，治疗小儿肾炎获效良多。

如患儿杨某某，女，9岁，颜面、眼睑浮肿5天，尿频尿急。在本厂医院查尿：蛋白（＋＋），颗粒管型（＋），红血球少数，脓球（＋＋）。诊为急性肾炎，建议住院治疗，家长不同意，特来本所就诊，查面目浮肿，面色黄，精神差，舌红苔白，脉缓，投自拟急性肾炎汤，共服16剂，症状全部消失。查尿：除白细胞极少数，红血球 0~1 外，余均正常。嘱其注意调养，随访 6 年，未见复发。

按： 上述案例说明，凡由于脾虚湿盛而致水泛为患者，均可重用健脾利湿、芳香化浊药物而取效。

六、低烧

发热是一个症状，但有表里虚实之分。临床上常见一种不明原因的低烧，往往连绵数周数月，发烧不退，体温常为 37℃ ~38℃，多伴有盗汗现象，有的怀疑结核，有的怀疑风湿热。但经 X 光、化验等检查均无异常。选用各种抗菌素，退热药治疗均无明显效果。该证根据临床表现，多属虚热。治当以调脾、养阴、清热为主。临床上，我们用自拟调脾清热汤均取得较满意效果。

如患儿杨某某，男，7 岁。低烧 4 月余，经榆次、太原等地区医院检查，透视、化验均无异常。曾用青霉素、链霉素、四环素、红霉素等治疗，热终不退。体温一直为 37℃ ~38℃，身体消瘦，面色㿠白，不思饮食，夜间盗汗，二便通利，舌红无苔，脉缓无力。给自拟调脾清热汤。处方：乌梅 24 克、山药 15 克、辽沙参 12 克、石斛 9 克、胡黄连 9 克、地骨皮 9 克、白茅根 24 克、甘草 6 克、焦楂 9 克、竹叶 3 克、灯心 1 克。水煎服，4 剂药后烧退，体温稳定在正常范围。

按： 临床上类似本案患儿者屡见不鲜，多属阴虚发热。阴虚乃脾胃阴虚，治宜调养脾胃之阴。由于正虚，抗菌素不能发挥其应有作用，而退烧发汗更伤其阴，导致缠绵不愈。故重用乌梅、山药、辽沙参、石斛、甘草以调养脾阴，固表敛汗；胡黄连、白茅根、地骨皮退热除蒸。临证凡虚热病证均可用本方，屡试屡效。据个人经验，特别是乌梅、山药二味为补养脾阴之良品，性平无毒，凡脾胃虚弱，舌红无苔，少苔或剥苔者均宜大量使用。

七、咳喘

经曰："五脏六腑皆令人咳，非独肺也。"古人也认为：脾为生痰之源，肺为贮痰之器。脾居中州，主运化水谷精微。如果脾虚运化功能失常，水谷之气不化，致水湿聚而为痰，痰湿阻肺，可致生咳喘。故在治疗咳喘时，用健脾除湿、燥湿化痰之法可取得一定疗效。如临床常用二陈汤、陈平汤之类。

如患儿吴某某，男，9岁，咳嗽气喘，痰多不利，西医诊为哮喘性支气管炎，治疗半月咳喘不止，食欲不振，精神倦怠，二便通利，望面色萎黄，身体消瘦，舌红，苔白厚且腻，脉缓无力。据脉证，属脾虚湿盛，痰湿阻肺而致咳喘。法当健脾燥湿化痰，止嗽定喘。处方：七爪红9克、半夏9克、茯苓12克、梅术9克、川朴6克、甘草4.5克、槟榔15克、焦楂12克、苏子12克、瓜蒌30克、辽沙参12克、麦冬9克、白蔻仁4.5克、生姜2片、白萝卜1个熬水煎药。服药4剂，咳喘已平，食增，苔退。以原方加山药30克补脾养肺以善其后。

按：肺炎喘嗽初起，虽为邪热壅肺，若久延不愈，灼伤阴津，常致脾土受损。脾肺俱伤，咳嗽更甚。临床常见小儿肺炎久治不愈者，其病理改变亦与此相同，故调理脾胃是治疗小儿迁延性肺炎的重要方法。临床上我们常用自拟调脾清热汤，治迁延性肺炎疗效颇佳。如一例病儿，患肺炎，迁延3个月有余，曾经某厂医院久治不愈。后来我所求治，给服自拟调脾清热汤4剂，啰音消失，肺炎痊愈。调脾清热汤中用山药、乌梅、辽沙参、石斛、胡黄连、甘草、地骨皮等，重在调养脾胃之阴以生肺金，从而止咳祛痰，以达"培土生金"之目的。可见迁延性肺炎，表现虽然在肺，其病机则是脾肺俱虚，"土不生金"。治疗时必须脾肺兼顾，方可取得显著效果。

八、慢惊风

慢惊多因吐泻日久，失于及时调治，损伤脾胃之气，以致脾虚肝旺，虚风内动，发生抽风。此外亦有急惊风转变而成者。治疗必以调脾为主，佐以镇肝熄风。临床上我们常用自拟参芪惊风汤治疗本病。方中用黄芪、党参、辽沙参、山药、甘草、乌梅、茯苓、焦楂调理脾胃、健脾益气以扶正；柴胡、黄芩、钩藤、薄荷、僵蚕、蝉衣平肝熄风；黄连、灯心、麦冬清心去热，配服祛风保婴丹以化风定搐，镇惊安神。

如患儿张某某，男，6个月。初诊：4天前发现小儿抽风，头向后仰，眼睛上翻，不发烧，盗汗，经某医院诊断为缺钙抽风。注葡萄糖酸钙后，仍抽风不止。近两天愈加严重，每天抽搐 6~7 次，食欲不好，大便稀溏，日泻 4~5 次，为黑绿色稀便。舌质红，苔薄白，指纹淡紫。属脾虚肝旺，乃慢惊风之证。宜调整脾胃，平肝熄风。投自拟参芪惊风汤，冲服祛风保婴丹，每次半包，2 剂药后，效果明显，抽风立止，食纳增加，大便正常。后因感冒引起抽风两次，又服原方 2 剂，此后再未复发。随访 2 年，身体健壮。

按：儿科之圣钱仲阳说："脾主困……虚则吐泻生风。"鲁伯嗣提出："慢惊者，因病后或吐或泻，脾胃虚损。"罗整斋说："脾虚生风，无阳证也，此际宜速培元气，大补脾土。"可见前贤对慢惊病因病机以及治疗原则已作了精详论述。临床也确实证明，以调脾为主，佐以熄风，是治疗本病的主要方法。

九、紫斑

紫斑的发生多由于阴虚内热，热扰血分，迫血妄行，溢于脉络，则引起出血，若血瘀皮肤，则成紫斑。或因脾虚不能统血，血不循经，则血液溢于肌肤之间，亦可发斑。因小儿具有"阴常不足""脾常不足"的特点，故儿科也常见紫斑。治疗本病须调脾清热，益气摄血，养阴和血，佐以凉血止血。临床上常用的自拟紫斑汤中，用乌梅、山药、辽沙参、黄芪、当归、白芍、山萸肉、大枣健脾益气，滋阴养血；阿胶养血止血；白茅根、小蓟、栀子炭、黄芩炭、生地凉血止血，养阴清热；甘草、焦楂健脾开胃，调和诸药，临床效果颇为满意。

如患儿王某某，男，10 岁，面部、眼球部有出血点，伴有鼻衄，化验血小板 $7.5 \times 10^4/mm^3$，西医诊为血小板减少性紫癜。经服西药治疗，效不明显，故来本所就诊。身体消瘦，不思饮食，有时脘腹疼痛，手足心热，舌质红，苔薄白，脉缓无力。属脾虚不能统血之证，治宜健脾益气，养血和血，凉血止血，投自拟紫斑汤。2 剂药后，出血点全部消退。服 10 剂药后，化验血小板 $13 \times 10^4/mm^3$。为巩固疗效，嘱其原方两日一剂，连服 30 剂，血小板增到 $15 \times 10^4/mm^3$。

按：脾有统摄血液的作用。人身的血液能正常的循行于经络，有赖于脾气以为统摄，故有"脾统血，气摄血"之说。若气虚不能摄血，脾虚不能统血，血液就会泛溢妄行，出现各种出血现象。故用健脾益气治疗紫斑症，有良好疗效。此外，我们在治疗其他血证，如吐血、衄血、便血、尿血等也同样重视调理脾胃的作用，只要恰中病机，定有显著效果。

十、湿疹、荨麻疹

湿疹属中医湿毒、胎毒范畴。荨麻疹中医称风疹块。根据临床经验，此两种病证的发病原因大致相同。多因饮食失调，脾失健运，内蕴湿热，外受风湿热邪而致。治法基本一致。临床用自拟湿疹汤治疗这两种病，均收到较满意的效果。方中重用薏仁、苍术、云苓皮、山药、乌梅、川椒、黄连调理脾胃，健脾除湿；茵陈、黄柏、滑石、木通、连翘、银花、蝉衣、公英清热解毒，祛风利湿。

如患儿张某某，女，9个月，生后两个月开始全身起湿疹，食欲不好，二便正常，经用西药久治无效，服湿疹汤8剂，湿疹痊愈。

患儿张某某，男，10岁。该儿淋雨后4天，突然发现全身起红色大片疙瘩，瘙痒难忍。西医诊断为荨麻疹，经服西药不效，前来就诊。荨麻疹周身满布，眼睑浮肿，身体消瘦，食欲不振，舌红，舌苔白，脉象缓。属脾虚湿热，外感风湿，治以健脾祛湿，除风利湿为主。处方：山药24克、薏仁30克、乌梅15克、川椒6克、黄连6克、梅术9克、黄柏4.5克、茵陈12克、云苓皮9克、公英9克、滑石6克、木通3克、二花9克、连翘9克、蝉衣6克、竹叶3克。水煎服2剂，药后荨麻疹全部消退。7个月后随访，未再复发。

按：脾属土，主湿。故内伤湿热，应首先责之于脾。无论湿疹、荨麻疹，我们认为发病主因多为内蕴湿热，外感则是诱因。脾虚生湿，湿盛生热，湿热蕴结，再感受外邪，郁于肌表而发，以致瘙痒难忍。故治以健脾除湿，清热利湿之剂，往往应手而愈。

通过以上对十种病证的论述，可以看出，调理脾胃在临床治疗儿科疾病所起的作用是不可忽视的。儿科之圣钱乙对调理脾胃就十分重视。在其名著《小儿药证直诀》中，就有不少调理脾胃的方药。如为胃热脾湿而设的泻黄散、大黄丸、玉露散、消积丸等；为补益脾胃而设的益黄散、白术散、藿香散、异功散、调中丸、温中丸等。这些方法对后世医家以调理脾胃治疗儿科病证影响很大。之后，李东垣根据《黄帝内经》有关脾胃内容创《脾胃论》以来，对儿科调理脾胃而言，更有了理论根据。脾胃为后天之本，气血生化之源。脾胃功能正常与否，对小儿生长发育和维持正常活动起着重要作用。正如李东垣所说："内伤脾胃，百病由生"，何况小儿"脾常不足"，故脾胃病在儿科较常见，调理脾胃则是治疗儿科杂证的重要环节。临床除治疗以上病证外，如鹅口疮、小儿佝偻病、贫血、寄生虫证、痿痹，以及各种血证等，均可采用调理脾胃之法。可见调理脾胃在儿科疾病中的应用非常广泛，只要药病相投，就可收到预期效果。

　　（本文据张刚、戴高昇．山西省太原市中医研究所单行本1982.6录入；其精简稿又见张刚.《山西医药杂志》1983.1。1979年10月太原市中医研究所尚油印出版"调理脾胃在临床治疗儿科常见病中的重要作用"单行本，该本第一节为"中医对脾胃的认识"，第二节为"调理脾胃在治疗儿科常见病中的具体应用"。）

金谷之园

——相关文章汇总

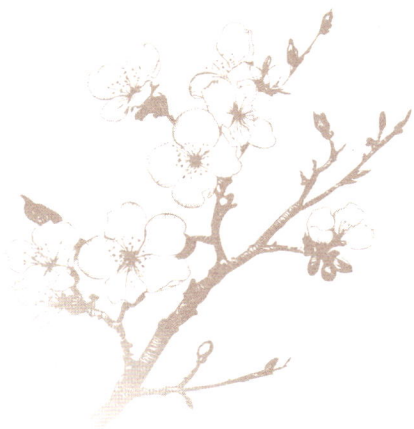

张刚带教语录应用体会

张刚（1907–1988），字正卿，山西太原人。张老出身贫寒，16 岁进清徐崇德堂中药店当学徒，并师从当地名医李华池先生学医。张刚聪明好学，留心方药，悉心体会。20 世纪 40 年代初，张刚悬壶省城太原天中药房，并自任经理，彼时李翰卿、时逸人二老坐堂，张刚得以与二先生朝夕相处，砥砺学问，学识精进。1949 年后，张老先在利民药店挂牌行医，1958 年响应国家公私合营的号召参加坝陵桥保健院工作，1959 年被聘于太原市中医研究所儿科，先后任儿科医师、主任中医师。张刚为人正派，谦虚自爱，不骄不躁，平易近人。对重症患儿从不趋避，一心救治，体现了一位人民医生的高尚品德。张老年近八旬之时，仍然每天坚持门诊。被誉为"儿科圣手""山西小儿王"，《卫生报》《太原日报》《健康报》曾予表彰，张老先后担任第一届山西省中医学会副理事长、理事，以及太原市政协委员等社会职务。张老临床经验丰富，先后在《山西医药杂志》发表《治疗小儿慢性消化性不良的体会》《治疗小儿病杂谈》《调理脾胃在儿科常见病中的应用》等文。

20 世纪 80 年代初期，笔者有幸跟随张刚先生学习儿科，当时张刚先生已年迈七旬，但每日门诊仍在 60 人次以上。由于张刚先生诊务繁忙，很少有时间系统讲授其临床经验，但是在临证过程中对于一些常见问题常会扼要讲述，所讲问题有的放矢，理法方药均有涉及。偶遇阴天下雨病人少时，还会讲些医林轶事。这些都给我留下了深刻印象。

40 年前的笔记虽已破烂不堪，脱页掉码，但是从未尘封。因为在 40 年的临床实践过程中，每遇问题，我都会从中寻求答案。

今天所讲内容就是依据当年临证笔记选择性地摘录了几条，从 3 个方面结合自己临床实践，谈一些应用体会。

一、麻黄

（一）张刚语录

秋末冬初小儿咳嗽，以阵发性呛咳为其特征，多属外寒内热，定要用炙麻黄，此病类西医气管炎。（1983 年 10 月 28 日）

冬季咳嗽多属外寒内热，故非用炙麻黄不效。（1983 年 11 月 21 日）

夏季麻黄与石膏比例为 1∶4。（摘自张刚经验方：一号肺炎方加减内容）

有先心病或兼有心肌炎可减去麻黄、石膏。（摘自张刚经验方：一号肺炎方加减内容）

一号肺炎汤[①]

【组成】

桑皮 4.5 克	杏仁 4.5 克	白前[②] 4.5 克	黄芩 6 克
连翘 6 克	芦根 6 克	苏子 4.5 克	枳壳 4.5 克
七爪红 3 克	麻黄 2.4 克	生石膏 4 克	甘草 3 克
槟榔 6 克	大黄 2.4 克	藏青果 3 克	竹叶 2.4 克
灯心 2.4 克			

【主治】感冒发热，风热咳嗽夹滞[③]，咳嗽气喘（小儿肺炎、气管炎），喉中痰鸣，食滞纳呆，大便干燥，舌红，苔白。脉象浮数，指纹红紫。发病多在秋末冬初。

【加减】

（1）舌红无苔，加辽沙参 6 克、地骨皮 6 克、玄参 6 克、寸冬 6 克。

（2）舌苔白厚腻，加重槟榔用量，另加瓜蒌 6 克。

---

① 一号肺炎汤：对应《山西小儿王·张刚临床经验实践录》第 8 方"肺炎Ⅰ号汤（急性肺炎）"。

② 白前：原作"百部"，系笔误。张刚先生曾撰文（1978 年《治疗小儿病经验杂谈》）指出："治疗肺炎喘咳的一号肺炎汤是由桑皮、杏仁、白前，麻黄、生石膏、甘草，连翘、芦根，槟榔、大黄等几组药组成。"

③ 风热咳嗽夹滞：此 6 字系宋明锁另笔补充。

（3）上吐下泻，减去麻黄、石膏、大黄，加焦楂 6 克、山药 6 克、生姜 1 片。

（4）烦躁，夜卧不安，加蝉衣 3 克、钩藤 4.5 克，配服珠珀保婴丹 2 包，每次 1 包。

（5）夏季，麻黄与石膏比例为 1∶4。

（6）夏季，减去麻黄、石膏、甘草，加桑叶 4.5 克、苏叶 3 克。

（7）有先心病或兼有心肌炎、肺炎，可减去麻黄、石膏，加沙参 6 克、麦冬 6 克、川贝母 4.5 克、天竺黄 4.5 克、橘络 4.5 克。

（二）应用体会

1. 关于麻黄的生、炙问题

张老治疗咳嗽的验方有六七首，但是方中见有麻黄者仅一号肺炎汤。而且伍有石膏，取麻杏石甘汤之意。但是未标明是生麻黄还是炙麻黄。其实这点在张刚语录里就有明确答案"故非用炙麻黄不效"。而且，张老在 1983 年的一次小儿咳嗽喘（肺炎）的专题讲座中，对外感风热型所用方剂是一号肺炎汤，首味即炙麻黄。由此可见，但凡张刚先生涉及治疗咳喘用麻黄时应该都是炙麻黄。

我在治疗小儿遗尿过程中，对于顽固病例也会加生麻黄少许。葛洪《肘后备急方·疗人嗜眠喜睡方》中，其方用麻黄和术各五分，甘草三分，捣末服有效。遗尿患儿经常因为有尿意而睡不醒导致久病难愈，此时加用麻黄能起到一定的醒睡开窍作用。我的经验是这个时候要用生麻黄才有效，大家可以做进一步的临床验证。

2. 关于麻黄的应用

受张刚先生应用麻黄经验的影响，我对麻黄的应用有了较深的体会。尤其是在治疗一些顽固性咳嗽、肺炎（支原体感染）、哮喘方面，麻黄的使用频率是比较高的。因为麻黄有着强大的不可替代的宣肺、开闭、平喘的功效。尤其是对肺炎、哮喘，无论属于肺热、痰火、脾虚痰湿均可使用。关键要以辨证论治为基础，对麻黄的主治、功效及副作用要有足够的了解，做到药证相合。

现代药理研究指出，麻黄有以下几方面的作用：

（1）对心血管系统的作用：有拟肾上腺素能神经作用，血压和心搏数升高。

（2）对呼吸系统的作用

平喘作用：对支气管平滑肌的解痉作用较持久，特别是在支气管处于痉挛状态时，作用更显著。

镇咳作用：麻黄水溶性提取物对豚鼠气管机械刺激所致咳嗽有明显的镇咳作用。

祛痰作用：小鼠灌胃给予麻黄挥发油0.371mg/kg，可以明显提高气管排泌酚红的作用。

（3）发汗作用：大鼠口服水溶性提取物在75~300mg/kg的范围内，其足底部的水分散发（发汗）呈现剂量依赖性发汗作用。麻黄的发汗作用可能是由于其阻碍汗腺对钠的重吸收，而导致汗腺分泌增加。

（4）利尿作用：麻黄利尿作用的机制，可能是由于麻黄扩张肾血管使肾血流增加，以及阻碍肾小管对钠离子重吸收的缘故。

（5）中枢兴奋作用：麻黄碱的中枢兴奋作用远较肾上腺素为强，治疗剂量即可兴奋大脑皮质。

3. 应用麻黄注意几个问题

（1）麻黄与季节

过去古人有夏不用麻黄之说，是因为发汗的问题，但是我们用麻黄多是炙麻黄，发汗之力微弱，此外要注意配伍，例如张刚先生所讲夏季麻黄与生石膏比例为1:4。

古人有"香薷乃夏月之麻黄""夏月之用香薷，犹冬月之用麻黄"等等说法，似乎在夏日可用香薷替代麻黄。从我的观点来看，麻黄在特定情形下是一味不可替代的药物。香薷有一定的解表发汗作用，但并不兼有平肺止喘的功效。因此，如果外寒束表或系暑湿、暑热侵袭肌表并未伤动肺气时，仅用香薷或配以它药使用香薷应无大碍。如果外寒内饮，引动肺气或外寒内火，化痰伤肺，引发咳喘时，用香薷非但缓不济急且辛温耗气，施之于成人或可无虞，但施之于脏腑娇嫩的小儿难免误事。

（2）麻黄的副作用

张刚先生强调有先天性心脏病、心肌炎或心衰的小儿不可用麻黄。这是因为从现代药理研究来看，麻黄中含有麻黄碱，麻黄碱可促进心律加快，所以需慎用。

此外，麻黄有着明显的升压作用，高血压患者慎用。早年我看内科就有体会。

需要注意的是，极少数小孩对麻黄有过敏反应，表现为眩晕、荨麻疹、心悸。20 世纪 70 年代，笔者曾见过小孩因用麻黄素滴鼻引起休克。

笔者曾拟创清肺定喘汤，治疗小儿支气管肺炎、哮喘有效，也是在张刚先生学术经验基础上的创新和发展。

邪热壅肺型咳喘：此为儿科最多见的热在气分证型之一，病因病机主要由于小儿外感，邪入卫分，表证不解，内传入里，邪热壅肺所致。主要临床表现有高热不退，汗出，咳嗽喘促，痰黄黏稠，面赤唇红，烦躁口渴，大便秘结，舌红苔黄，脉数有力，或指纹紫，多达气关。邪热壅肺证可见于小儿哮喘、肺炎喘嗽等肺部疾患。治法以清热宣肺、化痰止咳为主。方用清肺定喘汤（组成为生石膏、炙麻黄、杏仁、桑皮、黄芩、连翘、苏子、胆南星、天竺黄、大黄、枳壳、焦槟榔、炒莱菔子、地龙、僵蚕、甘草）加减治疗。方中麻黄、杏仁、生石膏、甘草即《伤寒论》宣肺开闭以治喘的麻杏石甘汤原方。此方对邪热闭肺证尚轻浅者足以应对，但对证情复杂、病势汹汹者力有未逮。故在验方清肺化痰汤（组成为桑皮、黄芩、连翘、苏子、胆南星、天竺黄、大黄、枳壳、焦槟榔、炒莱菔子）基础上加僵蚕、地龙解痉平喘，川贝润肺止咳。

二、鹅口疮

（一）张刚语录

口疮属于脾虚湿盛，治疗要淡渗利湿，如山药、苡米、茯苓，重者可以加茵陈。（1983 年 11 月 11 日）

（二）应用体会

张老所讲口疮主要是指鹅口疮。鹅口疮为乳婴儿常见病之一，在 20 世纪 80 年代极为常见，属于白色念珠菌感染所致。临床上，鹅口疮是以口舌黏膜上有散在白屑或白膜满布，状如鹅口为特征。

中医认为，本病主要是由于小儿脾胃失和，脾失健运，痰浊内生，郁而化火，上灼口舌而致；也有孕母喜食辛辣炙煿之类，导致脾胃积热，传于胎儿，蕴结心脾，生后伏邪上攻于口舌所致。

此外，临床发现，多数患鹅口疮的患儿正气偏虚，抗病能力低下，脾虚湿盛特征明显。因此，在喂养过程中稍有不慎，外邪可通过餐具、乳头、污手传于口中而发病。

在证型分类上，一般儿科教材、专著多是以心脾积热、虚火上浮两型论治。对于一些素体脾虚（面色萎黄，纳差，倦怠，大便溏泄，舌质淡，苔白或白腻）患儿感染鹅口疮，或者鹅口疮反复不愈者则无对症方药，所以张老先生提出治宜"淡渗利湿"，并有具体药物"如山药、苡米、茯苓，重者加茵陈"。

20世纪80年代，我在中医夜大讲课时，在鹅口疮的证型分类上就增加了脾虚湿盛型，并按照张老先生用药经验拟定了相应处方（组成：藿香、苍术、陈皮、茯苓、山药、苡米、白茅根、竹叶、甘草），完善了小儿鹅口疮辨证论治的基本证型，并且一直沿用至今。

张刚先生的此则提示语录乍看起来不过是数味归经脾胃药物的使用经验，实则开创了一种新的治法。上述诸药的配合使用体现了从脾虚湿盛论治鹅口疮的治则治法。张老"口疮属于脾虚湿盛的，治疗要淡渗利湿，如山药、苡米、茯苓，重者可以加茵陈"一语，为我们治疗顽固性的口疮、舌疮，甚至是白塞氏病、人乳头瘤病毒（HPV）感染，打开了一条可行的通路。这种治则治法在古圣先贤的成方、名方中并非毫无波澜的存在，却未被权威的教材、讲义所收录。说明一种有效治则治法的总结和提炼，并非易事。从中医学术历史发展的经验来讲，所谓经得起检验的新论说多皆实践经验的提炼升华，罕有个别枯坐冥想的凭空臆测。张刚先生留给我们的文字论说并不多，以语录形式呈现和保留的体裁，多皆文字简洁。后之学者，不可因此而轻忽怠慢，需知此间得失皆经锤炼，是有分量的话。

本人所拟补之脾虚湿盛口疮方中有竹叶一味，可以看作是药引，其实也是从脾论治之一端。《证治准绳·幼科》卷五云："灯心竹叶汤：淡竹叶三十片，灯心草三十根。水煎。汤水透碧，清香入心。治干呕呕吐，吐泻不止，水谷不纳等速效。"

三、和法

（一）张刚语录

　　虚实不清要偏于实治，用泻药。寒热不清要偏于热治，用苦寒药。
（1983 年 11 月 9 日）

　　此外，就是在虚实难辨之时，要消补兼施，但要偏于实治，多用消导药。因小儿实证多，如四号腹泻效灵汤，如寒热不清，可偏热治。
（摘自 1983 年张刚讲座"儿科四大特点"）

（二）应用体会

　　以上 2 条语录的核心内容基本一致，但是后一条语录是专题讲座内容，所以更为详尽，也更容易理解与应用。

　　阴、阳、表、里、寒、热、虚、实辨证是中医八纲辨证，寒、热、虚、实多指病变的性质，寒、热、虚、实清楚了才能施以温、清、消、补具体治法。所以，寒、热、虚、实在辨证过程中，要注意与脏腑辨证相结合，尤其是要重视舌象的望诊。一般来说，对于一些简单证候的寒、热、虚、实的辨证比较容易，但是，对于一些复杂证候的辨证，则难上加难。对于难以辨清的证候，张刚先生经过多年的实践经验，并结合小儿生理、病理特点提出了"虚实难辨之时，要消补兼施，但要偏于实治""寒热不清，可偏热治"的化解方法。为了说明问题，并以四号腹泻效灵汤为例进行了补注说明。

　　"虚实难辨之时，要消补兼施，但要偏于实治……如四号腹泻效灵汤""如寒热不清，可偏热治"。消补兼施、寒热互用是和剂的组方原则。四号腹泻效灵汤是张老治疗小儿腹泻虚实夹杂、寒热错杂证的一个代表方剂。通过以上分析，不难看出，对于这种寒热不清、虚实不明的证候可以用和法解决。

　　至于用药上，可多用消导药，则是根据小儿脾常不足，易虚易实，易寒易热的生理病理特点给出用药指导。临床上，则完全可以根据患儿的证候特点决定。

　　四号腹泻效灵汤由藿香、苍术、陈皮、乌梅、川椒、川连、党参、山药、甘草、干姜、焦楂、槟榔、竹叶、灯心等药组成。主治小儿腹泻便溏，日数次，十数次，或数十次，虚中夹实，寒热夹杂，系调理中焦之方。

四号腹泻效灵汤是张老调脾善用焦苦辛香之品的体现，亦是诸法杂合并用，和法在儿科临床中的实践。焦则入脾醒脾开胃，苦能清热燥湿除疳，辛香有助气机运化，全方除邪（藿香、苍术除湿为君）不伤正（山药、党参补正果断），温运（干姜、川椒、陈皮温运脾阳）不升火（黄连、竹叶、灯心苦降心火），止泻（乌梅、焦楂之酸以敛）不留邪（槟榔、陈皮之辛之泻）。这是处理矛盾手段的杂合使用，使问题自然化解。

以上从治法分析，遇到虚实夹杂、寒热错杂者可用和法解决。下面再举一方为例，从少阳枢机入手解决虚实夹杂、寒热错杂的问题。张刚先生的加味柴胡汤，由柴胡、黄芩、银花、连翘、芦根、陈皮、焦槟榔、炒莱菔子、大黄、丹皮、甘草等药组成。此方所治的小儿发热，不仅是虚实夹杂，而且兼有表里交错，一时之间难以辨证清晰。此时选用本方，每有药进便出、热退身凉之效。这是一种从肝胆枢机论治之法，同样是和法的体现。疑难杂症以和法解决，也是张刚先生临床应病的特点之一。

本文讨论了张刚语录中若干条文，是关于麻黄、鹅口疮、和法的具体阐发。它们分别代表了张刚先生对于药的启迪、病的讨论、和法的开创。虽然仅是举例，但吉光片羽总是心血凝成，愿与大家分享。

在张老和法思想的指导下，经过不断地实践总结，坚持传承与创新理念。在传承张老治泻八方的基础上创制了通治方——香葛启钥饮。在传承张老"小儿杂病，尤重调脾"的理念指导下创制了调脾和中汤、调脾承气汤等诸多有效方剂，在中医儿科专业发展的道路上迈出了新的一步。此时此刻，我的真实感受就是师古不泥，在传承中发扬。

（宋明锁 2023.9.10）

孙思邈在《大医精诚》一文中曾说："读方三年，便谓天下无病可治；及治病三年，乃知天下无方可用。"中医虚实补泻、识病辨药之理论似是简明易懂，但真正落实到临床却并非易事。张刚以"语录"形式保留的临床经验，沟通了临床和理论之间的鸿沟。因此，虽只言片语，亦弥足珍贵。麻黄是常用药，但如何更加安全地用在儿科临床，张刚的方案可以信从。脾虚湿盛的鹅口疮，张刚语录指出："此证宜淡渗利湿，用药选山药、苡米、茯苓，重者可以加茵陈，可谓平正轻灵。"其他诸如："虚实不清要偏于实治，用泻药。寒热不清要偏于热治，用苦寒药。虚实难辨之时，要消补兼施，但要偏于实治，多用消导药。"这些都是临床家的切实经验，值得细细体会。

张刚小儿腹泻八方的传承与创新

前人总结张老儿科临床学术思想时用"小儿杂病，尤重调脾""养阴重在调养脾阴""消积导滞，善用槟黄""以望为主，尤重舌苔"四句话加以概括。我们仔细分析，关于临床治疗理法方药前三句话的总结，其实都是围绕着脾胃二字做文章。事实也是如此，儿科临床实践中，能将小儿脾胃问题解决好，则思过半矣。泄泻是小儿临床上最为常见的脾胃系统疾病，张老先生对本病的治疗极为重视，也积累了丰富的临证经验。本文试从分析张老常用治疗腹泻的八首方剂入手，对其学术思想的相关细节，做出初步的归纳总结。

泄泻是儿科常见病证，以大便稀薄或水样，次数增多为主要临床特征。引起泄泻的原因很多，有外感六淫，有内伤饮食等，但主要在于脾胃功能失调，湿邪内盛，脾运失健，胃肠失调，不能渗化，致清浊不分，水谷并入大肠而泄泻。正如古人所讲"湿盛则濡泻""凡泻皆属于湿"。因此，治疗泄泻的关键是调脾胃，祛湿邪。

一、张刚治疗小儿腹泻八方

张刚先生所立小儿腹泻八方在业界影响深远，疗效卓著。这八首处方分别是一至四号腹泻效灵汤、藿香乌梅汤、姜梅四君子汤、加味姜梅四君子汤、腹泻效灵四二各半汤。现对上述八方分析介绍如下。

1. 张刚小儿腹泻八方的扼要介绍

一号腹泻效灵汤 由藿香、山药、党参、云苓、川连、乌梅、川椒、干姜、槟榔、焦楂、甘草等11味药物组成。此方温补中州，消积止泻。主治：小儿消化不良、腹泻，虚中夹实，寒热夹杂，大便稀溏而黄，精神不振，舌质红，舌苔白厚腻，脉缓而弱，指纹紫；以及小儿慢性痢疾。

二号腹泻效灵汤 由葛根、黄芩、黄连、焦楂、乌梅、山药、白芍、甘草、竹叶、灯心等10味药物组成。此方清热燥湿，止痢止泻。主治：小儿慢性肠炎，痢疾发热，大便次数多量少，色黄微黑，或暗褐，便而不畅，舌质红，苔少，指纹紫，脉数，肛门红。

张刚先生说："二号腹泻效灵汤中以葛根、芩、连清热解毒，藿香、木通、滑石清暑化湿，焦山楂、槟榔消食导滞，乌梅、山药、白芍、甘草调理脾胃，和胃止痛；更加枳壳理气宽肠，其效甚速。"（见《山西名老中医经验汇编》第218页）若按此书所言，则方中尚有藿香、木通、滑石、槟榔、枳壳等药。本文将此数药视为常用加减，暂不计入正方药味。

三号腹泻效灵汤 由藿香、苍术、化橘红、焦楂、云苓、猪苓、泽泻、乌梅、山药、滑石、木通、甘草（一方有竹叶）等12味药物组成。此方运脾渗湿，化浊止泻。主治：小儿腹泻，清浊不分，小便短少，肛门红，指纹淡紫，脉滑，夏天中暑热用此药较好。

四号腹泻效灵汤 由藿香、苍术、陈皮、乌梅、川椒、川连、党参、山药、干姜、焦楂、槟榔、甘草、竹叶、灯心等14味药物组成。此方寒热并用，和中止泻。主治：小儿腹泻便稀，日数次、十数次或数十次，虚中夹实，寒热夹杂。

张刚先生说："四号腹泻效灵汤中以乌梅、甘草、焦山楂、黄连酸甘焦苦之药为主药，为取其乌梅、甘草一酸一甘，既酸甘化阴，又涩肠止泻，焦山楂消积，黄连除肠胃湿热；川椒、干姜与黄连相配，寒热并用，调脾胃升降之功能；党参、山药、甘草健脾益气，理中止泻；藿香、苍术、陈皮、焦山楂、槟榔平胃化滞，消补兼施，效果尤其满意。"

腹泻效灵四二各半汤 由葛根、川连、乌梅、山药、焦楂、藿香、干姜、竹叶等8味药。此方寒热平调，养脾止泻。主治：寒热错杂，下利不爽（非痢疾），舌质红等症。

此方系四号腹泻效灵汤和二号腹泻效灵汤合方化裁而成，兼取二方优势组成新方。此方亦可视为四号腹泻效灵汤与仲景葛根芩连汤的合方。四号腹泻效灵汤以寒热并用、攻补兼施为其特点，加用二号腹泻效灵汤后，其清热止痢之效加强。

藿香乌梅汤 由藿香、乌梅、苍术、川椒、苏子、香橼、陈皮、焦楂、槟榔、川连、竹叶、灯心（一方有枳壳无香橼）等12味药物组成。此方温清并用，理气消积。主治：消化不良，饮食不振，胃满，恶心呕吐，嗳腐酸臭，面色黄瘦，腹痛腹胀，痛则欲泻，泻后痛减，泻下粪便臭秽，舌苔黄垢，指纹紫滞，脉滑实。

姜梅四君子汤 由乌梅、干姜、山药、党参、白术、茯苓、甘草等7味药物组成。此方健脾益气，温中止泻。主治：大便溏泄，或泻下清水，乳食不化，不思饮食，面色萎黄，神疲倦怠，手足不温，畏冷喜暖，舌淡苔白，脉弱纹淡。

加味姜梅四君子汤 由乌梅、干姜、山药、党参、白术、茯苓、诃子、米壳、甘草等9味药物组成。此方健脾益气，收敛固脱。主治：小儿久泄，滑脱不禁，泻下无度。

2. 张刚小儿腹泻八方的立意分析

八方是张刚老先生治疗小儿腹泻最为常用的一系列组方。八方虽然各自独立成方，但其用药特点却是可以综合分析的。八方大致可以分为以下几类。

第一类：以温补为主的方剂

张刚腹泻八方中纯粹补益为主的处方，主要指姜梅四君子汤（乌梅、干姜、山药、党参、白术、茯苓、甘草）和加味姜梅四君子汤（乌梅、干姜、山药、党参、白术、茯苓、甘草、诃子、米壳）。显而易见，此方是以益气健脾的代表方剂四君子汤为核心构建起来的处方。该方及其加味方，均为针对脾虚无邪的小儿腹泻而设。

第二类：以祛邪为主的方剂

古人云"无湿不成泻"。换言之，小儿腹泻中湿邪是最为主要的一种病邪。因此，自古及今治泻之方多围绕祛湿展开。举例而言，葛根芩连汤祛湿热、五苓散祛寒湿、新加香薷饮祛暑湿……不一而足。张刚老先生治泻八方，方方不离祛湿，只不过祛湿之法因对证有别而各有侧重。以方测证，从宏观视角分析其祛邪为主的方剂主要有如下两首：其一曰"二号腹泻效灵汤"（葛根、黄芩、黄连、焦楂、乌梅、山药、白芍、甘草、竹叶、灯心），以清热为主；其二曰"三号腹泻效灵汤"（藿香、苍术、化橘红、焦楂、云苓、猪苓、泽泻、乌梅、山药、滑石、木通、甘草），以祛湿为主。二号腹泻效灵汤是以葛根芩连汤为底方化裁锤炼而成；三号腹泻效灵汤是以四苓散（五苓散去肉桂）为底方化裁锤炼而成。

第三类：补泻同施的方剂

以补泻同施为特征的方剂最多，计有一号腹泻效灵汤（藿香、山药、党参、云苓、川连、乌梅、川椒、干姜、槟榔、焦楂、甘草）、四号腹泻效灵汤（藿香、苍术、陈皮、乌梅、川椒、川连、党参、山药、干姜、焦楂、槟榔、甘草、竹叶、灯心）、藿香乌梅汤（藿香、乌梅、苍术、川椒、苏子、香橼、陈皮、焦楂、槟榔、川连、竹叶、灯心）和腹泻效灵四二各半汤（葛根、川连、藿香、乌梅、山药、干姜、焦楂、竹叶）共四方。以上四方中，健脾温中之品以干姜、川椒、党参、山药为代表；清热祛湿之品以川连、苍术、黄芩、竹叶、灯心为代表；补养脾阴之品以乌梅、山药、甘草为代表；醒脾消积之品以藿香、陈皮、香橼、槟榔、焦楂为代表。

从历史经典方剂改造为个人验方是一个复杂的实践过程，最终的定型处方也更多地体现着个人的烙印。上述方剂虽然理法公允，但用药选择还是体现出了鲜明的个性特点。其中，乌梅、焦楂；焦楂、槟榔；乌梅、山药；藿香、苍术；乌梅、川椒、川连；党参、山药、干姜；川椒、干姜、黄连等药对或角药的配伍组合，究其源是从经方乌梅丸、理中汤、葛根芩连汤等传承而来，但其独特的裁切、升华、取用方式，给人留下了深刻的映象。其中既有张老先生对于儿科病证、小儿体质的认知和传承，又有张老先生对于古今方剂、方药性味的化裁和实践。微妙之处，甚至只能意会难予言表。虽然细微之处需要有所悟性方能得其实在，但从宏观角度分析，寒热并用的和法方剂种类最多，使用机会也最多。

二、小儿腹泻通治方的创立

笔者从事中医儿科临证40余年，张老治泻八方应用良久，也有颇多心得体会。随着时代的变换，小儿体质、疾病性质也在逐渐发生着改变，这种改变是渐渐发生的，但若以30年为一个观察起止年限，这种变化又是显而易见的。举例而言，近来年小儿饮食习惯的改变，高热量、高蛋白食品摄入明显增多，环境污染等因素的影响均已达到不可忽视的程度。这些因素导致小儿体质化热、虚中夹实的倾向越来越清晰。因此，适合于使用川椒、干姜、生姜、吴茱萸等温脾阳、散寒湿之药的机会正在减少，而适合于使用槟榔、焦楂、胡黄连、黄连、栀子、大黄等除食积、清内热之药的机会有所增加。

小儿腹泻虚实夹杂的情况仍是主要证型，温清并用，以祛湿健脾为终极目的的治法未变。换言之，小儿腹泻仍当以和法应对，只不过，随着时代、环境、体质、病证的转化，治法用药当随之而变。近十余年来，笔者在临床实践过程中逐步总结出一首治疗小儿泄泻的通治方。

通治方是一个传统概念，亦是一个相对概念。清·徐灵胎所著《医学源流论》载："如一方而所治之病甚多者，则为通治之方"。通治方虽然没有明确概念，但历代具有通治功能的方剂却不少，如升降散、防风通圣散，这类型方剂多为和剂。笔者在创制香葛启钥饮时，有几点特别予以注意：一是针对主流证型；二是针对主要病机（核心病机）；三是便于加减（包括剂量变化）；四是通治方是传统用方的基础上发展优化而来，实践疗效是标准，切忌"纸上谈兵"。这种由博返约的实践体现了大道至简。这首处方中选用的大多数药味都是张刚老先生治泻八方中使用的药味，但随着使用案例的增加，此方逐渐定型，它又的确成为了一首全新的处方，这首处方就是香葛启钥饮。

香葛启钥饮由藿香、葛根、苍术、茯苓、焦山楂、炒麦芽、白芍、黄连、木香、陈皮、甘草等11味药物组成。此方有运脾化湿，和中止泻之功。小儿腹泻总由湿盛困脾，水谷不分，精微不布，清浊不分，合污而下而致。故方中选广藿香芳化湿浊，醒脾和中；葛根升发清阳，调脾止泻。两药共为君药。苍术辛行温燥，燥湿健脾；茯苓利水渗湿，健脾补中。两药加强君药运脾化湿之功，脾气来复，湿邪渐退，则泄泻自止。焦楂消食化积，行气止痛，为消化油腻肉食积滞之要药；炒麦芽消食健胃，治小儿乳食停滞，食后饱胀。湿滞气阻，中焦运行不畅，多有腹痛胀满。木香辛行苦降，善行大肠之滞气；黄连清热燥湿，善清中焦湿火郁结。二者合用，取香连丸之清热燥湿，理气止痛之意。芍药、甘草合用，既可缓急止痛，又可酸甘化阴，防泻下伤津。陈皮开胃健脾，畅气和中。诸药佐助君臣以调脾和中，化湿止泻。

此方的关键在于紧紧抓住了小儿泄泻与脾胃和湿邪的关系，通过调理脾胃来化湿止泻。因此，它又可作为小儿腹泻的通治坐底方，剂量略作调整或药味稍作加减即可治疗小儿伤食泻、风寒泻、湿热泻、脾虚泻等。如大便酸馊，或如败卵，不思饮食者，重用焦山楂、炒麦芽；大便清稀多泡沫，属外感风寒，伴鼻塞流清涕者，加苏叶、防风；湿热盛，伴发热，泻下急迫，大便黏腻不爽或有黏液，肛门潮红、灼痛者，倍黄连，加黄芩、滑石、薏苡仁；脾虚甚，食入即便，食少神疲，乏力倦怠，舌淡苔白者，去黄连，加党参、炒山药；大便清冷，四肢不温，去黄连，加干姜、人参；腹胀呕恶明显者，加砂仁；久泻者，加乌梅，芡实；泻下无度者，加诃子、石榴皮。

香葛启钥饮虽然是治疗小儿腹泻的通治坐底方，绝大多数的小儿腹泻可以用此方加减治之，但并不是所有的腹泻均一律用之不加选择、不予辨证。事实上，治疗以腹泻为主诉的患儿，我在临床过程中也常用到调脾益气汤、调脾和中汤、藿香乌梅汤、葛根芩连汤、调脾养阴汤，甚至调脾固肾汤的案例。

香葛启钥饮选药谨慎，平和清灵，无一峻品，但加减化裁之后的确可以治疗小儿多种证型的小儿腹泻。用一方统治一大类型的病证，需要把握两点：其一，在不进行药物种数增损的前提下，需通过方中所含药物剂量的灵活调整，使之适应不同患儿的不同情况；其二，在仅做剂量调整不足以满足患儿具体病情特征之时，需做适度的药味加减化裁，这样的加减当尽量精审。更多的情况下，我选择第一种加减方法，即不调整组方药味数，仅调整药物剂量。

三、师古不泥是真正的传承

香葛启钥饮选药平和，药味并不多，但现代药理实验的结论令人欣喜。通过动物实验再一次证实，香葛启钥饮不但有良好的止泻作用，而且香葛启钥饮 0.32g/ml、0.64g/ml、1.28g/ml 体外培养 24、48、72 小时均抑制大肠埃希菌、金黄色葡萄球菌、铜绿假单胞菌、福氏志贺氏菌、沙门氏杆菌、粪肠球菌生长。体外培养抑制，0.32g/ml 香葛启钥饮相当于 100U/ml 庆大霉素；抑制粪肠球菌，体外培养 24 小时 0.16g/ml 香葛启钥饮相当于 100U/ml 庆大霉素。体外培养抑菌圈试验结果显示：香葛启钥饮对肠炎沙门氏杆菌极敏，对大肠埃希菌、福氏志贺氏菌、铜绿假单胞菌高度敏感，对金黄色葡萄球菌、粪肠球菌中度敏感。

此方可以解决实际问题，而相关实验的客观数据又在一定程度上揭示了其作用机制。一张处方，其临床疗效有保障、作用机制相对明确，我认为香葛启钥饮的创制是成功的。此方的成功，既是创新，更是传承。香葛启钥饮中，藿香、苍术、茯苓、焦山楂、葛根、黄连等药是张老治疗腹泻的常用药。虽然为了最大限度地减少药物偏性对患儿脾胃的影响，方中半数以上的药物均选择了药食同源的药物（如藿香、葛根、茯苓、焦山楂、炒麦芽、陈皮、甘草），但方中药组黄连、葛根，藿香、苍术寒温并用，茯苓、甘草，焦山楂、炒麦芽消补兼顾，仍然体现了张老治疗小儿腹泻补泻同施、寒温并用的基本组方法度。

张子和在《儒门事亲·标本中气歌》卷十四中说："少阳从本为相火，太阴从本湿土坐。厥阴从中火是家，阳明从中湿是我。太阳少阴标本从，阴阳二气相包裹。风从火断汗之宜，燥与湿兼下之可。万病能将火湿分，彻开轩岐无缝锁。"其中，所谓"万病能将火湿分，彻开轩岐无缝锁"强调了分利湿热的重要性。

香葛启钥饮坐底通治的精神来自于开启万病的关键锁钥——分利湿热。本方中除了有清胃热的黄连一味，而且有苍术、陈皮、藿香、茯苓等燥湿、化湿、利湿、渗湿之品，全方蕴含了分利湿热的意思在其间。

我认为，真正的传承不是拘泥于老师的一方一药，一成不变，而是把握其辨证精髓，去对证处理，适应变化了的病情、体质和药物等因素。唯有如此，才能把握时代的脉搏，在传承中发扬，迎接新的挑战，解决实际问题，保证临床疗效。

（宋明锁）

张刚治疗小儿腹泻在业界久负盛名，很多疑难病例是彼时西医亦难措手者。其腹泻八方至今仍被同行所称道。八方分别是：一号腹泻效灵汤、二号腹泻效灵汤、三号腹泻效灵汤、四号腹泻效灵汤、腹泻效灵四二各半汤、藿香乌梅汤、姜梅四君子汤、加味姜梅四君子汤。宋明锁在传承上述各方的基础上，创制了小儿腹泻的通治方——香葛启钥饮，本文初步阐明了这个推陈致新的学术递进过程。

小儿腹泻

张老认为，小儿腹泻的特点有四：一，发病率高，年龄越小，发病率也越高；二，季节性强，尤以夏天暑湿之季最多；三，饮不节者多；四，发病容易，变化迅速，时刻注意气液的存亡。常见以下几种类型：

1. 湿热型

根据湿和热的多少，分为湿胜于热、热胜于湿两类。

（1）湿胜于热证

主症：泻下稀薄，淡黄不臭，口不渴，倦怠，尿少，舌苔白腻，脉濡，指纹淡紫。

治法：芳香化湿，健脾止泻。

方药：三号腹泻效灵汤。

藿香 4.5 克	苍术 4.5 克	陈皮 4.5 克	焦山楂 6 克
茯苓 4.5 克	猪苓 3 克	泽泻 3 克	乌梅 9 克
山药 9 克	甘草 3 克	滑石 4.5 克	竹叶 3 克

（2）热胜于湿证

主症：泻下水样，色黄褐而臭秽，发热烦躁，口渴喜饮，小便短赤，舌质红，少苔，或苔黄而干，指纹红紫，脉滑数。

治法：苦泻清热，佐以淡渗利湿。

方药：二号腹泻效灵汤。

葛根 6 克	黄芩 4 克	黄连 3 克	甘草 3 克
山药 9 克	乌梅 9 克	白芍 4.5 克	焦山楂 6 克
藿香 4 克	竹叶 3 克	灯心 1 克	滑石 4.5 克

2. 伤乳食型

主症：腹痛腹胀，痛则欲泻，泻后痛减，泻下粪便臭如败卵，不思饮食，嗳腐酸臭，舌苔黄垢，指纹紫滞，脉滑实。

治法：消食导滞。

方药：藿香乌梅汤。

藿香 4.5 克	苍术 4.5 克	陈皮 4.5 克	乌梅 9 克
黄连 3 克	川椒 2 克	焦山楂 6 克	枳壳 4.5 克
竹叶 3 克			

3. 脾胃虚寒型

主症：大便溏泻，或泻下清水，乳食不化，不思饮食，面色萎黄，神疲倦怠，手足不温，畏冷喜暖，舌淡苔白，脉弱纹淡。

治法：健脾益气，温中止泻。

方药：姜梅四君子汤。

乌梅 9 克	干姜 2 克	山药 9 克	党参 4.5 克
白术 4.5 克	茯苓 4.5 克	甘草 3 克	

4. 虚实夹杂型

主症：大便稀溏，夹奶瓣或不消化食物，脘腹胀满，不思乳食，或伴吐乳、吐食，面色萎黄，身体消瘦，舌淡苔白或舌红苔白，指纹淡滞。

治法：消补兼施，寒热并用。

方药：四号腹泻效灵汤。

藿香 4.5 克	苍术 4.5 克	陈皮 3 克	乌梅 9 克
黄连 3 克	川椒 2 克	焦山楂 6 克	槟榔 3 克
党参 4.5 克	山药 9 克	干姜 2 克	甘草 3 克
竹叶 3 克			

（戴高昇、董晓丽、李翠果.《山西名老中医经验汇编》1992.2）

张刚治疗小儿腹泻，法度井然，处方严谨，临床口碑极佳。但因诊务繁忙，专题总结相对滞后。1992年出版的《山西名老中医经验汇编》中所涉内容是较早的学术总结，虽然文字质朴、简洁，但却有极高的临床参考价值。文中介绍的三号腹泻效灵汤、二号腹泻效灵汤、藿香乌梅汤、姜梅四君子汤、四号腹泻效灵汤，也的确是临床上应用频率较高的小儿腹泻验方。

张刚治疗小儿腹泻的经验

腹泻是小儿常见病、多发病，四季皆可发生，尤以夏秋季节多见。我所已故老中医张刚（1907-1988）治疗本病有极其丰富的经验。张老认为，小儿腹泻有四个特点：一是发病率高。年龄越小，发病率越高。年龄越小，脾胃功能越弱，若喂养不当，调护失宜，便会损伤脾胃引起腹泻。二是季节性强。以夏秋暑湿季节发病最多。《黄帝内经》有"湿多成五泄""湿胜则濡泄"之说。《医宗金鉴》也指出："外伤暑气，故泻时暴注下迫"。三是饮食不节者多。《黄帝内经》云："饮食自倍，肠胃乃伤"。小儿脾常不足，若饮食喂养不当，肥甘厚味过度，以致损伤脾胃运化功能，乳食不化而成泻。故在治疗的同时，合理喂养至关重要。四是发病容易，变化迅速，应时时注意气液的存亡。小儿为稚阴稚阳之体，如果腹泻得不到及时治疗，或治疗不法，就会耗伤气液，"暴泻伤阴，久泻伤阳"，容易引起其他病证。轻者转成慢惊风、慢脾风、五疳等证，重者可导致气脱液竭，危及生命。因此，治疗本病必须结合其特点，时刻注意顾护患儿气液，避免病情加重。现将张老治疗小儿腹泻的主要经验简介如下。

一、清热利湿法

清热利湿法适用于证属热胜于湿的湿热泄泻。症见：泻下水样便，色深黄褐而臭秽，伴发热烦渴，小便短赤，唇红而干，舌红苔少或苔黄而干，指纹红紫，脉滑数。常用药：葛根、黄芩、黄连、甘草、山药、乌梅、焦山楂、滑石、竹叶。伴恶心呕吐者，加茯苓、制半夏、生姜、竹茹止呕降逆；伴腹痛者，加白芍和中缓急止痛；伴睡卧不安者，加蝉衣镇惊安神；伴高热者，加羚羊角，热胜动风者，再加钩藤、蝉衣平肝熄风。

病例

李某某，女，7个月，腹泻2天。大便水样，8~9次/日。发热，体温38℃，口干唇红，小便短赤，舌红苔薄黄，指纹红紫。证属热胜于湿之湿热泄泻。治以清热利湿，和中止泻。处方：葛根3克、黄芩3克、黄连1克、甘草2克、焦山楂3克、山药6克、乌梅3克、藿香3克、滑石3克、竹叶2克。每日1剂，水煎服，每日3次。另加羚羊粉0.3克，每次冲服0.1克。服药2剂，热退泻止。

按：上方是在仲景葛根芩连汤基础上，结合小儿生理、病理特点加味而成，用于治疗小儿湿热泄泻屡试屡验。方中葛根清热解肌，表解则里和；

芩、连燥湿，坚肠止利，并有清热解毒之功；乌梅、山药、甘草和中益胃，健脾止泻，并能酸甘化阴，以止烦渴；焦山楂消食化滞；藿香芳香化湿；滑石、竹叶清利湿热。

二、芳香化湿法

芳香化湿法适用于证属湿胜于热的湿热泄泻。症见：泻下稀溏，淡黄不臭，口不渴，倦怠，纳差，尿少，舌苔白腻，指纹淡紫，脉濡缓。常用药：藿香、苍术、陈皮、茯苓、猪苓、泽泻、山药。伴恶心呕吐者，加制半夏、生姜降逆止呕；伴胸痞脘满者，加白蔻仁、佩兰叶芳香祛湿，宽胸利膈。

病例

王某，男，3岁。腹泻1周。曾服庆大霉素、藿香正气丸等治疗，稍见好转，但泻仍未止，4~5次/日，肢体倦怠，脘腹胀满，不思饮食，小便不利，舌苔厚腻，指纹淡，脉濡。证属湿胜于热之泄泻。治以芳香化浊，健脾利湿。处方：藿香5克、苍术5克、陈皮5克、茯苓8克、猪苓5克、泽泻5克、山药8克、薏苡仁8克、白蔻仁3克、竹叶3克。2剂，水煎服。药后泻减，日行3次，小便通利，食欲增加，余症均见好转。原方加川厚朴3克，继服2剂后泻止。

按：上方以《丹溪心法》胃苓汤加减化裁，旨在芳香化浊，燥湿健脾，并配伍利水渗湿之药，标本兼顾，祛湿以止泻。

三、消食化滞法

消食化滞法适用于伤乳食之泻。症见：腹痛腹胀，痛则欲泻，泻后痛减，泻下粪便臭如败卵，不思乳食，嗳腐酸臭，舌苔黄垢，指纹紫滞，脉滑实。常用药：藿香、苍术、陈皮、焦山楂、槟榔、枳壳。腹痛甚者，加乌梅、黄连、川椒和中止痛；伴恶心呕吐者，加制半夏、茯苓、生姜、竹茹降逆止呕。

病例

齐某，女，2.5 岁。腹泻 2 天，4~5 次/日，粪便酸臭，脘腹胀满而痛，泻后痛减，食少纳呆，舌红苔厚，指纹紫滞。证属乳食积滞，消化不良。治以消食化滞，和中止泻。处方：藿香 5 克、苍术 5 克、陈皮 5 克、乌梅 5 克、川椒 2 克、黄连 2 克、焦山楂 6 克、槟榔 3 克、枳壳 3 克、竹叶 3 克。水煎服，2 剂尽而愈。

按：小儿腹泻由乳食不节，喂养不当，肠胃阻滞，清浊不分，并走大肠所致者，治当消食化滞，和中止泻。方中藿香、苍术、陈皮芳香化浊，和中健胃；乌梅、川椒调中理脾，健胃止痛；川椒配黄连寒热并用，辛开苦降，调整肠胃升降功能；枳壳宽肠理气，消除胀满；焦山楂、槟榔消食导滞。诸药合用，共奏健脾胃、消食积之功。

四、健脾益胃法

健脾益胃法适用于脾虚泄泻。症见：泻下稀溏，乳食不化，便色淡白，食后作泻，面色萎黄，神疲倦怠，舌淡苔白，指纹淡红，脉缓而弱。常用药：党参、焦白术、茯苓、山药、乌梅、莲子肉。若久泻致脱肛者，加黄芪、升麻、枳壳补中益气，升阳举陷。

病例

郭某某，男，1 岁。腹泻 2 个月，反复不愈。4~5 次/日，食后即泻，粪便中夹有大量奶瓣及未消化食物残渣。面色萎黄，肢体消瘦，倦怠乏力，舌淡苔白，指纹淡红。证属脾虚泄泻。治以健脾益胃，和中止泻。处方：党参 3 克、焦白术 3 克、茯苓 5 克、乌梅 3 克、山药 6 克、莲子肉 3 克、薏苡仁 3 克、甘草 3 克。水煎服。服药 2 剂，大便次数减少，日行 2~3 次。原方继服 4 剂而泻止，食欲正常，精神好转，嘱其家长加强调护。随访 1 个月，未再复发。

按：《医宗金鉴》指出，"脾虚泻者，多因脾不健运，故每逢食后作泻。"治需着重健脾，以四君、山药健脾益胃，乌梅、莲子肉涩肠止泻。

五、温中止泻法

温中止泻法适用于脾胃虚寒之泻。症见：溏泻日久，或泻下清水，乳食不化，面色无华，手足不温，畏寒喜暖，舌淡苔白，指纹淡，脉弱。常用药：乌梅、干姜、党参、焦白术、山药、茯苓、炙甘草。若久泻滑脱不禁，加煨诃子、罂粟壳少许，以温中健脾，固涩止泻；若久泻致脱肛者，加黄芪、升麻补中益气，升阳举陷。

病例

米某，男，2岁。腹泻月余，经治无效。4~5次/日，每次大便如下清水，米谷不化，近3天发现脱肛，手扶方可回纳。面色不华，手足不温，舌淡苔白，指纹淡红。证属脾胃虚寒，中气下陷。治以健脾益气，温中止泻，升阳举陷。处方：黄芪5克、党参5克、焦白术3克、山药8克、茯苓5克、乌梅3克、炙甘草3克、干姜2克、枳壳3克、升麻2克。2剂，水煎服。药后大便次数减少，日行2~3次，粪便较前转稠，手足转温。效不更方，继服原方3剂，泻止，亦未再脱肛。上方减干姜、升麻，加莲子肉5克、焦山楂5克，嘱服3剂，以巩固疗效。

按：《幼幼集成》指出，"如脾泄已久，大肠不禁者，宜涩之；元气下陷者，升提之。"中焦脾胃虚寒，久泻不止，中气下陷，故致脱肛。治当温中补虚，升提中气，收敛止泻。方中黄芪、升麻升阳举陷；党参、焦白术、炙甘草、茯苓健脾益气；干姜温中散寒；乌梅、山药收敛固脱。全方共奏健脾温中，固脱止泻之功。

六、消补兼施法

消补兼施法适用于虚实夹杂之泻。症见：大便稀溏，粪便夹奶瓣及未消化食物残渣。不思乳食，脘腹胀满，面色不华，肢体消瘦，舌淡红苔白或舌红苔白，指纹淡滞。常用药：藿香、苍术、陈皮、乌梅、黄连、川椒、焦山楂、槟榔、党参、山药、干姜、甘草。伴呕吐者，加茯苓、半夏、生姜；伴腹痛者，加白芍。

病例

张某某，男，4个月。腹泻3个月，生后1个月即患腹泻，时作时止。曾服"胖得生""胃酶"等治疗，未愈。现症：大便稀溏，5~6次/日，便中夹有大量奶瓣，脘腹胀满，不思乳食，肢体消瘦，面色不华，舌淡红，苔白，指纹淡而滞。证属脾虚夹滞。治当消补兼施，调理脾胃。处方：藿香3克、苍术3克、陈皮2克、乌梅3克、川椒1克、黄连1克、焦山楂3克、党参3克、山药6克、干姜1克、甘草2克。2剂，水煎服。药尽泻减，大便日行3次，精神好转，食纳增加，腹胀减轻。原方继服4剂，泻止。随访2个月，未再复发。

按： 消补兼施、寒热并用是张老治疗小儿腹泻的常用治法。善用乌梅、焦山楂、黄连、甘草，以酸甘焦苦之品作为治泻主药也是其独到之处。乌梅配甘草酸甘化阴，有补水缓中固脱之功；焦山楂和中健胃，消乳积有奇效；黄连为苦寒健胃剂，并能除肠胃湿热，配川椒、干姜寒热并用，辛开苦降，调整脾胃升降功能；党参、山药、甘草相伍，健脾益气，温中止泻；藿香、苍术、陈皮开胃化滞。全方寓消于补，消补兼施，祛邪而不伤正。

81

张刚治疗小儿腹泻，强调小儿腹泻的四个特点：发病率高、季节性强、饮食不节者多，以及发病容易，变化迅速，应时时注意气液的存亡。在治法方面主要有清热利湿法、芳香化湿法、消食化滞法、健脾益胃法、温中止泻法、消补兼施法六法。

乌梅的功效及在儿科临床应用

乌梅乃梅未成熟之果实青梅经熏制而成。闽浙川滇盛产，立夏前后采摘。果大肉厚味酸者良，瘦小者劣。首载《本经》，列为中品。

歌曰：乌梅无毒，味酸性平。入肝脏而调肝阴，走脾经而滋脾液。和胃安蛔，杀虫止痛，诸药之中，乌梅首功。滑泻久痢，方中必用，收湿固脱，止利佳品。望梅而止渴，孺妇皆知，酸甘而化阴，古有名训。生津液而止口渴，除烦热而解暑气。骨蒸潮热，低烧盗汗，用之立效，滋阴退热，敛汗除蒸，医家公认。善敛肺气而虚嗽可止，收敛止血而大有奇功。咯血吐血，鼻衄齿血，尿血便血，紫斑崩中，诸血证治，乌梅为君，内伤重用分外感莫施，不可轻视分临证变通。

前贤对乌梅的功效论述颇详，李时珍在《本草纲目》中指出：乌梅主"敛肺涩肠，止久嗽泻痢，蛔厥吐利"。《神农本草经》说：乌梅能"除热烦满"。《名医别录》云："止下利、口干"。我所儿科名老中医张刚主任，多年来广泛应用乌梅治疗儿科常见病证，得心应手，有独到的体会，以善用乌梅著称。结合前人及张老经验，简要谈谈乌梅在临床治疗儿科疾病中的应用。

一、调肝理脾，安蛔止痛是乌梅的重要功效之一

乌梅味酸直入肝经，有疏肝作用。肝喜条达而恶郁结，疏则通畅，郁则不扬。肝气条达，则疏理脾土，使脾的运化功能正常。虫得酸则安，故乌梅为治蛔首药。古人这方面的经验很多，张仲景用乌梅丸治蛔厥呕吐；沈金鳌用乌梅散治腹痛；钱乙在消积圆中亦用乌梅治积痛；理中安蛔治吐蛔用乌梅，清中安蛔汤用乌梅，安虫饮中也用乌梅治蛔虫动，口吐清涎等等。这些经验均被后世医家所公认。张老在总结前人经验的基础上，结合小儿的特点，在自拟的杀虫健脾汤、藿香乌梅汤中重用乌梅，治疗脾虚消化不良、虫痛、厌食等，都取得满意效果。如患儿李昌明，男，11岁，经

常腹痛，伴头疼，面黄肌瘦，不思饮食，服杀虫健脾汤 10 余剂而痊愈。王宏恩之女，11 岁，右下腹痛 2 月余，曾怀疑肠结核。用"雷米封"等治疗，无明显效果。经介绍来诊，服藿香乌梅汤加减，1 剂痛减，2 剂痛止。患儿郭长骞，男，4 岁，患胃脘痛，服藿香乌梅汤 2 剂而止痛。吴丽华，女，12 岁，经常腹痛，伴头晕，给服藿香乌梅汤加味，2 剂药后痛止，头晕减轻。患儿邸蓉，上腹部及脐周痛三四个月，服杀虫健脾汤 4 剂，便了不少蛲虫，腹痛痊愈。

二、乌梅能涩肠止泻，是治疗小儿腹泻的佳品

经曰："脾病者，虚则腹满，肠鸣，飧泄，食不化。"脾虚运化失调，不能腐熟水谷而并趋大肠而下，泻久则滑脱不禁。治当健脾止泻，涩肠固脱。古人用乌梅治利的方剂很多，如《证治准绳》固肠丸中用乌梅治久痢滑泻；《肘后方》治腹泻单用乌梅 20 个；沈金鳌在万金散内用乌梅治水泻下利久不瘥；《经验方》治水泻不止用乌梅配粟壳、大枣等等，不胜枚举。张老治疗小儿腹泻，方方重用乌梅，如经验方四号腹泻效灵汤、二号腹泻效灵汤、姜梅四君汤、四二各半汤等，在治疗各种类型小儿腹泻中，屡验屡效。如患儿刘为，男，5 个月，因肠胃不和腹泻 10 余日，日行 7~8 次，服二号腹泻效灵汤 1 剂泻止，随访一个半月未复发。葛某某，男，7 岁，患腹泻 20 余日，日行 5~6 次，服四号腹泻效灵汤 4 剂痊愈。患儿梁建华，男，10 个月，出生后 1 个月开始腹泻，反复不愈，日行 10 余次，甚时多达 20 余次，服四号腹泻效灵汤 2 剂泻止，日大便 1 次。吴煜飞，男，10 个月，上吐下泻 3 日，日泻 10 余次，服四号腹泻效灵汤 2 剂痊愈。郭小军，男，1 岁，从出生后一直腹泻不止，日大便 5~6 次，服四号腹泻效灵汤 2 剂泻止。

三、乌梅的酸甘化阴，生津止渴，清暑益气作用，人所共知

炎夏酷暑，喝些乌梅汤来生津止渴，以解暑气，已成生活必备之品。市售传统成药梅苏丸也是夏季解暑良药。《名医别录》对乌梅止"口干"早

有记载；叶天士在《临证指南》酸甘化阴法中无一不用乌梅为伍；沈金鳌玉泉丸中用乌梅治疗虚热消渴证早被医界所推崇；沈氏黄连散中用乌梅治小儿"痢渴烦热，吃水不足"；梅肉丸亦用乌梅治小儿"诸疳烦渴不休"。这些足以说明乌梅生津止渴的功效是非常卓著的。临床上，我们凡遇口渴唇焦、多饮等津液受损之证，均重用乌梅于方中，效果较好。如患儿陈某，由于久病阴伤，口干欲饮，给服加味增液汤重用乌梅至30克后渴止。冯艳卿患糖尿病，多饮，治疗时乌梅也用至30克。治某尿崩证口渴引饮的患儿，乌梅亦用至30克。

四、乌梅收敛止血的作用应值得重视

从临床观察得知，乌梅有较强的止血效果。无论小儿吐血、衄血或肌肤出血，方中重用乌梅可提高止血的疗效。肝主藏血，脾主统血，肝脾不调是出血的主要因素。"阳络伤则血外溢，阴络伤则血内溢。"小儿"肝常有余，脾常不足"，"阴常不足"，阴虚则内热，热盛则扰血络，致肝不能藏血，脾不能统血，血液不循常道而溢于脉络之外，上则出现吐血、咯血、衄血，下则尿血、便血，甚则肌肤出血。乌梅味酸，酸能敛之；乌梅收敛止血的作用前贤已有明训。叶天士《临证指南》有用炒乌梅甘酸固涩法治疗蔡某便血案，有酸苦法用乌梅治郑某便血案。陈飞霞用乌梅烧灰存性治小儿尿血法。济生乌梅丸治便血。《寿世保元》槐角丸也用乌梅统治肠风下血。万全小阿胶散中重用乌梅治肺虚嗽血。我们在临床上将乌梅广泛应用于血证门中，效验出人所料。如患儿郭某，男，12岁，患右肺中叶支气管扩张咳嗽唾血，日久不愈，治以润肺化痰止血，方中重用乌梅至30克，4剂药后血止，至今已三年半未再复发。又如患儿王某，女，11岁，患便血半年之久，每于便后出血，处方中重用乌梅24克，药尽2剂血即止。又一患儿刘亚楠，女，8个月，患原发性血小板减少症，大便如柏油样，潜血（+++），血小板$3.6 \times 10^4/mm^3$，经服张老自拟紫斑汤，乌梅用至9克，2剂药后血止，查潜血（－）。患儿贾某，男，4岁，经常流鼻血，化验血小板仅$4.2 \times 10^4/mm^3$，方中重用乌梅15克，服药2剂血止，服5剂后，血小板增至$16.7 \times 10^4/mm^3$。又如患儿姚某，女，14岁，患功能失调性子宫出血，20余日经血不去，方以乌梅为君治之，服6剂药痊愈。

五、乌梅滋阴退热，敛肺止咳，敛汗止汗的作用不可忽视

《神农本草经》明确指出，乌梅能"除热烦满"。名方秦艽鳖甲汤歌诀亦云："当归知母乌梅合，止嗽除蒸敛汗高"。可见乌梅对于阴虚内热的低热盗汗、骨蒸劳热、五心烦烧等有独特的滋阴退热作用。对于肺虚咳嗽，乌梅敛肺止咳的功效也是如神。《宣明方》百劳丸用乌梅配粟壳治久咳虚咳；万全治肺虚嗽血的小阿胶散中重用乌梅；神应散也用乌梅治"一切虚嗽"。《局方》人参清肺汤中用乌梅治咳嗽喘急及劳嗽；观音救苦散中用乌梅说到"治嗽如神"。总之，古人治虚热、虚咳用乌梅的例子很多。我们临床常用乌梅治疗小儿阴虚发热，肺虚咳喘，获效甚多。如张老经验方调脾清热汤以乌梅为主，治疗低热不退，脾肺虚热所致迁延性肺炎咳喘、肺结核等证均获良效。如患儿杨某，男，7岁，阴虚发热、低烧盗汗4个月，伴面黄肌瘦、不思饮食，久治不愈，经服调脾清热汤4剂烧退。重机医院一住院病儿，患迁延性肺炎2月余，我们以培土生金法治之，给调脾清热汤加润肺化痰药，服药8剂，啰音消失，肺炎痊愈。患儿郝某，发烧9个月，肝脾肿大，全身散在出血点，曾住某医院治疗，发热不退，经张老会诊，服调脾清热汤加减，4剂而烧退，调理1个月而安。以上方中均重用乌梅。

综上所述，乌梅确是良药，除广泛用于儿科外，亦常用于内、妇、外各科中。张老大夫谓："小儿虚证勿忘用乌梅、山药，实证勿忘用槟榔、大黄"。诚是他几十年临证经验的总结，值得提倡。

（戴高昇.《中医药学习资料》第 13 集.1985.3；
又见中华全国中医学会山西分会 1987 年学术年会论文.1987.12.1）

张刚喜用乌梅，经常说："小儿虚证勿忘用乌梅、山药"。张刚用乌梅主要体现在调肝理脾，安蛔止痛；涩肠止泻；生津止渴，清暑益气；收敛止血；滋阴退

热，敛肺止咳，敛汗止汗等方面。如杀虫健脾汤、藿香乌梅汤、调脾清热汤、四号腹泻效灵汤、二号腹泻效灵汤、姜梅四君汤、四二各半汤等方皆重用乌梅。治疗尿崩证口渴引饮、小儿吐血衄血或肌肤出血时必用乌梅。

张刚运用白茅根的临床再思考

张刚先生在儿科临床上喜用白茅根一药，积累了很多的实用案例。多年来，受张刚先生的影响，在传承张刚老师应用白茅根经验的基础上，我也有一些新的体会。随着相关病案的累积，临床体会的加深，对于该药的临床再思考已在脑海中逐步成形。借助此书出版的机会，将其笔之于书与同道分享，想来此文亦有益于张刚先生学术思想的传承与创新。

40年前的一则病案给我留下了深刻的印象。这则验案首诊于笔者，复诊于张刚先生。在这则病案中，张刚先生应用了白茅根一药。

一、从一则验案谈起

40年前的一个夏天，某患儿来诊，女性，两岁半。主要症状是高热，体温39℃~40℃，伴呕吐，食入即吐，无鼻塞、流涕、咽痛，舌质红，苔略厚，大便干。笔者处方开了张刚先生的验方凉膈增液汤（略有加减，原方记不太清了）。服药1剂，大便通畅，余症无明显改善。遂求诊于张刚先生，先生问过病情，看过舌，把过脉后，随手开了处方1剂。并淡淡地说"药多熬上一点儿，多喂几次，服完再说"。按照张刚先生的嘱咐，患儿服药半剂后症状大减，服药1剂诸症皆愈。处方如下：

连翘8克	黄芩6克	山栀6克	玄参8克
地骨皮6克	焦山楂6克	黄连3克	山药10克

竹茹 3 克　　　　白茅根 10 克　　板蓝根 8 克　　藿香 3 克

大黄 3 克

1 剂，水煎服。

张刚先生处方一则（方中用白茅根）

　　张刚先生这张方子与之前笔者开的方子同为凉膈增液汤，不同的是，张刚先生去掉了两三味药（具体药物记不太清了），又增加了山药、白茅根、藿香三味药。

　　此外，在剂量上也做了调整，事后，我就该案，尤其是这张处方进行了反复思考，细心体会其中意味，对张刚先生使用白茅根有了新的认识。此外，山药的护脾；竹茹的清热止呕；大便虽已通畅，但若证未变、热未退，仍可继续服用大黄的用药经验，也给我留下了深刻的印象，在我的学术思想形成过程中起到了非常重要的作用。

　　白茅根一药至为轻灵，无大黄、槟榔推墙倒壁、立竿见影之功，无附子、龙胆大寒大热、力挽狂澜之效，可谓平淡无奇之药，世人每以其微而忽之，但张刚先生把它用得出神入化。费伯雄氏在《医醇賸义》一书序言中曾言：

"天下无神奇之法，只有平淡之法，平淡之极，乃为神奇。"① 此之谓也。

白茅根是一味常用药，历代医家均有所讨论。欲想全面了解该药的药性、气味、走注关键之特点，需要对白茅根的各家学说有所了解。

二、古人论说白茅根

白茅根的最早记载见于《神农本草经》。

《神农本草经》记载："茅根味甘寒，主劳伤虚羸，补中益气。除瘀血、血闭、寒热，利小便。"② 此后，历代本草对白茅根均多有记述且有发挥。

《名医别录》记载："茅根无毒。主下五淋，除客热在肠胃，止渴，坚筋，治妇人崩中。久服利人。"③

《本草纲目》记载："白茅根甘，能除伏热，利小便，故能止诸血、哕逆、喘急、消渴，治黄疸水肿，乃良物也。"④

《本草经疏》记载："劳伤虚羸必内热，（茅根）甘能补脾，甘则虽寒而不犯胃，甘寒能除内热，故主劳伤虚羸。益脾所以补中，除热所以益气。甘能益血，血热则瘀，瘀则闭，闭则寒热作矣。"⑤

笔者认为，《本草经疏》中的这段论述，实际上是对《神农本草经》茅根主劳虚羸、补中益气的进一步注解。言外之意，茅根治疗劳伤、虚羸，能补中益气，非参、芪之类，而是通过除内热而复中气。

《药性通考》记载："茅根用之以治吐血症最神。凡心肝火旺，逼血上行则吐血，肺火盛则衄血。茅根甘和血，寒凉血，引火下降，故治之。"⑥

《本草正义》记载："白茅根，寒而味甚甘，能清血分之热而不伤于燥，又不黏腻，故凉血而不虑其积瘀，以主吐衄呕血。泄火降逆，其效甚捷，

① 清·费伯雄. 医醇賸义［M］. 太原：山西科学技术出版社，2019：1.

② 清·孙星衍，孙冯翼辑. 神农本草经［M］. 太原：山西科学技术出版社，2018：92.

③ 梁·陶弘景撰；尚志钧辑校；尚元胜，尚元藕，黄自冲整理. 名医别录（辑校本）［M］. 北京：中国中医药出版社，2013：117-118.

④ 明·李时珍编撰，刘衡如、刘山永校注. 新校注《本草纲目》［M］. 北京：华夏出版社，2013：565.

⑤ 明·缪希雍撰. 中医典籍丛刊·神农本草经疏［M］. 北京：中医古籍出版社，2017：294.

⑥ 清·太医院手著，吴昌国校注，周仲瑛、于文明主编. 中医古籍珍本集成·药性通考［M］. 长沙：湖南科学技术出版社，2014：488-489.

故又主胃为火哕逆呕吐、肺热气逆喘满。"①

《医学衷中参西录》记载："白茅根甘凉之性，既能清外感余热，又能滋胃中津液。至内有余热，外转觉凉者，其性又善宣通郁热使达于外也。"②

需要强调的是，历代诸医家中，张锡纯先生临证最善于用白茅根，单味使用称白茅根汤，可治疗水肿癃闭。除用单方外，以白茅根为主药组成的方剂有二仙饮（白茅根、鲜藕片），煮汁，常常饮之可治虚劳证，痰中带血。二仙饮配小蓟根，即三仙饮，可治虚劳证有虚热者。白茅根配鸡内金、白术名为鸡胵茅根汤，可治疗水臌、气臌。此外，清代大医徐大椿在其《洄溪医案》中的肠红案，也是用白茅根的典范。其案略曰：

"淮安程春谷，素有肠红证，一日更衣，忽下血斗余，晕倒不知人，急灌以人参一两，附子五钱而苏。遂日服人参五钱，附子三钱，而杂以他药，参附偶间断，则手足如冰，语言无力，医者亦守而不变，仅能支持，急棹来招，至则自述其全赖参附以得生之故。诊其六脉，极洪大而时伏，面赤有油光，舌红而不润，目不交睫者旬余矣。余曰：病可立愈，但我方君不可视也。春谷曰：我以命托君，止求效耳，方何必视。余用茅草根四两作汤，兼清凉平淡之药数品，与参附正相反。诸戚友俱骇，春谷弟风衣，明理见道之士也，谓其诸郎曰：尔父千里招徐君，信之至，徐君慨然力保无虞，任之至，安得有误耶。服一剂，是夕稍得寝，二剂手足温，三剂起坐不眩，然后示之以方，春谷骇叹，诸人请申其说。余曰：血脱扶阳，乃一时急救之法，脱血乃亡阴也。阳气既复，即当补阴。而更益其阳，则阴血愈亏，更有阳亢之病。其四肢冷者，《内经》所谓热深厥亦深也。不得卧者，《内经》所谓阳胜则不得入于阴，阴虚故目不瞑也。白茅根交春透发，能引阳气达于四肢，又能养血清火，用之使平日所服参附之力，皆达于外，自能手足温而卧矣。于是始相折服。凡治血脱证俱同此。雄按：论治既明，而茅根功用，尤为发人所未发。"③

由此可见，古人对白茅根的功效、主治的认识，以及临床应用范围，远远超过了现行《中药学》所载的白茅根"凉血止血，清热利尿，清肺胃

———————
① 张山雷. 本草正义［M］. 太原：山西科学技术出版社，2013：64-66.
② 张锡纯著，河北省卫生工作者协会审订. 医学衷中参西录·第一册［M］. 石家庄：河北人民出版社，1957：78.
③ 清·徐大椿著，谢利恒审订、陆渊雷校阅，徐衡之、姚若琴主编. 洄溪医案［M］. 上海：上海三民图书公司，1934：47-48.

"热"的三大功效范畴。至于古人所讲的白茅根能补中气、化瘀血、坚筋骨，治痈、疽、疖毒，以及诸毒、诸疮，解酒毒等诸多功效，都有待于我们在临床实践中去体会、去验证、去发掘，力求做到物尽其用。

三、张刚运用白茅根

张刚是山西著名的中医儿科学家，先生深谙中药，精于辨证，用药虽轻，却能起沉疴、疗痼疾，常于平淡之中见神奇。二十世纪七八十年代已誉满三晋，人称"山西小儿王""儿科圣手"。

先生一生总结有效验良方六十余首，其中有白茅根者近十首。即便有些验方在组方中虽无白茅根，但是在加减用药过程中，白茅根也是常用药之一。笔者着意选择张刚先生八首具有代表性，且在组方上含有白茅根的经验方进行重点介绍。希望通过对这八首验方的重温与学习，进一步了解张刚先生应用白茅根的初始意图、配伍规律，以助于先生学术思想的传承与创新。

（一）张刚运用白茅根方

1. 调脾清热汤

组成：沙参、生山药、黄芪、乌梅、山萸肉、石斛、胡黄连、地骨皮、白茅根、焦山楂、竹叶、甘草。

功效：健脾益气，养阴清热。

主治：低热不退，面色萎黄，自汗盗汗。舌质淡红，无苔或少苔。

加减：肺结核、肺门淋巴结核，加麦冬、橘络、川贝、天竺黄；尿床、尿频，加桑螵蛸、益智仁、菟丝子；关节痛，加丝瓜络、王不留行、通草、忍冬藤。

张刚验案

胡某，男，7岁半。初诊日期：1985年11月26日。

代诉：午后低烧2月余，体温37.2℃~37.6℃，原计划在北京某医院施行"脊柱侧弯纠正手术"。住院一个半月因发烧不能手术，经多种化验、检查均未见异常，曾用多种西药控制低烧，均未见效，故返太原，前来就诊。

现症：低烧，食少纳呆，面色苍白，形体消瘦，精神尚可，二便正常，舌红，苔白。

证属脾肾两虚，阴虚内热。治以调补脾肾，滋阴退热。方用调脾清热汤加减。

白茅根 12 克	乌梅 15 克	山药 20 克	沙参 12 克
甘草 5 克	黄连 3 克	焦山楂 10 克	石斛 8 克
山萸肉 10 克	黄芪 12 克	杜仲 6 克	厚朴 6 克
骨碎补 5 克	地骨皮 8 克	佛手 6 克	

4 剂，水煎服，每日 1 剂。

12 月 14 日复诊：服药 4 剂，半个月来有 2 天体温不正常，余均正常。上方加元参 10 克，4 剂水煎服，每日 1 剂。

12 月 19 日复诊：服药 4 剂，体温正常，停药观察。

随访至今，未再发烧。患者于 1986 年 3 月做手术。

按：调脾清热汤是张刚先生针对小儿脾气不足、脾阴虚而设的一首经验方。临证应用只要药证相合，常有桴鼓之效。方中白茅根一药多功，甘能补中益气（《神农本草经》），寒能除内热（《本草经疏》），还能滋胃中津液（《医学衷中参西录》），《本草纲目》称"白茅根良物也"。

2. 大补血汤

组成：黄芪、当归、白芍、乌梅、山药、沙参、东参、甘草、枣仁、龙眼肉、山萸肉、阿胶、大枣、补骨脂、胡桃肉、焦山楂、白茅根、小蓟、茯苓。

张刚先生曾有明示，此方是变相归脾汤，具有补心益脾，养血安神的功效。主治重度贫血，再生障碍性贫血。

按：方中白茅根甘寒生津润燥，与小蓟相伍能凉血止血，属于未病先防。

3. 关节炎汤

组成：忍冬藤、丝瓜络、通草、王不留、白茅根、茵陈、茯苓皮、梅术、黄柏、山药、薏米、竹叶、灯心。

功效：清热利湿，通经活络。

主治：风湿性关节炎，四肢疼，肩疼。

加减：上肢疼，加桑枝；下肢疼，加牛膝、木瓜、秦艽；腹痛，加乌梅、胡黄连、川椒。

按：关节炎汤是张刚先生针对关节炎而设的一首经验方，属于辨病用药。以方测证，应以湿热为主要病机。白茅根性味甘寒，有较强的清热利湿的功效，使湿热从小便而化。

4. 风湿热汤

组成：沙参、麦冬、山药、乌梅、川椒、胡黄连、石斛、甘草、薏苡仁、白茅根、忍冬藤、丝瓜络、通草、王不留、竹叶、灯心。

功效：养阴清热，利湿通络。

主治：风湿热，风湿性心脏病，心肌炎。

按：方中白茅根既能生津养阴，又能利湿通络。

5. 小儿麻痹方

组成：白茅根、忍冬藤、丝瓜络、王不留、通草、茵陈、茯苓皮、白术、黄柏、钩藤、芦根、滑石、木通、川牛膝、竹叶、灯心。

功效：清热，利湿，通络。

主治：小儿麻痹，风湿性关节炎，多发性神经炎，格林 - 巴利综合征［规范名词为吉兰 - 巴雷综合征（Guillain-Barre syndrome，GBS）］。

按：小儿麻痹症又称脊髓灰质炎，是由脊髓灰质炎病毒引起的一种传染病，致残率较高。由于疫苗的广泛使用，20 世纪 70 年代以后发病率明显降低，该病多发于夏季，病因为风、热、暑、湿，属于温病的范畴。小儿麻痹方主要是针对小儿麻痹后期出现肢体痿软、肌肉萎缩畸形而设的一首方剂。白茅根"可除客热在肠胃，止渴，坚筋。"（《名医别录》）"坚筋"的提出是一个极具想象空间的问题，坚筋的病机是什么？《本草经疏》谓："肝藏血而主筋，补血凉肝，则筋坚实矣。"

因此，张刚先生在小儿麻痹方中用白茅根可谓恰到好处。既能针对病机清热利湿，又能改善身体痿软、肌肉萎缩的症状，但是用药时间一定得是在疾病早期。根据张刚先生的从医年代推算，先生治疗小儿麻痹症应该是有着丰富的临床经验，否则不可能总结出专治小儿麻痹症的经验方。

6. 急性肾炎汤

组成：白茅根、小蓟、萹蓄、瞿麦、茯苓、猪苓、泽泻、木通、滑石、车前子、熟军、山药、银花、丝瓜络、通草、竹叶、灯心。

功效：清热利湿。

主治：急性肾炎。

加减：蛋白多，重用山药、茯苓，加草薢；红细胞多，重用白茅根、小蓟、熟军；白细胞多，重用银花、滑石；管型多，重用木通、丝瓜络；浮肿甚，加冬瓜皮、香薷（冬季则可用麻黄）；舌苔厚白腻，加杏仁、蔻仁、苡仁；血尿不消，加熟军（清宁丸）。

张刚验案

郭某某，男，9岁。初诊日期：1984年7月16日。

素日易感冒，扁桃体肥大。近日扁桃体红肿，全身起脓疮，伴感染，颜面浮肿，尿混浊不利，尿频量少。化验小便：尿蛋白（＋），红细胞（＋＋），白细胞（＋＋），管型（＋）。食欲不振，精神可，大便2日1次，舌红，苔白，脉滑。脉证合参，证属湿热蕴郁，治宜清热利湿，方用急性肾炎汤加减。

白茅根 15 克	小蓟 12 克	萹蓄 8 克	瞿麦 6 克
车前子 12 克（另包）	滑石 10 克	木通 2 克	竹叶 3 克
金银花 15 克	通草 5 克	茯苓 10 克	猪苓 6 克
泽泻 5 克	山药 15 克	薏米 15 克	

3剂，水煎服，每日1剂。

7月20日复诊：服药后症状同前，舌红，苔薄，脉细数。原方加重茯苓用量至15克，加藿香6克。3剂，水煎服，每日1剂。

7月25日复诊：药后尿清，尿量多，纳增，精神佳，大便不干，每日1次，苔黄厚，脉细数。今查尿，各项正常。原方加焦山楂6克，去萹蓄、瞿麦。3剂，水煎服。每日1剂。

8月4日复诊：患儿无不适，食欲、二便均正常，查尿，各项指标均为阴性。7月25日方加山萸肉8克。3剂，水煎服，以善后。

按：急性肾炎汤为张刚先生治疗急性肾炎之经验方，应用此方要注意两点：一是非风水期；二是木通问题。白茅根位于处方之首，且剂量较大（15克），为方中君药。白茅根在方中既可清热利湿消肿，又能凉血止血治疗血尿。张刚先生明示，血尿重者，重用白茅根、小蓟、熟大黄，并反复强调血尿不消加熟大黄（清宁丸）。用白茅根利湿消肿治疗血尿较为普遍，但使用熟大黄治疗顽固性血尿，尤其是二十世纪七八十年代却并非普遍。

现代药理研究显示，大黄有促凝血的作用，还能降低血管通透性，改善血管脆性，从而起到较好的止血作用。张刚先生在二十世纪七一年代能提出用大黄治疗顽固性血尿是否受到药理学的影响不可而知，但是使用大黄治疗血尿却有过人之处。大黄后括号里另标"清宁丸"，应为"清宁片"的笔误。因为清宁片是由单味大黄熬制，加入黄酒、蜂蜜加工而成的片剂，可代替熟大黄，而清宁丸则是一个复方，功效较多。

7. 慢性肾炎汤

组成：黄芪、党参、山药、茯苓、薏米、王不留、丝瓜络、白茅根、小蓟、忍冬藤、通草、车前子、丹参、山萸肉、竹叶、灯心。

功效：健脾利湿，清热凉血。

主治：小儿慢性肾炎，急性肾炎恢复期，肾病综合征。

加减：蛋白尿持续（++~+++），其他微量，脐周疼痛，加乌梅、川椒；出汗多，尿少，次数多，重用山药，加益智仁、桑螵蛸、菟丝子。另外，吃红小豆面条，用冬瓜熬汤吃菜，或者熬煮山药、薏米、红小豆稀饭食用。

按：慢性肾炎病程较长，从证候上讲，多属于正虚邪实。慢性肾炎汤重在扶正祛邪，方中白茅根清热利湿，凉血止血，其特点是利湿不伤阴，凉血不伤正。

8. 紫斑汤

组成：乌梅、山药、沙参、黄芪、当归、白芍、白茅根、小蓟、黄芩炭、栀子炭、阿胶、山萸肉、甘草、焦山楂。

功效：益气养阴，凉血止血。

主治：过敏性紫癜，血小板减少性紫癜，牙龈出血，鼻衄不止等多种出血证。

加减：出血甚者，加鹿角胶；急性出血，加犀角；后期，加人参、黄芪；大便干，消化好，才可用当归。

按：紫斑汤的形成有着特定的历史背景。二十世纪六七十年代物质匮乏，营养缺乏，小儿体质以虚为多见，所以紫斑汤在治法上重益气、养血、滋阴，佐以凉血止血。方中白茅根"寒凉而味甚甘，能清血分之热而不伤于燥，又不黏腻，故凉血而不虑其积瘀，以主吐衄呕血。"(《本草正义》)。[1]

现代中药学将白茅根列入止血剂，认为白茅根性味甘寒，直入血分，功善凉血止血，为治血热妄行诸血证之常用药。但也有医家认为"吐衄有因于寒，有因于虚者，非所宜也。"(《本草征要》)。[2]

客观地讲，白茅根的止血功能历代本草均有记述，如何做好证候的选择关键在于配伍。张刚先生紫斑汤就是寒热互用之典范。

通过对张刚先生 8 个验方的重温学习，对先生应用白茅根的经验有了一个较为清晰的轮廓，归纳起来主要体现在以下几个方面：

第一，养阴清热以退虚热，配伍用药选胡黄连、地骨皮。

第二，清热利湿，通络，祛风湿，疗关节，强筋骨，配伍用药选忍冬藤、丝瓜络。

第三，利湿消肿治肾炎，配伍用药选茯苓皮、猪苓、车前子、木通、滑石。

第四，凉血止血治疗诸血证，配伍用药选小蓟。但是，如果是血尿，镜检示红细胞为主，可配熟大黄、乌梅；以大便下血为主，可配地榆、槐米；以咳血为主，可配黄芩；以衄血（肌衄、齿衄、鼻衄）为主，可配黄芩炭、栀子炭；出血严重，可加用犀角（现用水牛角代替），如证候偏于虚寒，可配鹿角胶。应当说，张刚先生治疗小儿诸血证，最能体现其灵活应用白茅根的方式、方法，我们对此以案例的方式略作回顾。

（二）张刚治疗血证案

1. 小儿咯血案

张刚验案

郭某，男，12 岁。初诊日期：1981 年 4 月 24 日。

咳嗽日久，痰中带血，吐痰色黄带血，咳出血色鲜红。曾由西医诊断为右肺中叶支气管扩张。面色㿠白，身体消瘦，食欲欠佳，精神欠佳，大

---

[1] 张山雷. 本草正义［M］. 太原：山西科学技术出版社，2013：64-66.
[2] 明·李中梓. 医宗必读·本草征要［M］. 北京：中国中医药出版社，2020：98.

便干，舌红，苔薄白，脉细数。证属阴虚肺热，热伤血络。治以养阴清肺，凉血止血。

桑皮 10 克	地骨皮 10 克	天竺黄 6 克	白茅根 24 克
小蓟 15 克	乌梅 24 克	山药 30 克	甘草 6 克
沙参 15 克	焦山楂 10 克	橘络 6 克	藏青果 6 克
麦冬 12 克	元参 10 克	黄芩 10 克	

2 剂，水煎服。每日 1 剂。

4 月 27 日复诊：服药后咳嗽减轻，未见咯血，吐痰减少，食纳尚可，大便 2~3 天 1 次，偏干，小便量多色黄，舌淡红，苔薄，脉细数。上方加槟榔 8 克、大黄 6 克、竹叶 6 克。3 剂，水煎服，每日 1 剂。

4 月 30 日复诊：昨天下午又咯血 1 次，血量不多，余症同前。上方去槟榔、大黄、竹叶，加板蓝根 12 克、山萸肉 12 克。3 剂，水煎服，每日 1 剂。

5 月 4 日复诊：服药后未见咯血，现喉中自觉有痰，咳之不出，咽之不下，盗汗自汗，食欲尚可，大便成形，不干，2~3 天 1 次，小便量多，舌红苔白，继服 4 月 30 日方 2 剂。

5 月 6 日复诊：前天咳血少量，食欲不振，盗汗，咽微红，颈部淋巴结肿，大便不干，日 2 次，舌红苔白，脉细数。

桑皮 8 克	杏仁 6 克	地骨皮 8 克	天竺黄 6 克
白茅根 12 克	小蓟 15 克	乌梅 30 克	山药 30 克
甘草 6 克	沙参 15 克	橘络 6 克	麦冬 12 克
元参 10 克	黄芩 10 克	川贝母 6 克	生地炭 10 克
阿胶 6 克（烊化）			

2 剂，水煎服，每日 1 剂。

5 月 9 日复诊：服药后好转，继服 5 月 6 日方。另加三七粉 3 克，分 2 次冲服。

2. 小儿便血案

张刚验案

王某某，女，11 岁。初诊日期：1975 年 2 月 20 日。

代诉：患儿大便下血半年之久，屡治不愈。曾经外科检查未见异常。每次大便后均出血，无明显不适。面色萎黄，身体消瘦，精神倦怠，二便自调，舌红苔少，脉象细数无力。便后见血，当属远血。脉证合参，属脾虚内热，热伤血脉所致。治宜健脾益气养血，佐以清热凉血止血之品。

地榆 6 克	槐花 6 克	生地 6 克	当归 6 克
乌梅 24 克	山药 15 克	沙参 12 克	胡黄连 6 克
石斛 9 克	甘草 3 克	地骨皮 6 克	白茅根 12 克
小蓟 12 克	焦山楂 9 克		

2 剂，水煎服，每日 1 剂。

2 月 24 日复诊：服药 2 剂后，大便下血已止，余症亦改善。效不更方，原方继进 2 剂，并嘱加服六味地黄丸合参苓白术散健脾养阴，以善其后。

按：《灵枢·百病始生篇》曰："阴络伤则血内溢，血内溢则后血。"脾属太阴而主统血，肝属厥阴而藏血，邪结阴经，不得阳气的统摄运行，久必伤及阴络而血从内溢，故出现大便下血。本案由于阴虚内热，伤及血脉。脾主统血，脾虚则统摄无权，必致血液溢于脉道之外，由大肠而下；肝为风木之脏，主藏血，风动血不得藏，故便血不止。因此，治当健脾调肝，益气养血，滋阴清热，凉血止血。方中用山药、沙参、石斛、甘草、焦山楂健脾益气，以复统摄血液之权；以乌梅、甘草之酸甘化阴、调肝理脾而收敛止血；阴虚则火旺，用胡黄连、地骨皮以清虚热；当归、生地滋阴养血；地榆、槐花、白茅根、小蓟凉血止血。全方标本兼治，使血液正常行于脉道，便血即可自愈。

以上所讲的是笔者对张刚先生应用白茅根的理解，由于年代久远、资料有限，挂一漏万在所难免。需要说明的是，本文所举四则张刚先生应用白茅根验案皆选自戴高昇、董晓丽编著的《儿科名老中医王中三、张刚临床经验集》① 一书。即便结合古人的经验加以参研，笔者认为要将白茅根的用法真正落实到临床上，至少还有以下若干问题需要加以注意并讨论。

① 戴高昇，董晓丽. 儿科名老中医·王中三、张刚临床经验集［M］. 太原：山西科学技术出版社，2015：94-94、98-101.

四、白茅根应用的讨论

1. 白茅根生用还是炭用

治疗血证，中医习惯于中药炭用，认为烧灰可以存性，代表方剂如十灰散（大蓟、小蓟、茜草、栀子、牡丹皮、棕榈、侧柏叶、白茅根、大黄、荷叶）。但是用白茅根止血，张刚先生从未提及烧炭问题，因为烧炭后的白茅根生津润燥的作用将不复存在，故以生用为好。

2. 白茅根鲜用疗效最佳

历代医家中，最善用白茅根者当属张锡纯。其在《医学衷中参西录》中记载的相关案例不在少数。在用法，主张鲜用，并有独到的煎煮服用方法："用鲜茅根一斤，去净皮与节间小根细切。将茅根用水四大碗，煮一沸，移其锅置炉旁，候十数分钟，视其茅根若不沉水底，再煮一沸，移其锅置炉旁，须臾视其根皆沉成水底。其汤即成。去渣，温服多半杯，日服五六次，夜服两三次，使药力相继。周十二时，小便自利。"①

3. 应用白茅根的剂量问题

白茅根性味甘寒无毒，一般剂量为 15~30 克，鲜品 30~60 克（均为成人剂量）。张刚先生用白茅根的常用剂量为 12~24 克。

白茅根一药，在多数临床家眼中或者以为习见而不加仔细体会，或者以为轻灵而视若可有可无，但通过张刚先生使用白茅根的经验温习，我们可以看到即使是这样一味常见的、轻灵的药物，张刚先生用得纯熟，竟然也可在高热、血证、肾炎、紫斑、关节炎等顽疾的治疗上有所施展，所谓物尽其用。三国·嵇康《养生论》一文曾说："夫为稼于汤之世，偏有一溉之功者，虽终归燋烂，必一溉者后枯。然则一溉之益，固不可诬也。"即使微不足道的一溉之益，用到关键处亦能使禾苗而后枯，用在儿科则亦足拯夭厄于水火。

（宋明锁）

---

① 清·张锡纯著，河北省卫生工作者协会审订. 医学衷中参西录·第一册［M］. 石家庄：河北人民出版社，1957：77.

白茅根平淡轻灵，张刚应用此药却能起沉疴，疗痼疾，真可谓平淡之中见神奇。如调脾清热汤中用白茅根养阴清热，退虚火；大补血汤中用白茅根生津，润燥，疗贫血；关节炎汤中用白茅根祛湿，清热，止疼痛；风湿热汤中用白茅根生津，利湿，通经络；小儿麻痹方中用白茅根除客热，止渴，坚筋；急性肾炎汤、慢性肾炎汤、紫斑汤中用白茅根清热消肿，治血症。

调理脾胃法在儿科临床中的应用

——张刚老中医经验介绍

吾师张刚老大夫，自幼习医，尤善儿科，从事中医儿科业已五十余年，积累了丰富的临床专科经验，是晋阳一带具有崇高威望的老中医，他医术精湛，待人热情，虽已年近八旬，仍然坚持门诊，就诊者络绎不绝……

现将张老应用"调理脾胃法"的经验，结合个人心得整理如下：

"调理脾胃法"，张师又称"酸甘焦苦"法，即是取乌梅、甘草之酸甘化阴，调脾健胃而养阴；以焦楂、川连之焦消苦燥，燥湿清热而导滞。

张老认为，小儿具有"脾常不足"的病理特点，凡乳食不节或感受外邪，皆可使脾胃功能失调而出现停食、停痰、聚湿、生虫，甚或疳积、血瘀等证；又因其具有"稚阴稚阳"的特点，诸邪易于化火伤阴，故治以酸甘焦苦，养阴清热，消补兼施，俾脾升胃降而邪去正安。

此法适用于各种疾病出现虚实互见、寒热错杂之证，但必须辨其虚实之轻重、寒热之多寡而灵活加减。

病例一 腹泻

郭某，男，1岁。自生后一直大便溏泻，日五六次，色黄绿，味酸臭，夹有奶瓣，兼见面黄肌瘦，腹胀纳呆，汗出较多，舌暗淡，苔白腻，纹淡滞，脉沉缓。证属脾虚食积而致腹泻。治宜调理脾胃，消补兼施。方药：四号腹泻效灵汤（乌梅10克、甘草6克、焦楂10克、川连2克、党参6克、山药10克、陈皮6克、槟榔8克、藿香6克、竹叶3克）。上方加减3剂而愈。

按："四号腹泻效灵汤"乃张老临床一常用验方，适用于脾胃失调，虚实夹杂之"完谷泻"。本例患儿素体脾虚，加之后天失养，乳食积滞，属"虚中夹实"之证，故以酸甘焦苦之味加党参、山药、藿香增强其健脾止泻之功，更加陈皮、槟榔、竹叶行气导滞，使其补而不滞。诸药相合，则脾胃和，食积消而泻自止。

病例二 痢疾

任某某，男，3岁。下痢脓血1周，某院诊断为"急性菌痢"，予"痢特灵"等西药，效果不佳，现下痢日七八行，色红白相兼，味腥臭异常，肛门红赤，小便短黄，烦热渴饮，表情痛苦，舌红苔黄，纹紫脉数。证属热重于湿之下痢，治宜清热解毒，利湿导滞。方药：二号腹泻效灵汤（葛根6克、黄芩5克、川连3克、甘草3克、乌梅9克、焦楂9克、山药9克、白芍6克、藿香6克、滑石6克、竹叶3克）。上方加减4剂而愈。

按："二号腹泻效灵汤"主要适用于湿热下痢，热毒较重之证。本证因饮食不洁，积滞肠胃，聚湿蕴热，损伤气血，遂下痢赤白。方以酸甘焦苦之味合葛根芩连汤以清热利湿、祛邪止痢为主，加滑石、竹叶助芩、连之清利湿热，使其从小便渗下；加白芍、山药助乌梅、甘草化阴和中，佐以藿香芳香化浊。诸药相伍，湿热去，脾胃和，气血畅而痢自愈。

病例三 肺炎

王某某，男，3岁。发热、咳喘二旬，时轻时重，住某职工医院诊为"病毒性肺炎"，治疗数日无效。现咳声无力，气短喘促，咯痰不多，偶见血丝，低热不退，午后较重，手足心热，面色灰白，形体日瘦，纳呆便溏，舌红苔少，脉浮数无力。证属肺炎后期之正虚邪恋，治宜调脾养阴，退热除蒸。方药：调脾清热汤（乌梅12克、甘草5克、焦楂6克、胡黄连6克、地骨皮8克、茅根12克、竹叶3克、生黄芪6克、沙参12克、石斛6克、山药8克、山萸6克）。上方服两剂后诸症消失，继服5剂巩固疗效。

按：本方意在培补"后天之本"，凡脾胃虚弱而发热不退者，即可加减施之。本例患儿余热未清，气阴两伤而虚热复炽，故咳喘难已。因病热缠绵，正虚邪恋，故方用乌梅、甘草、焦楂、胡黄连配山药、山萸、石斛、沙参调脾养阴为主；地骨皮合胡黄连退虚热；白茅根配淡竹叶清余热；黄芪健脾益气，固表止汗。诸药相合，脾胃健，阴液复，肺金保而咳喘、低热诸症遂消。

病例四　慢惊风

张某某，男，半岁。生后4天即出现抽风，时作时止，注射"葡萄糖酸钙"仍不能控制，近2日加重，每日抽搐七八次，发则目吊、唇撮、手握、项强，面色苍白，山根发青。兼睡卧露睛，无热盗汗，吮乳差，大便溏，舌红苔白，纹淡紫。证属土衰木旺之抽搐，治宜培土抑木。方药：参芪惊风汤（党参4.5克、生黄芪6克、山药6克、云苓3克、乌梅4.5克、甘草2.5克、焦楂4.5克、川连1.2克、钩藤1.5克、僵蚕1.5克、蝉衣1.5克、薄荷1.5克、麦冬3克、灯心0.6克）。

配服祛风保婴丹1包（每服1/2包，约0.6克）。上方加减4剂如平，未再复发。

按：参芪惊风汤以酸甘焦苦之味加党参、黄芪、山药、云苓健脾益气为主，钩藤、僵蚕、蝉衣、薄荷抑肝熄风为辅，加麦冬、灯心清心安神，配保婴丹镇惊定搐。标本兼顾，则病速向愈。

病例五　紫癜

王某某，男，10岁。近1个月来，面部瘀斑、瘀点，时隐时现，西医诊为"血小板减少性紫癜"（血小板$7.5 \times 10^4/\text{mm}^3$），伴有鼻衄，形体削瘦，头晕乏力，不思饮食，胃脘隐痛，唇舌淡红，脉虚无力。证属气不摄血之发斑，治宜益气摄血、化斑。方药：紫斑汤（乌梅15克、甘草6克、焦楂10克、黄芩炭6克、黄芪10克、当归6克、白芍10克、栀子炭6克、山药 15 克、山萸 10 克、小蓟 15 克、白茅根 24 克、沙参 12 克）。上方服 2 剂后瘀斑消退，连服 10 剂，诸症消失，血小板升至 $13 \times 10^4/mm^3$。

按：本例既有体瘦、纳差、头晕、乏力、舌淡、脉虚等气血不足之征，又有皮肤瘀斑、鼻衄不止等瘀血动血之象。故方以乌梅、甘草、焦楂、芩炭、黄芪健脾调胃、益气摄血为要，当归、白芍、山萸、沙参养血调营而行瘀，芩炭、栀炭、茅根、小蓟凉血散血而止血。诸药相合，脾胃和，气得充，新血生而瘀血去。

以上说明张刚老大夫临床善用"调理脾胃法"，在其他诸如黄疸性肝炎、急慢性肾炎、风湿热、佝偻病、小儿营养不良、贫血、肺结核、百日咳、肠虫症，以及皮肤病等的治疗中，亦每每加用"酸甘焦苦"之味，我们观察确有"如鼓应桴"之效。

有关张老之临床经验远不止此，今举一隅，以供同道参考。

（怀仁中医院儿科王志润.《山西中医》1985.3）

张刚先生"调理脾胃法"又称"酸甘焦苦"法，即是取其乌梅、甘草之酸甘化阴，调脾健胃而养阴；以焦楂、川连之焦消苦燥，燥湿清热而导滞。因小儿生理、病理的特点，各种疾病出现虚实互见、寒热错杂之证时，治以酸甘焦苦，养阴清热，消补兼施，俾脾升胃降而邪去正安。张刚先生治疗腹泻、痢疾、肺炎、慢惊风、紫癜等疾病时善用此法，每有"如鼓应桴"之效。

张刚调理脾胃法儿科临床应用述略

吾师张刚大夫医术精湛，医德高尚，精于儿科，从事中医儿科 50 余载，被誉为"儿科圣手"。他创立一套调理脾胃的理论与方法，至今一直指导着儿科的临床实践，笔者结合个人心得进行了整理，介绍如下。

一、脾胃理论

小儿脾胃发育尚未完善，脾常不足，而小儿其性不知节制，每遇美食即暴饮暴食，脾胃不能运化，乃为积滞，积滞化热，易与外邪相互呼应，故小儿病初用药多合荡涤胃肠之品，具体为临床上每见阳明腑实征象，舌苔白厚腻或黄腻者，无论有无发热下利，均必用大黄、槟榔，大黄气味重浊，既可疗气秘，又可缓泻而通便，二药相合，为消食积气滞，腹胀便秘佳药。小儿疾病中后期，胃中积热耗伤脾阴，或吐泻无度，脾气大伤，每每出现低热不退，面黄肌瘦，自汗盗汗，食欲不佳，消化不良，毛发稀疏无泽，舌红或淡红，无苔或少苔，凡见此类征象，可用大量乌梅、山药滋补脾阴。乌梅调肝理脾，效果最好，山药补肺脾肾，益气养阴，二药相伍，为补脾阴之优选。

二、典型病例

病例一　急惊风

包某，1 岁，1985 年 5 月 15 日初诊。

头痛、咳嗽 1 个月，未经正规治疗。今日午后感寒，出现发热、呕吐。下午 5 时许骤然抽搐，急收入门诊。经西医灌肠治疗，效果不佳，乃请中医会诊。诊时见患儿神识昏迷，抽搐频作，喉中痰声漉漉，颜面皮肤触之灼热。诊断为急惊风。治宜清热解毒熄风。方用自拟柴芩惊风汤。药用：柴胡、黄芩、僵蚕、钩藤、龙胆草、麦冬、珍珠母各 6 克，竹叶、薄荷各 3 克，云苓 9 克，黄连、槟榔各 5 克，羚羊角（冲服）0.2g。每日 1 剂，水煎服，并伍祛风保婴丹口服。服药 2 剂，热退惊止，善后清气分余热，调脾胃而愈。

病例二 肺炎咳嗽

朱某，男，11 个月，1983 年 3 月 5 日初诊。

患儿因发热、咳嗽、气急 2 日，在某医院检查，胸透示右上肺片状阴影，肺纹理增粗，化验白细胞 $13 \times 10^9/L$，中性粒细胞 0.84。诊时见小儿面赤，咳嗽，气息甚粗，喉中痰鸣，查体温 39.4℃，伴食滞纳呆，大便干结，舌红，苔白，指纹紫滞，透过气关。诊断为支气管肺炎。辨病属肺炎咳嗽，辨证为痰热闭肺，疏方自拟肺炎汤。药用：桑白皮、前胡、陈皮、大黄各 6 克，炒杏仁、甘草、竹叶各 3 克，黄芩、连翘、焦山楂各 9 克，芦根、苏子、槟榔各 5 克，羚羊角（冲服）0.2g。每日 1 剂，水煎服。服药 3 剂，痰化热解，食欲转佳，惟尚有咳嗽，上方去羚羊角，再服 3 剂，诸症皆平。

病例三 过敏性紫癜

徐某，男，9 岁，1987 年 3 月 17 日初诊。

1 个月前曾患感冒，自服"四环素""安乃静"症状减轻。2 日后，双下肢出现鲜红斑点，经某医院诊断为过敏性紫癜，药用"强的松""青霉素"等治疗后症状缓解。后患者自行停药，症状随之加重，请中医治疗。诊见小腿深红色斑点，踝关节周围尤剧，对称分布，压不褪色，大小不一，舌红，苔薄白，脉弦细。辨病属过敏性紫癜，辨证为阴虚火旺，血热妄行，方用自拟紫斑汤。药用：乌梅 24 克，山药 30 克，辽沙参、阿胶（烊）各 12 克，当归、白芍各 9 克，白茅根 15 克，小蓟 10 克，黄芩炭、甘草各 6 克，黄连 3g。每日 1 剂，水煎服，嘱少运动，清淡饮食。3 剂后，双下肢斑点减少，继服 10 剂，斑点退，病情渐瘥。

病例四 痢疾

徐某，男，5 岁，1981 年 6 月 10 日初诊。

发热腹痛，下利赤白 2 日，伴里急后重，精神烦躁，舌红，苔少，脉数。辨病属痢疾，辨证为湿热并重，疏方自拟一号腹泻效灵汤。药用：葛根、白芍各6克，黄芩4克，黄连、滑石、藿香各4.5克，焦楂、乌梅、山药各9克，竹叶3克，灯心草0.5克，枳壳5g。每日1剂，水煎服。2剂后，热退痛止，下利减为每日三四次，未见脓血，再进3剂而愈。

三、体会

小儿具有"脾常不足"的病理特点，凡乳食不洁或感受外邪均可使脾胃功能失调而出现乳食停滞，化热之征，而内邪又极易与外邪呼应，使外邪留恋，故治疗小儿急病之初在祛邪基础上往往兼以攻里积清内热。病久或体虚小儿病，外邪入里化热耗伤正气或正气不足，而阴液最易受损，当兼补益脾阴。然各种疾病发展过程中，实与虚的界限并不十分明显，常为虚实互见，寒热错杂之证，需根据临床实际灵活应用。张刚老中医调理脾胃理论指出了小儿疾病发展与脾胃的关系，并提出用药方法与准则。医之用药，犹如将之用兵，兵在精而不在广，用兵之妙，全在于布阵调遣，用药亦然。处方用药，务使药物精当，方能收到较好的治疗效果。大黄虽猛，不可畏，灯心、竹叶虽轻，不嫌少，尤其在关键时刻，用药时更需审慎果断。处方的配伍也很重要，小儿"稚阴稚阳"最忌用大苦、大寒、大辛、大燥以及峻补之剂，用药贵在平稳，如乌梅、山药等平和无毒之品，为调脾养阴之药。另外张刚老师在辨舌上有其特点，认为儿科有"哑科"之称，其所患疾苦不能诉，哭闹无常，脉形先乱，故治小儿病难，诊断尤难，小儿切脉问诊，多不能和医生合作，故查舌辨证尤为重要。脏腑有病，必见于舌。脾胃有病在舌的表现更为明显，脾胃为后天之本，何况小儿"脾常不足"，脾胃病在儿科较为常见。脾胃湿热重者，往往终年有白厚苔，湿重者腻，热重者燥，脾胃阴虚者，舌红无苔或少苔，舌中心属胃，鸡心舌苔即是胃系阴虚，花剥苔也属脾胃虚消化不良，或有痞积表现。笔者应用张刚老大夫调理脾胃法治疗小儿急慢性肾炎、肾病综合征、紫癜性肾炎、婴儿肝炎综合征、过敏性哮喘、传染性单核细胞增多症、遗尿、多发性抽动秽语综合征等多种病症，受益匪浅。

（山西省儿童医院张薇、山西中医学院王兴龙.《山西中医》2006.12）

张刚先生调理脾胃理论指出小儿疾病发展与脾胃的关系，并提出用药方法与准则。小儿病初见阳明腑实征象，无论有无发热下利，均必用大黄、槟榔等荡涤胃肠之品；疾病中后期耗伤脾阴，脾气大伤，可用大量乌梅、山药滋补脾阴。此法可用在治疗急惊风、肺炎咳嗽、过敏性紫癜、痢疾等多种病证中。

张刚治疗小儿发热经验举隅

我省已故名老中医张刚主任医师，从医60余载，临床经验丰富，擅长治疗儿科病证，疗效显著。笔者曾随师学习临证10余年，现将老师治疗小儿发热的经验举例介绍如下。

一、外感夹滞型

商某，男，6岁，1982年6月8日初诊。

发热10余日，伴微恶风寒，咽红。曾用退热药、抗生素等药物治疗，发热持续不退，体温波动在38℃~39℃，求张老诊治。刻诊：高热不退，体温39℃，面红唇赤，脘腹胀满，不思饮食，大便秘结，舌质红，苔黄厚，脉滑数有力。诊断为外感发热，证属风热外感，胃肠夹滞。治宜辛凉解表，消食导滞，方用加味柴胡汤。药用：柴胡5克、黄芩6克、连翘9克、芦根9克、银花9克、陈皮6克、苏子6克、枳壳6克、蝉衣5克、槟榔5克、大黄3克、焦楂6克、竹叶3g。水煎服，每日1剂。2剂后便通热退，余症迎刃而解。

按： 小儿为"纯阳之体"，表现为"阳常有余，阴常不足"，感邪之后，易从热化；又由于小儿脾常不足，乳食不能自节，复感外邪侵扰，往往影响脾胃的运化功能而致乳食停滞不化，留于胃肠，阻滞中焦而形成外感夹滞之证。方中柴胡、黄芩解肌退热；连翘、银花、芦根、蝉衣、竹叶疏风清热解表；陈皮、枳壳、苏子理气健脾和胃；槟榔、大黄、焦楂消食导滞。此型发热在临床上最为多见。张老指出，现在多为独生子女，生活水平提高，临床上以实证多、虚证少，热证多、寒证少，所以治疗时不能单用清热退热之品，更要用槟榔、枳壳、大黄之属，清除胃肠积滞，使实去热除，此即为釜底抽薪之意。

二、内热壅盛型

范某，男，3岁，1982年7月15日初诊。

发热1周，体温在38℃~39.5℃波动，伴面赤唇红，口渴喜饮，口鼻干燥，曾用退热药，注射"青霉素""安痛定"等，热仍不退。刻诊：发热，体温39℃，扁桃体肿大，大便干结，小便短赤，舌质红，苔薄黄，脉数有力，指纹紫。诊断为乳蛾，证属内热壅盛。治宜清热泻火，养阴增液，方用凉膈增液汤。药用：连翘9克、黄芩6克、栀子6克、银花9克、芦根9克、蝉衣6克、元参9克、麦冬9克、生地6克、大黄3克、焦楂6克、竹叶3g。水煎服，每日1剂。服药2剂后热退，扁桃体肿大好转，继服上药加板蓝根10克、薄荷6克，2剂病愈。

按：表邪不解，入里化热，而邪热每易鸱张，使津液受灼，形成内热壅盛、津液受损之证。方中连翘、银花、黄芩、栀子清热解毒利咽；芦根、蝉衣、竹叶疏风清热；大黄、焦楂消食导滞；元参、麦冬、生地养阴增液。高热持续不退可加羚羊角粉0.6克，另煎频服，以防高热惊厥。张老在治疗发热病证中非常注重舌质、舌苔的变化，其变化作为遣方用药上的重要依据。清热不忘顾护津液，故用增液汤养阴增液，并用大黄急下存阴，但要中病即止，不可过量。用药一般选用轻清平和之品，禁用或慎用大苦大寒燥热之品，既能治病，又不伤小儿脾胃。

三、阴虚内热型

郝某某，女，14岁，1982年8月10日初诊。

发热2月余，体温在38℃~39℃波动，伴盗汗，手足心热，两颧潮红，口干不欲饮水。在某医院住院治疗，发热原因不明，曾用大量的抗生素、激素等药物治疗，效不明显。刻诊：发热，体温38.2℃，以午后尤甚，精神倦怠，食欲不振，大便干燥，小便黄，舌质红，苔少，脉细数。中医诊断为内伤发热，证属阴虚内热。治宜调脾滋阴退热，方用调脾清热汤。药用：辽沙参12克、乌梅10克、山药12克、焦楂9克、甘草9克、胡黄连9克、地骨皮12克、白茅根15克、石斛10克、元参15克、麦冬15克、竹叶3g。水煎服，每日1剂。4剂后，发热较前减轻，体温在37℃~38℃，继用上方加生地15克、陈皮10克，再服3剂后热退，精神食欲均好转。3个月后随访，患儿健康。

按：多种原因均可导致机体阴液亏损，如久病、久泻等，阴虚则阳亢，内热遂生。方中用辽沙参、元参、麦冬、石斛滋阴清热；胡黄连、地骨皮、白茅根清热凉血，退虚热；乌梅、甘草酸甘化阴；山药、焦楂健脾和胃。张老认为此型的阴虚主要体现为脾阴虚，脾常不足，治疗时须顾护小儿的脾阴，加用沙参、麦冬、石斛、山药之属。凡热病后期，阴液不足之证均可用此方进行调理。

张老辨证治疗小儿发热，在临床上取得了非常满意的疗效，强调治疗中必须抓住各型的辨证要点，谨守病机，知常达变，注重舌质、舌苔之变化，辨明病邪之性质，病位之所在，以及正邪之盛衰，津液之是否耗损等情况，随证施治，方能取效。

（李国华.《山西中医》2001.10）

张刚辨证治疗小儿外感夹滞型、内热壅盛型、阴虚内热型发热，强调治疗中必须抓住各型的辨证要点，谨守病机，知常达变。注重舌质、舌苔之变化，辨明病邪之性质，病位之所在。衡量正邪盛衰之比例，津液耗损之程度。圆机活法，随证施治，方能取效。

张刚治疗小儿肺炎的经验

小儿肺炎是儿科常见的疾病，临床以发热咳嗽、呼吸急促、喘憋鼻煽为主要症状，一年四季均可发病，尤以冬春季多见。我所已故名老中医张刚（1907–1988）在治疗小儿肺炎方面有着极其丰富的经验，他指出，小儿肺炎有三个特点：一是发病率高，年龄越小，发病率越高；二是发病急，传变快，感邪之后容易由表入里，由轻转重，由卫气转入营血，甚或邪热炽盛，逆传心包，危及生命；三是本病的发生以感受风邪为主，无论风寒、风热，由口鼻而入，侵入肺经，肺被邪束，闭而不宣，郁而化热，热灼津液，炼液成痰，肺为痰阻，宣降无权，发为咳喘，为其基本病机。他认为，治疗本病的关键，在初期、中期是宣肺涤痰，后期气阴耗伤，应益气生津，滋养肺阴以助肺气的恢复。笔者有幸拜师张老学徒，从师学习近10年，目睹其治疗小儿肺炎的卓越疗效。现将张老治疗小儿肺炎的经验简介如下。

一、宣肺清热，止咳定喘法

本法适用于内有郁热，外感风邪型小儿肺炎，症见发热喘嗽，喉间痰鸣，食滞纳呆，大便干燥，小便短赤，舌红苔白，纹紫浮露，脉浮数者。药用麻黄、杏仁、生石膏、桑皮、前胡、黄芩、连翘、芦根、陈皮、苏子、枳壳、槟榔、大黄、竹叶。若痰多，加瓜蒌、川贝；伴高热，加羚羊粉。

病例

岳某，女，6岁，1984年11月2日初诊。

患儿 3 天前开始咳嗽、咯痰，未予治疗。昨日突然发热，体温 38.9℃，伴频咳，呼吸气粗，痰鸣声重，精神欠佳，纳呆，大便干燥，2 日未行。查体：舌红苔白，脉浮数，咽部充血，双肺呼吸音粗，右肺可闻及少许干鸣音及中小水泡音。西医诊断：支气管肺炎。中医辨证：内有郁热，外感风邪。治宜宣肺清热，止咳平喘。处方：炙麻黄、甘草、大黄各 3 克，生石膏 15 克，杏仁、枳壳、苏子、槟榔各 8 克，桑皮、前胡、黄芩、连翘、芦根各 10 克，陈皮 6 克，川贝 5g。2 剂，每日 1 剂，水煎，分 3 次服。另加羚羊角粉 0.6 克，每次冲服 0.3g。

二诊：服药 2 剂，热退咳减，精神好转，大便日行 2 次，稀便，舌红苔白，脉数，听诊肺部啰音减少。上方减麻黄、石膏、大黄，加茯苓、天竺黄各 8g。3 剂，每日 1 剂，水煎，分 3 次服。药尽咳止，肺炎痊愈。

按： 本患儿是由于内有郁热，复感风邪，使肺气郁闭不宣引起的咳喘，故治疗以清热宣肺为关键。本方为张老拟定一号肺炎方。方中麻黄既可宣肺平喘，又可解表；石膏清肺热而平喘；桑皮、杏仁、前胡清肺止咳化痰；黄芩、连翘、芦根清热解毒以泻肺；陈皮、枳壳、苏子理气化痰；贝母化痰止咳；槟榔、大黄泻下通便，清除胃肠积滞，以达泻肺的目的。全方共奏清热解表、宣肺止咳、表里双解之功。

二、清泻肺胃，止咳化痰法

本法适用于肺胃郁热型小儿肺炎，症见发热，咳嗽痰喘，不思饮食，大便秘结，小便短赤，舌红苔白或黄，指纹紫滞，脉滑有力者。药用桑皮、杏仁、前胡、黄芩、连翘、芦根、陈皮、枳壳、苏子、槟榔、大黄、竹叶。若发热重，加羚羊角粉冲服；舌红苔少，减槟榔、陈皮，加元参、地骨皮。

病例

师某，女，2 岁，1986 年 1 月 13 日初诊。

患儿咳嗽、发热 4 天。儿童医院诊断为"支气管肺炎"，经用西药热退，但咳嗽不见缓解，夜间咳甚，伴吐白黏痰，喉间痰鸣喘促，不思饮食。大便干，2 日一次，小便正常。舌红苔白，纹紫滞。中医辨证：肺胃郁热。治宜清泻肺胃，止咳化痰。处方：桑皮、前胡、黄芩、槟榔、苏子各 6 克，连翘、芦根各 10 克，杏仁、陈皮、香橼各 5 克，天竺黄 4 克，川贝 3 克，大黄、竹叶各 2g。2 剂，每日 1 剂，水煎，分 3 次服。

二诊：服药 2 剂，夜间咳嗽明显减轻，喘促亦减，大便稀，日 2 次，舌红苔白，纹淡。上方减槟榔、大黄，加橘络、茯苓、焦楂各 6g。2 剂，服法同前。

三诊：药后偶咳，精神好，纳可，大便每日 1 次。舌淡红，苔白，纹淡，肺部啰音完全消失。二诊方加辽沙参 6 克、山药 8 克，减去连翘、天竺黄、前胡。服 2 剂以善后。

按： 本方是在一号肺炎方基础上减麻黄、石膏、甘草而成，称二号肺炎方。对于肠胃积滞，内蕴郁热引起的小儿肺炎、气管炎，以及肺炎恢复期较为适宜，尤其是春夏两季，是临床应用最多的方剂。

三、养阴润燥，清肺止咳法

本法适用于肺热肺燥型小儿肺炎，夏秋季多见，症见咳嗽，干咳无痰或少痰，咽干音哑，口渴喜饮，大便干，小便短赤，舌红苔少或黄而燥，指纹深红，脉数有力者。药用桑皮、地骨皮、藏青果、黄芩、连翘、芦根、元参、麦冬、胆南星、辽沙参、橘络、天竺黄等。

病例

杨某，女，4 岁，1985 年 6 月 9 日初诊。

患儿反复咳嗽 2 周。儿童医院诊断为支气管肺炎，经抗生素治疗效不佳，仍咳喘，夜间较甚，痰多不易咳出，口干唇红，大便干燥，2 日 1 次。舌红苔少剥脱，脉细数。中医辨证：阴虚肺燥。治宜养阴润燥，清肺止咳。处方：桑皮、元参、麦冬、黄芩各 8 克，地骨皮、连翘、芦根、橘络、瓜蒌各 10 克，天竺黄 6 克，川贝 4 克，胆南星 3g。2 剂，每日 1 剂，水煎，分 3 次服。

二诊：服上方后，偶咳，痰喘消失，大便每日 2 次，舌红，苔薄白。上方减胆南星、瓜蒌、连翘，加山药、辽沙参各 8g。予 2 剂善后。

按： 小儿在疾病过程中，由于"稚阴未长，稚阳未充"，易出现伤阴伤阳。本例为阴伤肺燥，肺失清润，方用泻白散泻肺中伏火；黄芩、连翘、芦根清肺热以止咳；辽沙参、麦冬、元参养阴清热，润肺止咳；瓜蒌、胆南星、天竺黄、川贝化痰止咳。全方共奏养阴润燥、清肺止咳之效。

四、健脾燥湿，祛痰平喘法

本法适用于脾虚痰湿阻滞肺经引起的肺炎喘嗽，症见咳嗽痰多，痰鸣漉漉，食少纳呆，面色萎黄，大便不干，苔白而腻，脉缓，纹滞者。药用陈皮、半夏、茯苓、焦楂、槟榔、苍术、莱菔子、生姜。咳甚者，加杏仁；大便稀，加山药。

病例

张某，男，6个月，1986年4月3日初诊。

患儿肺炎10余天，经抗生素治疗效不佳。现咳嗽痰鸣，喘促较重，纳差，精神尚可，面部有湿疹，盗汗，大便稀，每日2~3次。舌淡红，苔白，纹淡。中医辨证：脾虚痰湿阻滞。治宜健脾燥湿，祛痰平喘。处方：陈皮、苍术各4克，桑皮、茯苓、焦楂各5克，薏米、山药各6克，半夏3克，甘草、竹叶各2克，生姜2片。3剂，每日1剂，水煎，分3次服。

二诊：痰鸣喘促明显好转，偶咳，大便糊状，每日2次。舌淡苔白。肺部听诊明显好转。上方加川贝3克、橘络4克，减去薏米、山药。2剂药后肺炎痊愈。

按：本方是由二陈汤合平胃散加减而成，名为加减平陈汤。小儿时期脾胃薄弱，易为乳食、生冷、积热所伤，导致脾失健运，水谷不能化生精微，反而酿成痰浊，上贮于肺，痰浊阻滞，肺络失宣，清肃之令不行，而引起肺炎、气管炎。通过健脾燥湿以祛痰平喘，使肺气得宣，肺炎自愈。

五、培土生金，健脾清肺法

本法适于用脾虚肺热型小儿肺炎，症见咳嗽，气喘痰鸣，甚则胸憋咳喘，低热汗出，面色无华，纳呆食少，大便稀溏，舌淡红，苔白，脉细无力，纹淡者。药用桑皮、杏仁、前胡、黄芩、芦根、陈皮、焦楂、山药、甘草、薏米、茯苓、槟榔、生姜。痰多者，加川贝、橘络；伴发热，加柴胡、连翘；苔厚腻，加白蔻仁。

病例

周某，男，10个月，1986年11月24日初诊。

咳嗽伴气喘4天。痰鸣较重，食乳差，大便稀溏，每日3~4次。舌红苔白，纹淡。中医辨证：脾虚肺热。治宜培土生金，健脾清肺。处方：桑皮、前胡、黄芩、橘络各5克，芦根、山药各8克，焦楂、茯苓各6克，陈皮、天竺黄各4克，杏仁3克，甘草2克，生姜2片。2剂，每日1剂，水煎，分4次服。

二诊：咳减，痰少，仍泻下，日5~6次。舌淡红，苔白。上方减杏仁、芦根，加葛根、藿香各5g。服2剂咳止，大便糊状，日1~2次。

按： 本方是张老根据脾虚肺热型小儿肺炎，咳喘与腹泻同时出现的病理现象所拟，名为上咳下泻方。小儿时期脏腑娇嫩，形气未充，尤以脾、肺、肾三脏多虚。脾土与肺金是母子关系，脾之运化赖肺之宣发敷布，精微方能濡养全身；肺之主气赖于脾之运化精微，不断充养，脾胃健旺则肺卫自固。脾气虚，肺气亦虚，外邪乘虚而入，使肺失清肃而产生各种呼吸道疾病。本方在清肺止咳药中加入健脾之品，正是培土生金治法的很好体现。

（董晓丽.《光明中医》2006.5）

张刚先生在小儿肺炎特点基础上提出治疗本病的关键在初期、中期是宣肺涤痰，后期气阴耗伤，应益气生津，滋养肺阴以助肺气的恢复。张刚先生治肺炎有宣肺清热，止咳定喘法；清泻肺胃，止咳化痰法；养阴润燥，清肺止咳法；健脾燥湿，祛痰平喘法；培土生金，健脾清肺法等五法。

紫斑汤治疗小儿过敏性紫癜的体会

过敏性紫癜的发病主要是由于机体对某些物质发生变态反应，进而引起毛细血管壁的通透性和脆性增高导致出血。临床以皮肤紫癜，伴有腹痛、关节炎，以及肾脏损害为主要表现。西医主要应用激素、抗组胺药，以及对症处理等措施。虽可取得近期疗效，但易复发。中医文献中虽然没有出现过紫癜的病名，但对其临床表现在许多古籍书中早有描述。如《医宗金鉴》中形容"其状若葡萄，发于遍体，唯腿胫居多。"结合临床，紫癜病人常见的皮肤瘀斑、腹痛如绞、便血、呕血、尿血、关节肢体不能屈伸等症状来看，本病当属中医血症、发斑的范畴。从病因病机来看，大致分为血热、气虚两类。前者为感受外邪、热毒内盛、内传营血、灼伤脉络而致出血。后者由于先天不足，后天失调或其他疾病的影响导致脏腑功能失调，从而出现气不摄血、阴虚火旺、瘀血阻滞、血不归经而出血。临床一般多采用清热凉血或益气摄血法进行治疗。

已故名老中医张刚根据多年的临床经验，结合小儿生理、病理特点，认为小儿过敏性紫癜容易反复出血，常见虚实夹杂证，治疗本病单纯以清热凉血或益气摄血之法，难以达到预期的效果，应在清热凉血消癜的基础上，加健脾益气养阴之品，把二者有机的结合起来，才能收到较为满意的疗效。张老自拟紫斑汤，方中以白茅根、小蓟、黄连、栀子炭、生地炭、乌梅、山药、甘草、焦山楂、沙参清热凉血止血，健脾益气养阴，标本兼顾。多年来，我们运用此方治疗小儿过敏性紫癜，疗效明显。现举验案两则如下。

病例一

赵某，女，5岁，1995年11月18日初诊。

患儿40天前无明显诱因突然全身起皮疹，并伴有剧烈的腹痛。在当地医院诊断为"过敏性紫癜"，住院治疗效果不佳，后转入省某医院，经用"强的松""潘生丁""维生素C""青霉素"等药物治疗，腹痛止，皮疹消退而出院。近3日，双下肢又起皮疹，欲服中药，故来我院儿科就诊。现症：双下肢有较多的大小不等的淡红色皮疹，有的融合成片，压之不退，以膝关节以下为甚。无发热、腹痛及关节肿痛，面色不华，精神疲倦，大便干结，小便淡黄，舌红，苔薄白，脉数。查血常规、尿常规均正常。辨证属脾胃阴虚，血热妄行。治以健脾益气，养阴清热，凉血止血法。方用紫斑汤加减。

白茅根12克	小蓟10克	黄芩炭10克	生地炭10克
阿胶8克	白芍8克	山药10克	甘草3克
沙参10克	焦山楂8克	连翘15克	银花12克

3剂，水煎服，日1剂。

药后皮疹明显消退，但仍有新起，并伴口渴欲饮。继上方加石斛8克、山萸肉8克，3剂。药后皮疹全部消退，继予首诊方3剂以善后。随访半年，未再复发。

病例二

张某某，男，8岁，1994年12月1日初诊。

患儿20天前无明显诱因全身起皮疹，以四肢为甚，并伴有剧烈的腹痛，就诊于某医院，诊断为"过敏性紫癜"，予"强的松""潘生丁"等药物治疗1周后，皮疹消退而出院。前天曾食大量鲜橘，昨天又起皮疹，以下肢为甚，呈对称性分布，略高出皮肤，触之碍手，颜色深浅不一，压之不退色，大便干，小便黄，无腹痛，无关节痛，舌红苔白，脉细数，查血常规、尿常规均未见异常。辨证属脾虚内热，血热妄行。治宜健脾清热，凉血止血。方用紫斑汤加减。

白茅根12克	小蓟12克	黄芩炭12克	栀子炭6克
连翘15克	银花15克	山药10克	甘草3克
焦山楂8克	当归8克		

3剂，水煎服，日1剂。

3剂后，皮疹见消。上方加黄芪、沙参气阴双补，服5剂，皮疹全部消退，守方服十余剂以资巩固。随访半年，未再复发。

体会：过敏性紫癜是儿科常见的一种出血性疾病，应用中药治疗有较好的效果。张老根据小儿体属纯阳，阳常有余，阴常不足的特点，并结合前人经验治疗本病，在清热凉血止血的同时健脾益气养阴，标本兼治。所拟紫斑汤方中白茅根、小蓟凉血止血；黄芩、栀子炒炭入血分，以清血分之热；山药、甘草、焦山楂、黄连合用酸甘焦苦调理脾胃；沙参、白芍、阿胶、当归益气补血养阴。全方共奏清热凉血止血，健脾益气养阴之功。

（董晓丽.《山西中医》1997.4）

> 张刚结合小儿生理、病理特点，认为小儿过敏性紫癜容易反复出血，易见虚实夹杂证。针对这个证型，张刚自拟紫斑汤治疗，方由白茅根、小蓟、黄连、栀子炭、生地炭、乌梅、山药、甘草、焦山楂、沙参等药组成。全方标本兼顾，具有清热凉血止血，健脾益气养阴之功。

张刚儿科经验举隅

太原市中医研究所已故名老中医张刚主任医师，一生潜心研究儿科，勤于实践，经验丰富，疗效显著。笔者有幸随师学习，受益匪浅，今将张老的部分临床经验整理如下。

一、论诊法，倡简便实用

张老临证诊断注重四诊合参，由于小儿生理、病理的特点，在其生长发育及病情反应方面都有其特性，因此诊断中除问诊外，总结了一套简便实用的诊断方法。

1. 握手分表里

握手诊法在儿科四诊中占主要地位，临证每一患儿必验于手。握手诊法包括两部分，首先通过触诊分辨手的温度，一般来说，手心热主里热，手背热主表热；如手心、手背均热，提示内有蕴热，复感外邪；如手心热而手背不热，为内有蕴热而外无邪气；至于手背热而手心不热，临床极其少见，说明没有内热就很少引起外感。手足厥冷，为"阴阳之气不相顺接也"，必参验于额部及胸腹。如额部及胸腹灼热，为"热深厥深"之实热证；如额部及胸腹不热，为阳气衰微之阴寒证，此证危急，应积极抢救。

其次是诊察指纹或脉搏。一般3岁以下小儿重指纹诊察，诊指纹时先用左手握住小儿食指，右手指轻轻地从指尖推向指根数次，使指纹浮露，忌逆推。指纹诊察以"浮沉分表里，三关测轻重，寒热虚实看颜色"为纲，具体内容以《医宗金鉴》为准。张老指出，某些久泻患儿，指纹长达命关以上，而虚脱病人指纹却不明显，因此，诊断要参合四诊辩证地分析。对3岁以上小儿重切脉，一般采用一指总候三部法。

2. 看舌辨阴阳

张老认为，舌诊是临证最可靠的可观指标，常说不诊舌则不能下结论，难以立法处方。舌质为舌的本质，可以反映五脏之虚实、寒热；舌苔可以反映邪气的性质和程度。舌质红，无苔者，属热属阳，为津亏阴伤之象；舌淡，无苔者，属寒属阴，为阳虚的表现；舌质嫩淡，无苔，属虚寒属阴；舌质红，苔白渐黄，为实热证，属阳；舌苔白厚腻，为湿热内蕴，如伴发热，为邪伏膜原，不发热，为湿热困脾；鸡心舌、地图舌，为脾胃阴虚消化不良之象，如此等等历验不爽。

3. 望颜面定虚实

颜面常露于外，便于观察，五脏之病可以从面部色泽变化反映出来。如红光满面，肌肉丰富，皮肤细嫩，毛发润泽，为正常健康面色，即使有病，也很轻浅，且易治易愈；如面黄肌瘦，皮肤干枯，发结如穗，为脾虚、精血不足之兆；如面色㿠白发青，毛发萎黄，囟门不闭，为先天不足或后天脾胃虚衰；如面红目赤，口唇红紫，为邪气充斥于内之实热证；如面色发青，口唇焦干，摇头弄舌，为惊风之先兆。

二、治外感，多表里双解

张老通过大量实践发现，小儿外感热病发生之前，多数患儿有多饮多食之阶段，这种消谷善饥乃内有蕴热之象。既病之后，表现为手心、手背均热，而很少仅手背热而手心不热者，因此，提出了"没有内热，就不会外感"的观点。在临证中，常以表里双解之法取效。如治外感发热之加减柴胡汤，用柴胡、蝉衣配银花、连翘、芦根清热透表，配槟榔、大黄以通腑泻热，竹叶、灯心草清心利水；如治疗肺炎的肺炎汤Ⅰ号方，用麻黄配石膏、连翘、芦根解表里之热，配大黄、槟榔泻热通腑，并把麻黄、石膏、槟榔、大黄喻为"主力健将"，是不可缺少之品；如治急惊风之柴芩惊风散中，用柴胡、蝉衣、薄荷配黄芩、龙胆草、菊花、羚羊角、竹叶、灯心草等表里双解，熄风止痉。

张老常谓，治外感热病应给邪以出路，邪气去则正易复。在祛邪时，一般从3个途径祛邪外出：一是用发汗解表法，使邪从表而去；二是通便导滞法，使邪随大便而除；三是清心利水，导邪从小便而去。

三、疗内伤，重调理脾胃

小儿时期，脏腑器官及机能活动尚处在生长发育阶段，脾胃尤为突出，故有"脾常不足"之说。张老根据这一特点，积累多年临床经验，认为小儿脾胃娇嫩，一旦饮食失调，喂养不当，饥饱失常，或用药不当，或感受湿热之邪，则影响脾胃的正常功能，产生一系列消化系统症状，并影响肺、心、肝、肾，产生其他脏腑的病证。所以，调理脾胃在儿科治疗中，具有极其重要的意义。

张老对脾胃运化失常的治疗，常用有3法：一是燥湿健脾法，只要舌苔白腻或黄腻，常用苍术、藿香、陈皮、茯苓等运脾化湿。二是消积导滞，对饮食积滞，常用焦山楂、枳壳、槟榔。如有化热者，加大黄。三是补养脾阴法，脾阴虚证在儿科尤为常见，张老认为，调理脾阴，必用具"酸甘焦苦"性味之药物相配伍。酸取乌梅，甘选甘草，焦用焦山楂，苦配黄连或胡黄连，四药合用，酸甘化阴，焦苦开胃，再配生山药、辽沙参、黄芪、玉竹、石斛、麦冬等补益气阴。

张老对其他脏腑的病变，亦重调理脾胃。如治疗小儿肝炎，用茵陈、龙胆草、黄芩、猪苓等清热利湿，配藿香、苍术、陈皮、焦山楂、槟榔等芳香化湿，燥湿健脾，理气和胃，消食化滞，较之单纯清热利湿疗效更为满意。对于肾炎，常重用山药、薏苡仁、茯苓、藿香、佩兰等健脾祛湿，芳香化湿。对于肺炎喘嗽，痰不除则喘不止，常需健脾祛湿，燥湿化痰，用平胃散合二陈汤加莱菔子、槟榔、白蔻仁、焦山楂、杏仁以健脾祛湿，祛痰平喘。此外，对慢惊风、鹅口疮、佝偻病、贫血、虫症、湿疹、紫癜等病证，均配合使用调理脾胃之法，兹不一一列举。

（李承业．《山西中医》2001.6 月）

张刚先生儿科临床学术经验，在诊法方面，握手分表里、看舌辨阴阳、望颜面定虚实，在治则方面，治外感多表里双解，疗内伤重调理脾胃。

著名老中医张刚儿科经验

张刚（1907–），山西太原人。临证四十余年，早年曾厕足药业，精炮炙，平生治学谨慎，对小儿常见病诊断、治疗确具丰富经验，并不乏独到之处。现任山西省太原市中医研究所儿科主任，主任中医师。兹择其经验一、二，叙如次。

一、辨证重视小儿体质，治疗注意培补脾肾

张老认为，小儿之体，呱呱褓褓，脏腑单薄，神怯篱疏，易于感触，极易传变。无论是气血物质（阴），还是功能活动（阳），俱稚俱薄，故阎季忠云："其脏腑柔弱，易虚易实，易寒易热。"（《小儿药证直诀》）小儿气势微弱，形质未充，表常患其本弱，食无节止之制，娇嫩弱苗易残。

诊断上，张老重视察看苗窍。盖小儿之病，亦系有诸内必形于外，"五脏不可望，惟五脏之苗与窍。若其异乎平日，而苗窍之色又与面色相符，则脏腑虚实，无有不验者矣。"（《幼科铁镜》）并重视舌苔，注意分辨其颜色有无、厚薄、偏全、松腻。常以舌苔作为立法制方的依据。认为黄而薄滑，为表邪未罢，热未伤津；黄而质浊，为邪已结里（必用大黄）。表里实热，黄苔则现；表里虚寒，黄苔则无。若刮之明净，是为无病；刮之不净，总是热病。白苔常见，但亦难辨。白而薄，为寒邪束表。但里证也有白苔，虚证、热证、实证，也有白苔。类虽不一，细分不易，尤其初于临床者更宜细细分别。

小儿疾病实证多，虚证少；热证多，寒证少。以虚实相夹者，最为常见。治宜消补兼施，避免滥用补剂。指出临床上既要明了一般小儿体质特点和摸索常见外感六淫、内伤饮食诸般见证的辨证规律，并熟悉其治疗法则，还须注意三个方面：辨证时，要注意"邪气盛则实，精气夺则虚"（《素问·通评虚实论》）的内在联系，邪盛正虚，常常互为因果，尤其是危急病儿救治上，宜阴阳互求。小儿体质多阳，常患热病，然不能拘囿于此一端。"阳气者，若天与日，失其所则折寿不彰。"（《素问·生气通天论》）对脉软、阳气不足证治，非辛温不能回阳，非回阳不能救逆。治儿科温热病后期，注意培补脾阴。《素问·刺法论》曰："欲令脾实，气无滞饱，无久坐，食无太酸，无食一切生物，宜甘宜淡。"甘淡之味，是为补脾阴药。张老临床上惯用山药之甘淡助脾之阴分，乌梅之酸收益脾阳所耗之气，甘草之甘缓守津滋助脏腑和协调诸药。推崇吴昆"脾喜甘而恶苦，喜洁而恶秽，喜燥而恶湿"的观点，服膺周之干"先天以脾为归，颠倒难明，必以脾胃调理，乃治里之正法也"（《慎斋遗书》）的学术思想，无论治疗任何疾病，都极重视调理脾胃。治肠炎、泄泻、疳积、麻疹、血小板减少性紫癜、

湿疹等，从脾胃论治积累了不少经验，取得了很好的疗效。临证治疗求因，无论病证属外属内，属虚属实，皆有一定规律可循，关键是探求本源。诊断宜准，准才能明确，这是治疗有效的前提。用药宜稳，尤对脾胃后天之本，力求增助，既使不能培助，亦不能有所损害。治危症、急症，生命攸关之际救治的组方遣药，宜狠，决不能流于轻淡。

二、小儿发热治疗经验

小儿发热一证，多由外感六淫邪气而起。《素问》云："正气存内，邪不可干。"外邪侵入，皆内应脏腑，内因、外因共同作用，反映出病性上的寒热虚实。常分四型，进行辨治：

1. 表热

症见发热，咽痛，红或肿，口渴，咳嗽，舌苔薄黄，边尖红，指纹红，脉浮数。以银翘散合桑菊饮化裁。

常用方为：桑叶 4.5 克、杭菊 6 克、连翘 6 克、金银花 8 克、芦根 8 克、薄荷 5 克、牛蒡子 5 克、桔梗 5 克、甘草 3 克、竹叶 3 克、蝉衣 6 克、黄芩 6 克。

张老尝谓，表热为外感六淫及戾气等外邪束于肌表，卫气与邪气相搏出现的种种热型。以伤于风寒、风温最为多见。伤于风寒者，宜辛温疏散，轻浅证得汗则解，若风寒郁遏三阳，"如感风寒而传化为热"（《景岳全书·杂证谟》）宜清热和解，疏表散寒。"温邪上受，首先犯肺"，小儿脏腑单薄，邪易传化。邪袭肺卫，卫气与之相搏，常发热为重，热性燔灼，其性开泄，常又多汗，热灼津伤，肺失清宣，多咽痛、干咳，宜辛凉轻剂，泄卫透热。

2. 高热

症见高烧，脉有力，指纹紫滞，苔黄腻，抽搐，甚或谵语。

常用方为：栀子 5 克、黄芩 6 克、连翘 8 克、金银花 8 克、元参 8 克、麦冬 8 克、芦根 5 克、竹叶 3 克、灯心草 0.6 克、生地 8 克。

盖六淫致病，热以温邪为多，邪滞气分，将入于里，则热度高，汗而不退。若苔黄且腻，脉沉有力，指纹青紫沉滞，为已入于里，主以清泄内热，仍兼以解表。张老的经验还在于：肝为刚脏，体阴用阳，其风木之性，易为邪热所伤，尤其小儿，多风多搐，故治高热，须留意心肝被邪热所侵扰，宜以甘凉，滋养肝阴。

3. 实热

症见舌苔黄而厚腻，质绛，热久而不衰，面色赤红，不欲食，或呕恶，指纹紫滞，脉沉滑有力，高热或昼轻暮重。

常用方为：柴胡 5 克、黄芩 6 克、大黄 2~3 克、槟榔 6 克、苏子 5 克、枳壳 5 克、金银花 8 克、芦根 8 克、蝉衣 6 克、陈皮 5 克、竹叶 3 克。

《温病条辨·中焦》云："面目俱赤，语声重浊，呼吸俱粗，大便闭，小便赤，舌苔老黄，甚则黑，有芒刺，但恶热，不恶寒，日晡益甚者，传至中焦，阳明热也。"张老谓实热多系内有伏邪，复感流行瘟毒，极易生风，邪有结于阳明之势，宜通腑泄热，表里双解。

4. 虚热

症见发热，神倦，脉弱苔少，或咽干齿燥。

常用方为：乌梅 10 克、石斛 8 克、生山药 10 克、胡黄连 6 克、白茅根 8 克、辽沙参 9 克、地骨皮 6 克、甘草 3 克、山茱萸 5 克、黄芪 5 克、焦山楂 6 克、竹叶 3 克、灯心草 0.5 克。

《温病条辨·下焦》云："燥久伤及肝肾之阴，上盛下虚，昼凉夜热，或干咳，或不咳，甚或痉厥……"邪热劫灼肝肾真阴，故宜退热除蒸，宜甘寒生津养阴为法。张老还指出，小儿热病，余热未清，食过则发热，故注意食复，临床上十分重要。

张老治小儿发热，基于其稚阴稚阳的特点，用药力避苦寒，遵吴瑭"儿科用苦寒，最伐生生之气也……调小儿之味，宜甘多酸少。"发热证治上，始终给邪以出路，无论邪结何处，均注意透达，既使在营在血，"犹可望其透热转气"（叶桂），并同时保津滋液，务在先安未受邪之地，即见神昏抽搐，也宜阴阳互求，不宜遏邪重镇，降火熄风，还宜扶脾存阴。

张老遇发热而无苔无腹泻者，多用大黄泄下，尝云："大黄胜过羚羊角，小用^①胜过汉三七"。热而苔白者，多用柴胡散邪，并善用槟榔。尤对挟湿者，云槟榔可以祛中湿，湿盛则痞闷，呕吐；湿郁则水停，阳气遂闭。《千金方》用其配陈皮以治呕吐痰水，《宣明方》用其配枳实以治痞满，清太医院惯用其治痰浊，故对湿重，苔白腻者，恒用之辄奏捷效。

三、小儿肺炎的辨治经验

《素问·通评虚实论》说："乳子中风，热、喘鸣肩息者。"此即指小儿肺炎的病机和病症。"肺炎"病名，原出自清代谢玉琼《麻科活人书》。书称患疹期间气急咳嗽为"肺炎喘嗽"。其致病原因，以风、寒、暑、湿最常见。其病变，始终在肺，但也会影响他脏。肺炎初起，即见病症，或表寒，或表热，或实或虚，治宜宣肺解表。表不解，遂入于里，寒热虚实同病，表里合证，治宜清、温、通诸法，表里双解之。病延久不解诸变证，当随证而施。常见的有如下几型：

1. 内热外感

症见发热、口渴、舌红苔白，指纹紫滞浮露，喘息、烦燥、微汗、脉浮数。拟一号肺炎汤。

常用方为：麻黄3克、杏仁5克、石膏12克、甘草3克、桑白皮5克、苏子5克、陈皮5克、连翘8克、芦根8克、白前5克、槟榔6克、竹叶3克、大黄2~3克。喘息，加羚羊粉0.6克，另煎一小时后频服。

张老认为，解决肺闭，主方是麻杏石甘汤。麻黄的作用很多，配石膏可清热，一表一里。表闭者，汗可透；里热者，泄可清；风温伏邪，邪闭于肺，此方可疏。故可作为解表清热，宣肺定喘的基本方。

2. 肺胃不清

症见状如猫喘，低烧或不烧，苔白腻，指纹紫或红，脉缓滑有力，大便涩，尿短赤。

常用自拟肺炎二号汤：桑白皮5克、杏仁5克、白前5克、黄芩6克、

---

① 小用：一作"小蓟"，义长。

连翘 9 克、芦根 8 克、苏子 5 克、香橼 5 克、陈皮 3 克、竹叶 3 克、槟榔 6 克、大黄 2~3 克。

保婴救命丹一包配服。

苔白腻者，槟榔增量；低烧者，加元参或地骨皮 6 克。

证为邪热蕴于气分，侵及肺胃，清浊升降失其常度，常用上病下取法，釜底抽薪，以甘辛清肺宣透，苦寒通泄邪热。

3. 肺热肺燥

症见干咳，痰不易出，唇红，无苔或少苔，口鼻干，便干，指纹紫红，脉有力不浮。治宜清肺热，润肺津，通利二便。

常用方为：桑白皮 5 克、地骨皮 6 克、连翘 8 克、条黄芩 6 克、芦根 8 克、藏青果 5 克、辽沙参 8 克、麦冬 6 克、元参 8 克、天竺黄 5 克、胆南星 5 克、焦山楂 6 克、竹叶 3 克、大黄 2~3 克、梨 1 只。

热重者，加竹沥 5 克、羚羊角粉 0.6 克。

4. 脾虚肺燥（包括重症腺病毒性肺炎、并发心力衰竭）

症见咳嗽气喘，憋气明显，面白，发汗，喘息抬肩，体温或高或低，大便稀少，食少，纳呆，脉数无力，缓迟，指纹淡紫，透三关。

咳嗽不甚严重，大便稀溏，治宜调理脾胃，消积导滞。

常用方为：桑白皮 5 克、杏仁 5 克、白前 5 克、条黄芩 6 克、连翘 6 克、芦根 6 克、香橼 5 克、陈皮 5 克、槟榔 6 克、焦山楂 6 克、山药 10 克、生苡仁 10 克、白豆蔻 3 克、生姜 2 片。

心力衰竭，脉弱，喘促，舌淡或肢冷，宜培土生金，扶正祛邪。

常用方为：桑白皮 6 克、熟地黄 6 克、天竺黄 5 克、橘络 5 克、乌梅 9 克、山药 10 克、甘草 3 克、苡仁 10 克、黄芩 6 克、焦山楂 9 克、白茅根 8 克、竹叶 3 克。

另以西洋参 3 克、羚羊角粉 0.6 克，煎 1 小时，频服。

如四肢不温，脉虚数无力，直上直下，或有间歇，心阳不振，脾气大败，须加辛温之品。上方加川附子 3~4 克，先煎，以回阳救逆。

张老治肺炎，时时注意温邪伤阴，多用甘寒益阴。另外，"百病取乎阳明"，注意通泄积热，始终给邪以出路。在救逆法中，善于培补脾胃，运用五脏相生的理论，重点放在培土生金上。清·何梦瑶曰："饮食入胃，脾为运行精英之气，虽曰周布诸腑，实先上输于肺。肺先受其益，是为脾土生肺金。肺受脾之益，则气愈旺化水下降，泽及百脉。"

脾为肺之母，"虚者补其母"（《难经·六十九难》）。"扶脾即所以保肺，土能生金也"（李士材）。培土时，补脾开胃，甘、酸、淡合。在注意平喘宣肺、透达通泄和兼及并病的前提下，灵活运用培助脾土，健运中焦的方法，是张氏学术经验的一个明显特色，很值得注意。

（卢祥之.《中医药研究杂志》1986.1）

作者分析张刚儿科学术经验，不但总结了其治疗小儿发热、小儿肺炎的辨治经验，而且提炼出其总体学术风格为"辨证重视小儿体质，治疗注意培补脾肾"。作者总结张刚学术思想时，多联系《黄帝内经》《难经》《千金方》《宣明方》等经典著作加以论说阐释，并时引钱乙、张景岳、叶天士、吴鞠通、夏禹铸、周之干诸名家名言以相证佐。

张刚主任医师儿科临床经验介绍

已故名老中医张刚系山西省太原市中医研究所附属医院儿科主任医师，从事临床五十余载，学验俱丰。笔者于1984年有幸跟随张老侍诊，深感张老儿科临床辨证用药独具匠心，精深博大。现就侍诊所得做一介绍，谨望同道参考。

一、治未病，重视预防保健

张老认为"若要小儿安，需与三分饥和寒"。所谓"饥"，是指在保证小儿基本饮食的前提下，宁少勿多，勿犯"饮食自倍，肠胃乃伤"之古训，更不可恣食膏粱厚味，甚至妄投补药。所谓"寒"，是指"背要暖，腹要暖，足膝要暖，头要凉"（《小儿病源方论》）。张老认为小儿"阳常有余，阴常不足"，头为诸阳之会，热则易生内热火毒，故宜"凉"。腹居中焦，功主运化，受凉则易出现脾胃功能失常；背为肺之屏障，受凉则易患外感、咳嗽等病，故宜"暖"。

二、精于辨证，自创"新四诊"

张老根据小儿生长发育的特点，自创了适用于儿科临床的"新四诊"，即：

1. 握手分表里

诊察小儿手心、手背之冷暖以辨别疾病之里热、外感。同时，可一指定三关，视脉象之浮沉、迟数、有力和无力，知疾病之表里、寒热、虚实。

2. 测三关指纹

主要适用于3岁以内婴幼儿。其诊法主病根据《医宗金鉴》中歌诀："初生小儿看虎口，男从左手女从右。食指三节定三关，脉纹形色隐隐安。形见色变知有病，紫属内热红伤寒。黄主脾病黑主恶，青中惊风白见疳。风关病轻气关重，命关若见病多难。"

3. 望面色，尤重舌象

张老认为，望面色、察舌象在四诊中尤为重要精确。如面色萎黄，肌瘦肤干，多主脾胃不足；面色㿠白，白中带青，毛发枯黄，属肾气不足或后天脾胃失调之象；青遮口唇，太阳黑暗，多为心脉痹阻之兆。察舌象旨在察舌体、舌质、舌苔三方面的变化，以候脏腑之虚实，津液之枯荣，元气之盛衰，病邪之性质，病位之深浅。

4. 听哭声

可知有余或不足，"有余声雄多壮历，不足声短怯而轻"。如啼而不哭，多主腹痛；夜啼不止，多主心惊有热。

三、遣方用药，独具匠心

1. 用药提倡"稳、准、狠"

张老认为，儿科用药宜力求味淡易服，效宏力专，慎投大辛、大寒、大苦、大热等峻烈之辈和有毒之品，是谓"稳"。立足辨证，但求精当，中病即止，是谓"准"。对关键性药物及药量不为常规所囿，敢用不疑，重而不惑，是谓"狠"。张老云"大黄虽猛不可畏，灯心竹叶虽轻不嫌少"，可体现其"稳、准、狠"的用药特点。

2. 用药法度，立足于小儿脾常不足，又为纯阳之体的特点

小儿疾病以热证、实证居多，且易出现津亏阴伤。在临证用药时要"少温燥多寒凉，少补多泻辨证详；寒热混淆偏热治，虚实不清从实良；治病勿忘护脾胃，清热须记存津液"。

3. 用药准绳，以舌诊为尺度

张老辨证特别强调舌诊，根据舌诊合理用药是张老的特色之一。他认为全面观察小儿舌象的变化较成人更能真实直接地反映疾病的属性。因此，临证必以舌象为镜，知常达变，随症用药。

4. 用药剂型，以汤剂为主，兼顾丸散膏丹

张老用药虽以汤剂为主，但也不忽视丸、散、膏、丹的运用。他认为，丸、散、膏、丹效宏易服、贮存方便等优点是汤剂所不及的。如张老主张新生儿服用人参一捻金荡涤胎垢，促使胃肠功能尽早恢复。

综上所述，张老在诊治小儿疾病时，从辨证到遣方用药都非常缜密严谨，为中医儿科临床积累了许多宝贵经验。本文所述仅仅是笔者对张老临

床经验的肤浅认识，远不能反映其全貌。加之笔者水平有限，难免有遗漏、不妥之处，谨此敬请同道批评指正。

（山西省长治钢铁集团公司总医院李红健.《中国民间疗法》2008.2）

> 张刚治未病重视预防保健，精辨证强调望闻问触，用药既稳且准狠，遣方缜密更严谨。此文总结虽属浮光掠影，却也将张刚学术形象摹画得较为准确。

张刚先生加味柴胡汤和凉膈增液汤临床应用心得

　　张刚先生被称为山西小儿王，他的一生是在实践中学习读书，反复磨炼，自立成才的。张老一生全力用于临床实践，留给我们的60余首经验方剂，是治疗儿科疾病非常宝贵的医学财富，30年来，直到今天，仍是我每日儿科门诊首选的经典方。

　　下面谈一下张老的加味柴胡汤和凉膈增液汤用于儿科发热的临床心得体会：

　　小儿发热是门诊最常见的疾病之一。引起小儿发热的常见原因有外感六淫、疫疠邪气、脏腑失调、阴阳失和、食积痰瘀等。但由于儿童时期，其生理、病理特点与成人不同，故临床表现也与成人有所不同。老先生一直强调："发热的儿童，大多数的病因是外患加内伤，发病后寒热虚实变化较快，治疗用药须稳、准、狠，对寒热不清的要偏重治热，对虚实夹杂的要偏重泻实。"二方就是在张老这一理论指导下组成的。我这数十年的临床实践证明，凡遇发热儿童，只需根据每个孩子不同的体质和临床表现，在此方基础上略作加减变化，疗效是很好的。

一、药物组成对比

加味柴胡汤：银花、连翘、蝉蜕、芦根、黄芩、大黄、竹叶、灯心、柴胡、枳壳、陈皮、苏子、槟榔。

凉膈增液汤：银花、连翘、蝉蜕、芦根、黄芩、大黄、竹叶、灯心、生地、元参、麦冬、地骨皮、栀子。

张老谈到加味柴胡汤曰："本方功能是表里双解，可治疗发热不退，朝轻暮重，舌红苔白黄厚，不要管它是细菌还是病毒，药后拉两堆黑屎就好。"

张老谈到凉膈增液汤时曰："此方治发热不退，舌红少苔而干，阴虚内热，柴胡汤治的是有余之证，本方治的是不足之证。"

张老先生用简单通俗的中医白话，解释了这两个方子的功用特点，正如张老所言，临床我们在使用柴胡汤时，主要治疗的是发热，伴大便干的表里同病患儿。方中银花、连翘、蝉蜕、芦根辛凉解表，柴胡、黄芩、大黄、竹叶、灯心清解里热，并使热从大便、小便泄出，佐枳壳、陈皮、苏子、槟榔理气消食祛痰，从而起到表里双解的功效，临床以舌红苔厚、发热、大便干作为辨证要点，用于各种儿童常见发热疾病。使用凉膈增液汤主要治疗的是发热伴阴伤的表里同病患儿。方中银花、连翘、蝉蜕、芦根辛凉解表，黄芩、大黄、竹叶、灯心清解里热，使邪从二便排出，这与加味柴胡汤用药是一样的，但本方不用柴胡，防其伤阴，而加生地、元参、麦冬、栀子、地骨皮滋阴退热，主要针对发热阴虚的患儿，或是体质阴液不足发热的患儿。临床以舌红少苔、发热、大便干为辨证要点。这也就是张老所讲的加味柴胡汤治的是有余证，凉膈增液汤治的是不足证。

二、二方临床应用时的随证加减

张老先生的这二首方剂，是他老人家几十年临床反复实践，摸索出的经验方，临床应用时需要根据患儿不同的表现、不同的体质，再辨证加减，灵活应用才行，这是张老带教时再三叮嘱的。这一点真正体现了一个中医大师对中医基本特点的规范应用原则。

发热的孩子首先看其舌质，舌红可选用这二个方子。再观其舌苔，舌苔厚，选加味柴胡汤，舌苔少、花剥苔，选凉膈增液汤。舌淡的发热不用此二方。

1. 加味柴胡汤加减

舌红，苔白厚或腻，加藿香、薏米、生石膏、滑石；舌红，苔黄厚或腻，加黄柏、茵陈、生石膏、滑石；扁桃体化脓，加冬瓜子、桔梗、马鞭草；扁桃体充血肿大，加板蓝根、薄荷、夏枯草；高热惊厥，加羚羊角粉、钩藤；发热夜间重，加丹皮、白茅根；食少纳呆，加莱菔子、焦山楂、二芽。

2. 凉膈增液汤加减

舌淡红，少苔，加生石膏、白术、山药；舌鲜红，少苔，加生石膏、知母；扁桃体化脓，加桔梗、花粉；扁桃体充血肿大，加板蓝根、牛蒡子、马勃、薄荷；皮肤出疹，加丹皮、赤芍、紫草；衄血、热久不退，加青蒿、白茅根；淋巴结肿大，加大贝、猫爪草。

三、病例二则

病例一

申某，男，5岁6个月。初诊日期：2017年12月7日。

主诉：发热2日。

现病史：患儿1周前随父母海南旅游，返晋当晚发热。体温38.6℃，服用退热药3小时后，体温再次升高，达39.1℃，持续2天，用退热药维持来诊。刻诊所见：发热、咽痛，伴呕恶，脘腹胀满，2日未大便，舌红，苔黄厚腻。查：咽赤充血，双扁桃体Ⅱ度肿大，充血，有分泌物。当日在省儿童医院化验血常规：WBC 16.5×10^9/L，中性粒细胞75%，淋巴细胞23%。处方：加味柴胡汤去槟榔，加生石膏、滑石、板蓝根、桔梗、冬瓜子、虎杖。2剂。

2日后复诊：家长代诉，药后排下臭秽黑便后，热退身凉，今晨流鼻血1次，现食少，口干，欲饮。舌红，苔薄黄。继用加味柴胡汤去苏子、槟榔，加生地、白茅根、石斛。3剂。

病例二

杨某，男，6 岁 1 个月。初诊日期：2017 年 5 月 20 日。

现病史：患儿 20 天前因高热在太钢医院诊为川崎病后住院治疗，期间一直使用头孢、阿司匹林、丹参等药物治疗。出院 3 日后，昨晚无明显诱因又出现低热，体温 37.8℃，伴咽干、欲咳来诊。今早在儿童医院查血常规，示：WBC 11.4×10^9/L，中性粒细胞 88%，血小板计数 430×10^9/L，红细胞沉降率 60mm/H。抗链球菌溶血素 O 阴性。心电图正常。心脏彩超：主动脉微扩张。刻诊所见：面颊微红，神疲，偏瘦，舌红少苔且干。大便 3 日未行。

处方：凉膈增液汤加生石膏、知母、丹参、丹皮、虎杖、青蒿。3 剂。

3 日后复诊：药后大便通，低热退。上方去大黄、生石膏、青蒿，加沙参、郁金。3 剂。

药后共服中药 18 剂，复查血小板正常，心脏彩超正常。

分析：第一例属于儿科常见的扁桃体化脓，辨证为里实热证，治法为清热通便。用加味柴胡汤随证治之，较单纯。

第二例川崎病是一种以全身血管炎性病变为主的出疹性疾病，可归属于中医温病范畴。本例主要是以感受温热邪气，入气扰血为其病机，患儿经西医抗菌溶血治疗后，余热未尽，故出院后又出现低热、咽不适等一系列症状，且有好几种理化检查异常，可归属于中医余毒未尽，阴虚血热。辨证使用张老凉膈增液汤，取效快，疗程短。

（孟民生）

实践运行病例的示范作用是掌握、学习中医处方的最佳途径。申姓患儿扁桃体化脓，证属表里俱实，喉核郁毒，治宜清热通便，以泻代清，加味柴胡汤治之；杨姓患儿川崎病低热难退，证属余毒未尽，阴虚血热，治宜滋阴退热，清热疏风，凉膈增液汤治之。通过两则病案的异同比较、虚实分析，将加味柴胡汤、凉膈增液汤的使用阐述得清晰明确。

张刚肺炎二号治疗咳喘

已故张刚老先生是山西儿科名医，有"山西小儿王""儿科圣手"等称号。张老一生专于儿科，精于儿科，临床经验丰富，对小儿肺炎喘嗽、腹泻、厌食等多种疾病均有独特疗效，在其总结的 60 余首有效方剂中，肺炎二号方是治咳喘的最常用方，临床疗效显著。吾师宋明锁先生曾跟随张老学习多年，完整地继承了张老的治学方法、学术思想及临床经验。我们有幸成为这一学术流派中的一员，在宋老师的传授下，深入学习了张老的四诊技巧及临证经验，并实践运用于临床，现对该方临床应用心得介绍一二，以期对张老的临床经验及相关验方继续传承和发扬。

一、肺炎二号方的组成与方解

肺炎二号方是张刚老先生治疗小儿咳喘的常用方，组成包括桑白皮、杏仁、白前、黄芩、芦根、连翘、苏子、枳壳、陈皮、焦槟榔、大黄、竹叶、灯心草等药（宋老师笔记中提及，方中无白前可用前胡），张老临证多用本方加减治疗病毒性肺炎，症见发热不退，上午轻，下午重，咳嗽轻，痰鸣重，二便不通，舌苔白或黄厚者。临床运用此方过程中，通过疗效观察并总结，发现肺炎二号方不仅仅适用于病毒性肺炎，通过随证加减可用于以热咳为主要表现的多种疾病及多个证型，如感冒、咳嗽、肺炎喘嗽等疾病之风热夹滞证、风热夹痰证、肺热夹痰证及痰热证等（张老曾提及本方对肠胃不佳，内蕴痰热者疗效较好）。

方中桑白皮甘寒，主入肺经，清泄肺热，化饮平喘；杏仁性苦微温，主入肺经气分，苦泄肃降，兼宣发肺气而止咳平喘。二药伍用，清肺化痰，降气止咳。黄芩苦寒，善清肺泄热；芦根甘寒，清热生津，祛痰排脓，除烦止呕；连翘苦寒，清热解毒；前胡宣散风热，降气化痰。四药合用，清肺而兼顾表郁。陈皮苦降性温，燥湿化痰；苏子味辛性温，质润不燥，利膈消痰降气。两药合用，行气化痰，兼顾护脾胃。枳壳理气宽中，化滞消胀；焦槟榔消积导滞，缓泻通便；生大黄急泻通下，泻热存阴。三药合用，开通胃肠，畅中下二焦之积滞，以祛上焦之肺实郁热，体现"肺与大肠相表里"之理论。竹叶、灯心为引，性寒味淡，引热下行，给邪以出路。

临证加减：高热者，加生石膏；兼有外感风寒之鼻塞流清涕，或伴喘者，加炙麻黄；表证明显者，加僵蚕、蝉衣；口气臭秽，恶心干呕者，加栀子、姜竹茹；咳嗽痰多，伴咽喉不利者，加浙贝母、桔梗；痰多黄稠，夜寐欠安者，加胆南星、天竺黄；咳嗽较剧，呈痉咳者，加全虫；大便偏干者，重用瓜蒌；舌苔厚腻者，重用焦槟榔；大便稀者，去瓜蒌、枳壳，加茯苓、焦山楂。

二、肺炎二号方临床案例举隅

病例一

王某某，男，4岁，主因"咳嗽伴发热3天"就诊，患儿3天前无明显诱因出现咳嗽伴发热，曾就诊于山西省儿童医院，查血常规未见异常，胸片示双肺纹理增多模糊。诊断为"急性支气管炎"，予以口服"头孢地尼、小儿肺热清颗粒"2天，症状缓解不显，遂就诊于我院门诊。现症见：咳嗽，痰多，日轻夜显，伴发热，体温峰值39℃，咽痛，无鼻塞流涕，纳差，口中异味，夜寐欠安，磨牙，流口水。大便偏干，3日未行。舌质红，苔厚腻，稍黄，脉数。查体：咽部充血，双侧扁桃体Ⅰ度肿大，双肺听诊呼吸音稍粗，未闻及干湿性啰音。中医辨病、辨证：咳嗽（肺胃郁热证）。治以清肺泻热，化痰止咳，方选肺炎二号方加减〔桑白皮8克、炒杏仁6克、黄芩8克、芦根10克、生石膏15克、前胡8克、陈皮6克、枳壳6克、苏子8克、僵蚕8克、瓜蒌10克、胆南星6克、天竺黄6克、炒莱菔子8克、焦槟榔8克、生大黄3克（后下）、竹叶5克〕，3剂，水煎服，每日1剂，分4次服。

服药 1 剂后，患儿即解大便 2 次，便后热退，咳嗽稍减。服药 3 剂后，患儿未再发热，咳嗽已去大半，夜间基本不咳，日间咳嗽有痰，偶咯黄痰，纳差，大便偏稀，日 2~3 次。舌质红，苔白，稍厚。查体：咽部充血明显减轻，肺部听诊呼吸音尚清。继用上方，去生大黄、槟榔、瓜蒌，加茯苓 10 克、焦山楂 10 克。4 剂，水煎服，日 1 剂，早晚分服。药后患儿诸症基本缓解，纳食稍增，二便正常，查舌苔仍稍偏厚，嘱继服保和颗粒 2 天，以巩固治疗。

按： 本患儿系肺胃郁热，炼液成痰，痰热阻肺，出现相关诸症，辨证符合张老验方肺炎二号方之适应证。方选肺炎二号方清肺泻热，化痰止咳，通腑泻热。患儿伴有高热，加用生石膏泻火除热；咳嗽痰多，夜寐不安，加胆南星、天竺黄清热豁痰，凉心镇惊；大便干结，3 日未行，加生大黄急泻通下，泻热存阴。药后患儿身热已退，大便转稀，即停用苦寒通下之品，加用茯苓、焦山楂健脾利湿，收敛大便。张老认为，小儿咳喘偏热、偏实者多，治疗热证、实证，要善用槟榔、大黄，曾提出"大黄虽猛，走而不守，无副作用"，该案患儿服药 1 剂身热即去，咳嗽减之大半，体现了张老用药"稳、准、狠"的特点，但要注意中病即止，以防伤正。

病例二

张某某，男，5 岁，主因"咳嗽伴喘息 2 天"就诊。患儿 2 天前无明显诱因出现咳嗽伴喘息，1 天前就诊于当地医院，查血常规、C 反应蛋白、肺炎支原体 IgM 抗体，均未见异常。胸片示：双肺纹理增多模糊。诊断为"喘息性支气管炎"，予以口服"小儿定喘口服液、孟鲁司特钠咀嚼片"，1 天未见好转，遂就诊于我院门诊。现症见：咳嗽，痰多，喘息，睡前及晨起明显，日间也阵发性咳喘，无发热、咽痛，无鼻塞流涕，纳差，口中异味，夜寐欠安。大便干结，2~3 日 1 行。舌质红，苔黄厚，脉浮滑。既往史：1 岁前有患湿疹的病史，1 年前曾喘息 1 次。查体：咽部充血，双侧扁桃体无肿大，双肺听诊呼吸音粗，可闻及哮鸣音及痰鸣音。中医辨病、辨证：咳喘（痰热壅肺证）。治以清肺化痰，止咳平喘，方选肺炎二号方加减［桑白皮 10 克、炒杏仁 6 克、黄芩 6 克、芦根 10 克、炙麻黄 6 克、前胡 10 克、陈皮 6 克、枳壳 6 克、苏子 6 克、瓜蒌 10 克、胆南星 6 克、天竺黄 6 克、全蝎 3 克、焦槟榔 10 克、生大黄 3g（后下）］。4 剂，每日 1 剂，水煎 200ml，分 2 次服。

服药 1 剂后，患儿即解干结大便 1 次，咳喘稍减。服药 4 剂，咳喘好转，夜间咳喘明显减轻，少痰，日间偶咳，夜眠安，纳食较前好转。大便正常，日 1 次。舌质红，苔白，稍厚。查体：咽部稍红，双肺听诊呼吸音粗，可闻及少许哮鸣音及痰鸣音。继用上方去生大黄，3 剂，每日 1 剂，水煎 200ml，早晚分服。药后患儿诸症基本缓解，纳食可，二便正常。

按： 本患儿系痰热壅肺兼夹食滞，出现相关诸症，辨证符合张老验方肺炎二号方之适应证。方选肺炎二号方清肺化痰，止咳平喘，消食导滞。患儿伴有喘息，加用炙麻黄宣肺平喘，全蝎解痉平喘；咳嗽痰多，夜寐不安，加胆南星、天竺黄清热豁痰，凉心镇惊。药后患儿咳喘明显好转，痰与食已消大半，大便得通，故去大黄，以防久用苦寒泻下之品伤脾，继服 3 剂，痰食消，咳喘平。

（卢海燕、孟庆阔）

"肺炎二号方"是张刚治疗小儿咳喘的常用方，其组成包括：桑白皮、杏仁、黄芩、连翘、芦根、陈皮、苏子、枳壳、白前、焦槟榔、大黄、竹叶、灯心等。张刚用本方加减治疗病毒性肺炎，症见发热不退，上午轻，下午重，咳嗽轻，痰鸣重，二便不通，舌苔黄白厚者，疗效卓著。此文系临床实践中使用"肺炎二号方"心得体会的真实记录。作者使用此方，遇痰多时加胆南星、天竺黄清热利气豁痰；喘促时加炙麻黄、全蝎宣肺解痉平喘，亦颇具巧思，践行了张刚用药宜"稳、准、狠"的基本要求。

张刚治肺诸方的临床应用体会

张刚（1907–1988），字正卿，20 世纪 40 年代初，悬壶于省城天中药房，先后聘时逸人、李翰卿二老坐堂，与两先生朝夕相处，释缚脱坚，砥砺不辍，眼界大开，学识精进。50 年代，供职于太原市中医研究所儿科，先后任儿科医师、主任中医师。张老悬壶济世 50 余载，由于他高尚的医德，高超的医术，深受各界好评，被誉为"儿科圣手""山西小儿王"。张老生前常用方总计 60 余首，本文删繁就简，就张老治疗小儿咳嗽、肺炎的常用方药及临床经验做一个简单讨论。

一、总论

小儿咳嗽四季均会出现，在换季时期尤为频繁。各个年龄段的儿童都会发病，尤以婴幼儿多见，为儿科最常见的病种。无论外感、内伤所致的肺失清肃而壅遏不宣者，均可发生咳嗽。张老认为，小儿咳嗽病因以风、寒、暑、湿最常见，其病变始终在肺，但也会影响他脏。肺炎初期，即见病症，或表寒，或表热，或实或虚，治宜宣肺解表；表不解，遂入里，寒热虚实同病，表里合证，治宜清、温、通诸法，表里双解之，病迁延不解并发诸变证，当随证而施。

二、辨证论治

1. 内热外感证

感冒发热，风热咳嗽夹滞，咳嗽气喘（小儿肺炎、气管炎），喉中痰鸣，食滞纳呆，大便干燥，舌红，苔白。脉象浮数，指纹红紫。发病多在秋末冬初。

治法：解表清热，宣肺定喘。

方药：一号肺炎汤（桑皮、杏仁、白前、黄芩、连翘、芦根、苏子、枳壳、七爪红、炙麻黄、生石膏、甘草、槟榔、大黄、藏青果、竹叶、灯心）。

病例

赵某某，男，5岁，太原人。2023年9月6日初诊。

患儿发热2天，体温37.8℃，咳嗽，痰黄，咽红，鼻不畅，纳差，口中异味。大便干，1~2日一行，舌质红，苔白，脉浮数。

证属风热咳嗽，夹滞。治法宜清热止咳，化滞。方用：一号肺炎汤加减。

桑皮8克	白前8克	黄芩8克	连翘6克
蝉衣6克	芦根8克	陈皮3克	苏子8克
枳壳6克	麻黄3克	杏仁6克	生石膏15克
甘草3克	槟榔6克	大黄6克	竹叶3克
灯心2克			

3剂，水煎服。

服药2剂后，大便日行2次，体温正常，咳嗽减轻。尽剂，咳嗽基本愈，纳一般。

体会： 麻杏石甘汤可辛凉宣泄，清肺平喘。麻黄配伍石膏可解表清热，一表一里，汗可透表，泄可清热，故可作为解表清热、宣肺定喘的基础方。此证相较于肺胃蕴热证突出的不同之处是外邪闭肺病机的存在，所以一号肺炎汤是在二号肺炎汤的基础上加麻黄、生石膏、甘草等开肺闭、发表邪药味组成。这类患儿多见恶寒发热，喷嚏连连，鼻鸣咽干，脉浮等症的存在。

2. 肺胃蕴热证

病毒性肺炎，发烧不退，上午轻，下午重，咳嗽轻，痰鸣重，肠胃不佳，内蕴痰热，二便不通。苔白，黄厚。

治法：清肺化痰，通腑泻热。

方药：二号肺炎汤（桑皮、杏仁、白前、黄芩、芦根、连翘、苏子、枳壳、陈皮、槟榔、大黄、竹叶、灯心）。

辛某某，女，3 岁 5 个月，太原人。2022 年 4 月 7 日初诊。

患儿咳嗽、痰黄 6~7 日来诊。咳嗽、咽不利，痰黄欠利，体温 38.7℃，偶有鼻塞，音哑，精神欠佳，善哭闹，腹胀，按痛（+），大便不通畅，口中有味，舌质红，苔黄白偏厚，指纹紫。

证属肺胃蕴热。治法宜清肺通腑，化痰降气。方用：二号肺炎汤加减。

桑皮 6 克	杏仁 6 克	白前 6 克	黄芩 5 克
芦根 8 克	连翘 6 克	蝉衣 6 克	苏子 8 克
枳壳 6 克	陈皮 3 克	槟榔 6 克	大黄 3 克
生石膏 15 克	竹叶 3 克	灯心 1 克	

3 剂，水煎服。

配服羚羊角粉，每日 2 次，每次 0.3 克，米饮冲服。

服药 1 剂，大便通畅，日 2~3 行，体温渐降至 38.2℃。继服 2 剂，咳嗽明显减轻，咯痰通利，体温正常，精神好转。仍有咽不适，后以调脾之法善后而愈。

体会：此证为邪热蕴于气分，伤及肺胃，升清降浊功能失常，治宜上病治下，釜底抽薪。二号肺炎汤是临床应用最为广泛的一首处方，也说明肺胃壅热是小儿肺热咳喘中的多发证型。此方清肺化痰、通腑泻热并用。虽然大黄、槟榔同施，似是攻伐重剂，但此二药皆走而不守，邪气既去，药气不留，故力虽峻而不戕正。张刚先生常言"实证勿忘槟榔、大黄"，就是这个道理。

3. 邪陷心肝证

重症肺炎，体温不稳定，四肢冷或热，面色苍白，口唇红，青紫，涕泪俱无，痰鸣喘促，烦躁不安，咳嗽，抽风，恶寒，舌淡苔白。脉微弱而数，指纹淡紫过气关。

治法：回阳固脱，清肺化痰，清肝息风。

方药：三号肺炎汤（沙参、羚羊角、高丽参、附子、天竺黄、川贝母、橘络、苏子、槟榔、藏青果、竹叶、灯心）。

体会：重症肺炎，痰嗽喘促，呼吸气弱，窍道不利，或兼心衰，则唇

儿科圣手张刚临床验方使用

青肢凉，口气不温，神情倦怠；或热厥伤肝，则抽搐恶寒，寒热不调，烦躁不安。此证临床少见，但必须心中有数，遇到此种危重病例，回阳固脱的参附诸品要果断使用，庶几挽绝证于危难之时。

4.肺热肠寒证

咳嗽有痰，痰或不利，腹部不适，哭闹不安，大便稀溏，并无臭味，或有奶瓣，或有黏液。舌质淡红，苔白腻或黄白微腻，指纹淡紫。脉缓滑。

治法：清肺化痰止咳，健脾消食止泻。

方药：上咳下泻汤（桑皮、杏仁、白前、黄芩、芦根、连翘、枳壳、陈皮、槟榔、竹叶、灯心、山药、甘草、焦楂、苡米、茯苓、生姜）。

病例

闫某某，女，3 岁，忻州人。2022 年 10 月 8 日初诊。

患儿咳嗽 4 天，痰少不利，纳一般，腹部不适，精神欠佳，大便稀溏，日行 3 次。舌质淡红，苔白微腻。

证属肺热肠寒。治法宜清肺止咳，健脾止泻。方用：上咳下泻汤加减。

桑皮 6 克	杏仁 5 克	黄芩 6 克	连翘 6 克
芦根 6 克	陈皮 3 克	白前 6 克	枳壳 3 克
焦槟榔 5 克	焦山楂 8 克	炒麦芽 6 克	山药 6 克
薏苡仁 8 克	茯苓 8 克	甘草 2 克	生姜 2 片

3 剂，水煎服。

服 1 剂后，咳嗽减轻，大便仍偏稀，日 1 行。尽剂后，咳嗽基本愈，大便正常。

体会：上有肺热之咳嗽有痰，喘促不安，下有肠寒之腹泻、腹痛，诸症看似矛盾，但临床却并不罕见。小儿素来脾虚易泻，再感邪肺热痰嗽，或已患肺炎又喂养不当，饮食失节，寒凉过度，均可见到该种证型。用张刚上咳下泻汤每获良效。结合小儿"脾常不足、肺常虚"的体质特点，这种治法亦属培补脾肺，培土生金之法。

清徐人把小儿出麻疹叫作"当糠"。麻疹合并肺炎，如果处理不好，会危及患儿生命。张老治疗本病主张宣肺开闭，凉血解毒，用四号肺炎汤

（桑皮、杏仁、百部、黄芩、芦根、连翘、沙参、麦冬、蝉衣、竹叶、灯心、珍珠、羚羊角、犀角、二花、竹沥）。由于麻疹疫苗的普及，本病已不多见，故不再介绍。

三、小结

《灵枢·顺逆肥瘦》曰："婴儿者，其肉脆血少气弱"。《颅囟经·脉法》首先提出："凡孩子三岁以下，呼为纯阳，元气未散。"北宋钱乙的《小儿药证直诀》将小儿生理、病理特点概括为"脏腑柔弱、易虚易实、易寒易热"。明代万全在钱乙"脏腑虚实辨证"的基础上继承朱丹溪"肝只是有余，脾只是不足"之余绪，提出了小儿"五脏之中肝有余，脾常不足肾常虚""心常有余而肺常不足"的观点。清代温病学家吴瑭在其《温病条辨·解儿难》中明确提出"小儿稚阳未充、稚阴未长"的体质特点，"易于感触、易于传变"的病理特点。由此可见，小儿皮毛不充，脏腑娇嫩，风、寒、暑、湿、燥、火极易侵犯肺胃，病情变化又多与脏腑气血变化密切相关。故对于小儿肺系疾病，临床医生不可不慎，张刚先生的经验良方，值得临床医家不断玩味、仔细体会其中要义。

（冯文海）

张刚治疗小儿咳嗽有一至四号肺炎汤，上咳下泻汤等方。此文对上述系列方剂进行了细致分析，有些地方还附有临床实践案例，较为全面地反映了张刚治疗小儿肺炎咳嗽的方剂应用。此文提炼出：一号肺炎汤证属内热外感；二号肺炎汤证属肺胃蕴热；三号肺炎汤证属邪陷心肝；四号肺炎汤为麻疹合并肺炎；上咳下泻汤证属肺热肠寒。

凉膈增液汤浅析

张老的凉膈增液汤主要用于清热泻火解毒，但与此同时，又可辛凉解表，通腑泻热，此外，由于风热火邪容易灼伤肺胃之阴，故亦有顾护阴液之效，使肠燥得润，大便自下。临证多用于治疗内热壅盛型的发热。临床常见症状有发热不退，面赤唇红，口鼻干燥，口渴喜饮，咽赤肿痛，小便黄赤，大便秘结，舌红苔少或薄黄而燥，脉数有力，指纹紫。

一、凉膈增液汤方解

凉膈增液汤的药物组成和常用剂量如下：连翘8克、黄芩6克、栀子6克、银花8克、生地8克、元参8克、麦冬8克、芦根8克、蝉衣6克、大黄2~8克、焦山楂6克、竹叶3克。

方中银花甘、寒，归肺、心、胃、大肠经。有清热解毒，疏风散热，凉血止痢等功效。银花甘寒质轻，芳香疏散，既能疏散肺经风热，又能清泻肺胃气分实热，入心经尚可透营凉血。常与连翘相须为用。《重庆堂随笔》曰："清络中风火湿热，解瘟疫秽恶浊邪。"为清热解毒之圣药。连翘苦、微寒，归肺、心、胆、小肠经。连翘苦寒清泻，芳香轻扬，入心经、肺经，既能清心泻火，又能疏风散热。《珍珠囊》有言："连翘之用有三：泻心经客热，一也；去上焦诸热，二也；为疮家之圣药，三也。"故用连翘，轻清透散，清热解毒，宣透上焦之热。此外，连翘可解散经络之中的余火，助其余药物清热之效。黄芩苦、寒，归肺、胃、胆、大肠经。具有清热燥湿，泻火解毒，凉血止血，安胎等功效。其苦寒能清热泻火，有良好的退热作用，且能够清上泻下，走表达里，主清中上两焦之热。栀子苦、寒，归心、肝、肺、胃、三焦经。具有泻火除烦，清热利湿，凉血解毒，消肿止痛等作用。栀子苦寒，一方面可通泻三焦，使气血两清，既清肺胃气分之实热，又清心肝血分之郁热，清心除烦；另一方面可引火下行，使邪气从二便而解。银花、连翘、黄芩、栀子，四者合用，清热解毒，引火下行，使得有形无形，上下表里之火皆得清解。

夫火邪至于中上二焦，与胃中宿食渣滓等物互结不散，以致上述诸症。若火之散漫者，或在里或在表，皆可清之、散之而愈。如携有形之邪，结而不散者，非去其结，则病终不痊，故张老方中加入大黄以通腑泻热。大黄，其性苦、寒，主归脾、胃、大肠经。具有泻下攻积，清热泻火，解毒，逐瘀通经等作用。其苦寒沉降，可峻下实热，荡涤胃肠，走而不守，给邪气以出路，使得火热上炎之证得解。《神农本草经》有言："下淤血，血闭，寒热，破癥瘕积聚，留饮宿食，荡涤肠胃，推陈致新，通利水谷，调中化食，安和五脏。"张老在平时的遣方用药中多擅用大黄，往往能达到较好的治疗效果，治疗小儿积热之疾，正合大黄之功。

大黄予邪出路，然结邪虽去，恐仍有余火散漫浮游于中上二焦，故方中加入芦根和蝉衣，以从上疏散风热。芦根，性甘、寒，归肺、胃二经。具有清热生津，除烦止呕等功效。蝉衣，性甘、寒，归肺、肝经。具有疏散风热，透疹止痒等作用。二者合用，疏散肺经风热，使浮游之火从上而解。

合用生地、元参、麦冬三药养阴生津，防其热邪灼伤津液。生地，性甘苦、寒，归心、肝、肺、肾经，可清热凉血，养阴生津，启肾水以滋肠燥。元参，性苦甘、咸寒，归肺、胃、肾经。具有清热凉血，解毒散结，养阴生津等功效，尤宜外感风热所致咽喉肿痛。麦冬，性甘，微苦，微寒，归肺、胃、心经。可养阴润肺，益胃生津，清心除烦，肺与大肠相表里，故麦冬可滋肺增液，生津润肠。三药合用为增液汤，养阴增液，且使得肠燥得润，大便自下。

焦山楂，性甘，微温，归脾、胃、肝经。主要用于化积止泻，防止小儿饮食积热的同时，防泄泻太过以伤正气。竹叶甘淡辛寒，入心、胃、小肠经。具有清热除烦，生津，利尿等作用。导热下行，使上焦之热从小便而解，与黄芩配伍，助黄芩清彻上中之火。

凉膈增液汤是张老由凉膈散与增液汤两方加减化裁而来，方中为何不用芒硝、甘草？一者小儿身体尚未成熟，恐泻下太过以伤正气；二者甘草甘缓滋腻，有碍于消导畅中和脾胃功能的恢复。

二、凉膈增液汤的配伍特点

发热的类型众多，但内热壅盛型的发热，其病位在中、上二焦，故其治疗重点应为辛凉解表，通腑泻热，而又因小儿脏腑娇嫩，不宜过苦、过寒，因此，在用药时配伍一些顾护脾胃之药，防止攻下太过，以伤正气。银花、连翘、黄芩、栀子四药合用以清热解毒；芦根、蝉衣两药主要用于疏散风热；大黄重在通腑泻热，给邪气以出路；生地、元参、麦冬三药合用养阴生津，防止热灼伤津或攻下太过导致阴液亏损；焦山楂消积止泻；竹叶清热利湿。全方看来，以清热解毒为主，佐以辛凉解表，通腑泻热，以泻代清，寓泻于补，攻下的同时又不伤正，攻补皆施。

三、凉膈增液汤与白虎汤

说到清热，首屈一指的方剂非白虎汤莫属了。《伤寒论》曰："三阳合病，腹满身重，难以转侧……若自汗出者，白虎汤主之。"主治阳明气分热盛，壮热面赤，烦渴引饮，汗出恶热，脉洪大有力。方中重用石膏，辛甘大寒，主入肺胃气分；配合知母，清热除烦，生津止渴；粳米、炙甘草，益胃生津，且缓石膏、知母之大寒。四药合用，除气分之大热。然对于内热壅盛之发热，尚需通腑泻热之功和辛凉解表之效。且小儿脏腑娇弱，重用大寒之物恐伤其正，故治疗发热还需辨证论治，根据临床患者的具体情况，开出适宜的方药。

四、凉膈增液汤与增液承气汤

对于阳明腑实证，我们多用承气类方急下存阴，但对于阳明热结又带有阴亏之证，在通腑泻热的同时又当滋阴增液，增水行舟。《温病条辨》曰："津液不足，无水舟停。"故增液承气汤在临床多用于治疗阳明温病，热结阴亏。由于津液不足导致的肠燥便秘，一般先用增液汤，再不下者改用增液承气汤，故其热结于大肠，病位多在中、下二焦，而对于中、上二焦之热毒及风热表证则稍显不足。把凉膈增液汤拆开来看，不难发现凉膈增液汤也可看作是由增液承气汤化裁而来，是在其滋阴攻下的基础上加入了解中、上二焦热毒的银花、连翘、黄芩、栀子和疏散风热的芦根、蝉衣，此外，根据小儿体质和生活习惯，又加入焦山楂以化积消热。而也正是这两对疏风清热药的加入，使得全方的主治方向更加明显，直指病所。因此，在治疗热结阴亏诸证导致的发热时，可以增液承气汤打底，根据病情进展情况和病人素体状况，通过加减化裁，最终取得更好的疗效。而对于火证，可从丹溪。

五、凉膈增液汤中养阴药的使用

临床所用养阴药一般有生地、玄参、沙参、百合、天冬、麦冬、石斛、玉竹、枸杞子、女贞子等药。其中，生地和玄参，既可清热凉血，又可养阴生津，《本草纲目》记载玄参"滋阴降火，解斑毒，利咽喉，通小便血滞"。沙参、百合、二冬、玉竹多养肺胃之阴；石斛益胃生津，为益胃之要药，同时亦可补脾气，滋肾阴；枸杞，女贞则偏重于肝肾之阴。临证用方时，可根据药物的归经，所亏损津液之脏腑，随证加减选用相应的养阴药对，从而达到更好的治疗效果。本方中的生地、玄参、麦冬三味养阴药主要针对其肺胃津亏、热毒壅盛、热结肠秘等证，且肺与大肠相表里，故择而用之。

六、治疗火证重在分清虚实，辨证论治

朱丹溪在《相火论》中提出"实火可泻，虚火可补，郁火当发"三大治则，认为实火可用黄连之类清热解毒，虚火可用人参、白术之类，阴虚火动则倡用补阴降火药，如炒黄柏、生地黄之类，此外，尤要注意凡火盛者，不可骤用凉药，必兼温散。在滋阴降火的同时，也要时时顾护脾胃之气，使得清滋不碍脾运，苦寒不伤胃气，脾胃升降有序，用药才能事半功倍。

（王平）

张刚凉膈增液汤为凉膈散与增液汤两方加减化裁而来，具有清热泻火解毒之功，用于治疗内热壅盛型的发热。作者仔细分析该方的方解、配伍特点，并与白虎汤、增液承气汤进行比较，在此基础上指出张刚结合小儿生理、病理特点，合理使用养阴消积等药味，且强调治疗火证重在分清虚实，辨证论治。

银翘合桑菊方浅析

谈及张老的银翘合桑菊方，或谓之集吴瑭辛凉二剂之大成，即银翘散与桑菊饮，其功效辛凉解表，清热解毒，主治小儿外感风热证。常见症状如发热，鼻塞流涕，打喷嚏，微有汗出，咽红，面红唇赤，舌质红，苔薄白或微黄，指纹浮露色深红，脉浮数。

一、银翘合桑菊方方解

银翘合桑菊方的药物组成和常用剂量如下：桑叶 5 克、杭菊花 6 克、连翘 6 克、银花 6 克、芦根 8 克、蝉衣 6 克、薄荷 5 克、黄芩 6 克、牛蒡子 5 克、桔梗 5 克、甘草 3 克、竹叶 3 克。

方中桑叶疏散风热而清肺肃肺，其性甘苦而寒，归肺、肝二经，疏风力稍弱而清肺力强。杭菊与桑叶类似，归肺、肝二经，疏散风热，则黄者宜；清肝平肝，则白者宜，同时具备清热解毒之功效。桑叶、菊花除归肺经外悉归肝经，何也？肝者主东方，肺者主西方，或谓之肝肺为升降之外轮，常有"肝升太过，肺降无权"的升降失调表现，而按吴瑭《温病条辨》中对此的论述，则是"风气通于肝，春乃肝令而主风，木旺金衰之候，故抑其有余"。

金银花轻清宣散，芳香辟秽。其性苦辛微寒，且凉不郁遏，主归肺、心、胃与大肠经，重在升散，为"疮家圣药"之一，而又不仅为清热解毒所设，抑或疏散风热，清解暑热，略可凉血，而连翘性味大抵与银花同，主归心、肺、小肠经，重在清热，亦为"疮家圣药"。儿童脏腑娇嫩，多食强食则脾胃易伤于食积，食积或郁而化热，故内常有里热，肺胃热盛则见咽喉红肿热痛，须清热解毒，方可两擅其功。四者相伍，清疏兼顾，而以疏为主，盖吴瑭"治上焦如羽，非轻莫举"之诫，而四药之性味均为辛甘苦寒，则合《内经》中"风淫于内，治以辛凉，佐以甘苦"之法也。

本方用量最大之芦根，甘寒益津，清气分热，归肺、胃经，特别擅长清泻由外感风热而引起的肺热。芦根之用，参银翘散原方亦可，参苇茎汤或五汁饮亦可。联系张老学术思想以及《玉楸药解》易知，芦根"清降肺胃，消荡郁烦，生津止渴，除呕下食"，小儿食积化火，而热势不甚，若黄连味极苦、性大寒不得用，恐苦寒伤其正气，则芦根常为涤荡胃热，止呕生津的最优解。芦根既能很好地针对外感风热所产生的肺热，又能兼顾小儿常有食积化火这一病机，内外并调，其奥妙可见一斑，故重用之。竹叶甘淡，助银花以轻宣透散，助黄芩以清肺，助芦根以除烦，助连翘以利尿，用量最小，但其各方面的推动作用绝不可小觑。

薄荷辛凉，入肺、肝经，发散风热，清利咽喉，长于解表，而不善清热，牛蒡子苦辛寒凉，入肺、胃、大肠经，疏散风热，清解热毒，清利咽喉，润肠润肺。牛蒡子最宜外感风热导致的咽喉肿痛，以及里热证重的便秘，此处用牛蒡子，一是解决了薄荷清热力弱的问题，二是能很好地针对患儿咽肿这一表现，对薄荷起到帮助的作用，三是能"先安未受邪之地"，防止病情发展影响患儿肠胃功能而有便秘，及时疏通，釜底抽薪，"上工治未病"的先进思想在临证中往往居功至伟。

桔梗苦辛微凉，苦能肃肺，辛能宣发，主入肺经，肺科诸病每恃为要药，其性上浮，张元素谓之"舟楫之剂"，载药上行，引诸药入肺。其本质宣肺利咽，祛痰排脓，略可疏散风热。如《伤寒论》之桔梗汤，只桔梗、甘草二味，为治咽痛常用方、代表方。在此方中，桔梗首先引药入经，其次宣肺利咽，与甘草相须为用。甘草甘缓不峻，益胃安中，清热利咽，调和诸药。二者相伍，用为佐使。

本方并非银翘散与桑菊饮的简单药物累加，去微温之荆芥，降气之杏仁，力弱之豆豉，而添清肺泻热之经典药物黄芩，又新加治疗小儿惊风之常用药蝉蜕。黄芩苦寒，燥湿泻火，主入肺、胆、大肠、脾经，善清上、中二焦之火热，直抵病所，尤善于清肺，《滇南本草》曰黄芩"上行泻肺火"，方能助银翘之势，苦寒直折。蝉蜕，甘寒之品，归肺、肝经，功用疏散风热，息风止痉，利咽开音，透疹，明目，其祛风力强，似荆、防一类，且性缓，最宜儿童。张锡纯《医学衷中参西录》曾云："能发汗，善解外感风热，为温病初得之要药"。肺胃热盛则有咽喉肿痛，蝉蜕利咽开音，与牛蒡子、桔梗相伍，大大增强了这一方面的作用。

二、银翘合桑菊方的配伍特点

本方药物功效有诸多相似之处，大致分为以下几类：菊花、银花、桑叶、连翘、薄荷、牛蒡子、蝉蜕均可疏散风热，药味最多，用量也大，表明此方最主要的功效是发散风热；黄芩、芦根、竹叶、桑叶，彻清上、中二焦郁热，为清脏腑热之药物；牛蒡子、菊花、连翘、黄芩、银花、甘草清热解毒；桔梗、甘草有直接利咽的作用，又可引药入经，缓和药性。此12味药相伍，清疏共进，以辛凉疏表为主，清热解毒（清肺利咽）为辅，兼有除烦、利尿、凉血等功效。

三、银翘合桑菊方与银翘散、桑菊饮

由方名不难得出，银翘合桑菊方是吴瑭"辛凉平剂"银翘散与"辛凉轻剂"桑菊饮的合成与化裁。对银翘散来说，去掉荆芥与淡豆豉，无辛温之品反佐，也自然舍去了"去性取用"这一说法，银花、连翘的相须为用，在全方疏散风热的前提下，也能有较好的清热解毒作用。对桑菊饮来说，去掉苦温之杏仁，而重在桑叶、菊花的配伍，加入蝉蜕、黄芩，清疏兼备。参考黄芩泻白散，不难得出，小儿稚阳之体，肺热盛则用重药，反之则恐"病重药轻"，参考升降散，蝉蜕"为清虚之品，能祛风而胜湿，涤热而解毒"，故本方实在为吴瑭两方上有所舍得，而另有发微。

四、银翘合桑菊方与麻杏石甘汤

张老认为，小儿发热实证多，虚证少，阳证多，阴证少。仲景麻杏石甘汤，选用辛温燥烈之麻黄，其目的不仅为发汗解表，更在于与苦温之杏仁宣肺平喘。本方证中无喘咳，则无须麻杏石甘汤。同理，当本方证中出现明显肺热喘咳时，加杏仁、枇杷叶也是非常有必要的。

五、辛凉解表剂中清热药的使用

《温病条辨》中有言："按温病忌汗，汗之不惟不解，反生他患……病自口鼻吸受而生，徒发其表亦无益也。"从另一个角度看，这与普济消毒饮有密切关系，只不过本方以疏散为主。吴瑭评价银翘散时，曾言："病温者，精气先虚。此方之妙，预护其虚，纯然清肃上焦，不犯中下，无开门揖盗之弊，有轻以去实之能。"

六、治外感风热当"祛邪、存阴、补脾"并重

本着"有是证，用是方"这一准则，小儿外感风热证常予银翘合桑菊方。《温病条辨》中有过如下论述："小儿肤薄神怯，经络脏腑嫩小，不耐三气发泄。邪之来也，势如奔马，其传变也，急如掣电。"在临床治疗中，应当通过发汗、泻下或利尿的方式给邪出路，如本方之竹叶、芦根，泻小肠实热以利尿，或可入滑石、山栀；加大黄，稍入枳实，通腑泄热，以泻代清。"阳常有余，阴常不足"小儿更甚，末期注重补养阴液，也最关键重要，如本方之牛蒡子、桑叶，或加麦冬、辽沙参。最后，应当遵循"内伤脾胃，百病由生"的观念，培土生金，鼓舞脾胃。本证之预后，可加苡仁、黄芪、茯苓、白术、党参等。脾胃者，后天之本也，小儿之生长发育全赖后天脾胃化生水谷精微以充养，张老亦十分重视小儿诸病与脾胃的关系，应处处顾及脾胃之气，勿使之损伤。

（王平）

张刚治疗小儿外感风热证时会用银翘合桑菊方来辛凉解表，清热解毒。作者在分析张刚银翘合桑菊方方解、配伍特点的基础上，又与银翘散、桑菊饮、麻杏石甘汤进行比较，指出治疗小儿外感风热当"祛邪、存阴、补脾"并重。

藿香乌梅汤浅析

张老的藿香乌梅汤功效在于消食导滞，但消导之中亦兼顾脾胃，寓健于消，临证治疗小儿食积停滞，积热内蕴引起的伤食泄泻。常见症状有小儿腹痛、腹胀，痛则欲泻，泻后痛减，泻下粪便臭如败卵，不思饮食，嗳腐酸臭，舌苔黄垢厚腻，指纹紫滞，脉滑实。

149

一、藿香乌梅汤方解

藿香乌梅汤的药物组成和常用剂量为藿香 4.5 克、乌梅 9 克、苍术 4.5 克、陈皮 4.5 克、黄连 8 克、川椒 2 克、焦山楂 6 克、槟榔 4.5 克、枳壳 4.5 克、竹叶 3 克。

方中藿香辛温芳香，辛散而不峻烈，微温而不燥热，主入脾胃经，善化湿醒脾，为治湿阻中焦证之要药。纵观张老的系列腹泻效灵方，其中都用到了藿香，起初思虑良久，不明张老的用意。泄泻从病机分析，虚可致，实可致；从病因分析，寒可致，热可致，湿可致，食可致。治疗大法上虚则补之，实则泻之，具体方法可温、可清、可利、可消，为何总不舍藿香呢？后读到《药品化义》中关于藿香的阐述，方有所悟。《药品化义》曰："藿香，其气芳香，善行胃气，以此调中，治呕吐霍乱，以此快气，除秽恶痞闷。且香能和合五脏，若脾胃不和，用之助胃而进饮食，有醒脾开胃之功。辛能通利九窍，若岚瘴时疫用之，不使外邪内侵，有主持正气之力。凡诸气药，独此体轻性温，大能卫气，专养肺胃。"藿香能泻能调，能驱邪，能补中，关键在于"醒脾开胃"一功着实是它药所不及。小儿脏腑娇嫩，脾胃功能尚未十全，若补之太多，难免徒增燥烈，伤气耗津，消之太甚，又恐伤其根本，故用藿香醒脾开胃，旨在脾运健，胃纳增，不复伤。乌梅酸涩之味浓厚，药性平和，归肝、脾、肺、大肠经。善敛肺、涩肠，肺虚久咳、久泻久痢均可使用；同时可补养脾阴。方中乌梅用量倍于藿香，一则取其酸涩收敛之力，针对泄泻这一主要症状；一则用乌梅之酸涩制约藿香辛温辛散。两药合用，一开一合，一将一相，相辅相成，相互佐治，为治疗小儿泄泻之黄金组合药物。

槟榔苦、辛、温，辛行苦降，归胃、大肠经，善行胃肠之气，消积导滞，又能利水化湿，在治疗腑实证中为主力健将，有消积导滞，推陈出新的特点；焦槟榔用于治疗食积不消，气滞腹胀、泻痢后重。山楂味酸而甘，微温不热，主入脾胃经，长于消食化积，健脾开胃，可治多种饮食积滞之证，尤为消化油腻肉食积滞之要药。因其能消积化滞，善祛垢腻腐秽之积而止泻止痢，故对因积滞而成泻痢之证，概有良效。消食散瘀，多用生山楂；止泻止痢，生用、炒用均可。方中槟榔、焦山楂针对邪实而设，二药配合即消积导滞，又止泻止痢，针对伤湿泄泻这一基本病机。二药在用量上不及藿香和乌梅，说明张老在组方时想到的主要是恢复患儿的脾胃功能，而不是关注当下，只重消导止泻，因为只有患儿的脾胃功能强健，才能真正健康。这种重视、关注患病之人的治疗思想远比关注人患的病要持久的多。

黄连味苦燥湿，性寒泻火，入心、肝、胃、大肠经。清热燥湿之力颇强，尤善清中焦湿热，长于治湿阻中焦，脘腹痞满，恶心呕吐，且善除脾胃大肠湿热，为治湿热泻痢之要药。食积湿阻，日久难免化热，或即使没有化热的症状表现，加入黄连亦有反佐之意。苍术辛香发散，苦温燥湿，主入脾、胃经，为燥湿健脾要药。凡湿邪之病，不论表里上下，皆可配伍应用，主治湿阻中焦证、痰饮、水肿等，尤宜于寒湿中阻、脾失健运者。川椒性温，味辛，归于脾、胃、肾经。可祛寒化湿，去湿除虫，止痛等。本方用川椒可进一步温中化湿。苍术、川椒与黄连配伍，一温一寒，一升一降，寒温并用，升降同调，有利于恢复中焦脾胃气机的升浮降沉。

陈皮性辛、苦，温燥，主入脾、肺经，作用温和，长于行脾胃之气，故凡脾胃气滞证皆可选用，为理气健脾之佳品，因其既能理气，又能燥湿，故尤适用于湿阻中焦之脾胃气滞证。枳壳性味苦、辛、酸，微寒。归脾、胃经。功能理气宽中，行滞消胀。用于脾胃气滞，脘腹胀满，食积不化，痰饮内停等。两药在方中行气消胀，共奏理气之功。

竹叶甘淡性寒，入心、胃、小肠经。功能清热除烦，生津，利尿。本方用竹叶利尿，可给予水湿之邪以出路，正所谓利小便所以实大便也。

方中为何不用甘草？一方面甘草甘缓影响消导畅中之功，另一方面食积、湿阻引起的舌苔厚腻，甘草滋腻会阻碍脾胃功能。

二、藿香乌梅汤的配伍特点

伤食泄泻，即饮食所伤引起的腹泻。从病位分析，饮食内伤病位在脾胃，腹泻病位亦在脾胃，因此治疗的关键在于调理脾胃，而非单纯止泻。当然，如为久泻，或者泻痢下重的话另当别论。藿香、乌梅、苍术三味药重在醒脾、滋脾、健脾、运脾；陈皮、枳壳重在理脾。上五味药通过调脾则痰湿去、气滞行、胃纳开、脾运健。焦山楂、槟榔消积止泻，黄连、竹叶清热利湿，川椒温中固护脾胃。纵观全方，健脾固本为主，消积导滞为辅，寒热温凉并用，功效平和，祛邪而不伤正，扶正而不留邪。

三、藿香乌梅汤与保和丸

治疗伤食，首选保和丸，《丹溪心法》记载："保和丸，治一切食积。"藿香乌梅汤与保和丸均可治疗伤食，但各有侧重。保和丸用于"一切食积"之轻证，侧重消食化滞，多适用于正气不虚，脾胃功能正常者；藿香乌梅汤用于脾虚食积证，侧重于健脾消食，多适用于脾胃虚弱，食积内停者。同一病证，见症有"微""著"之别，医者须见微知著，方可投方必效。临床上单纯食积，症状较轻，即"伤食轻者"，患者尚未出现呕吐、腹泻、发热、咳嗽等伤食引起的种种病症时，可用保和丸消食化积，防患于未然。然当"伤食重者"，患者或吐、或泻、或发热、或咳者，用保和丸明显力有不及。

四、藿香乌梅汤与平胃散、二陈汤

清代医家陈修园在《时方妙用》中指出："伤食病，必有胸闷、吞酸、嗳腐、腹胀、腹痛等症，宜以平胃散加麦芽、谷芽、山楂、神曲、莱菔子消之。"作为时方，在当时，使用平胃散加消食药治疗食积是医生常用方法。如果藿香乌梅汤去掉藿香、乌梅，也可以看作是平胃散加消食药加减而成，然而正是因为方中的藿香、乌梅两味药的加入，使得该方的主治症更加明确，后学者学习时更便于掌握。食积可以伤脾，亦可以伤胃。胃阻痰生，用二陈汤化痰和胃；脾虚湿滞，用平胃散化湿运脾。病位不同，选方用药亦有差别。《丹溪心法》治疗伤食，书中所出第一方："伤食，恶食者，胸中有物，宜导痰补脾，用二陈汤加白术、山楂、川芎、苍术服之。"此处的胸中当为胃脘。

五、藿香乌梅汤中消导药的使用

152

临床常用的消食药有山楂、神曲、莱菔子、炒谷芽、炒麦芽、槟榔等。吴昆在《医方考》中说到："山楂甘而酸，酸胜甘，故能去肥甘之积；神曲甘而腐，腐胜焦，故能化炮炙之腻；卜子（莱菔子）辛而苦，苦下气，故能化面物之滞。"汪昂在《医方集解》中指出："山楂酸温收缩之性，能消油腻腥膻之食；神曲辛温蒸窨之物，能消酒食陈腐之积；菔子辛甘下气而制面。"两位医家都提到，每味消食药都有其偏性，临证用方时，可根据药物偏性、所伤之物，以及其兼症，随证选择加减取用神曲、莱菔子、炒麦芽、炒谷芽等消食之品。藿香乌梅汤中用到的消导药有焦山楂、槟榔两味药。山楂消食止泻，槟榔消食消胀，针对腹胀、腹泻这一主症。

六、治疗伤食重在"健脾、强胃"

对于伤食的治疗，李东垣在他的著作《内外伤辨惑论》中提到了四种治疗方法，由轻到重依次为节制饮食（即东垣所说的"损其谷"），不药而愈；消导；稍重者攻化；尤重者吐下。其中，李东垣特别强调治疗伤食应

"以平为期"，不可过用。"盖脾已伤，又以药伤，使营运之气减削，食愈难消"。药物可以治病，亦可致病，所以治疗伤食的最高境界是内伤用药之大法，所贵服之强人胃气，另胃气益厚，虽猛食、多食、重食而不伤，此能用食药者也。

（王平）

藿香乌梅汤（藿香、乌梅、苍术、陈皮、黄连、川椒、焦山楂、槟榔、枳壳、竹叶）是张刚调理脾胃治疗虚实夹杂证的经典方，具有健脾固本，消积导滞之功效。作者分析该方的方解、配伍特点，并将此方与保和丸、平胃散、二陈汤比较，还着重讨论方中消导药的使用。通篇的落脚点在于强调治疗伤食重在"健脾、强胃"，并与李东垣《内外伤辨惑论》治疗伤食之古训相印证。全文层次清晰、一气呵成，使藿香乌梅汤的组方用药特色得到了理论层面上的阐释和升华。

张刚经验方藿香乌梅汤及其临床应用

著名老中医张刚生前系太原市中医研究所儿科主任医师，从事儿科临床50余年，医术精湛，尤其对小儿脾胃疾患的诊治更是得心应手，他认为小儿生长发育快，对水谷精微需求相对比成人多，脾胃功能的负担也较成人为重，然小儿脏腑娇嫩，脾常不足，常因内伤饮食，外感六淫而导致脾胃功能失调，由于水谷精微运化失调而致小儿后天发育不足，则易百病由生。因此，预防和治疗小儿脾胃疾患实属重要，张老自拟"藿香乌梅汤"就是他治疗小儿脾胃疾患的代表方之一，介绍如下。

一、方剂组成及方义

藿香乌梅汤由乌梅丸合平胃散化裁而来。由藿香、乌梅、陈皮、苍术、川椒、川连、苏子、香橼、竹叶、槟榔、甘草、焦山楂组成。方中藿香、苍术、陈皮芳香化湿，燥湿健脾，和中解郁，理气宽中；乌梅、甘草酸甘化阴，敛肺涩肠，生津安蛔；乌梅、川椒、黄连酸辛苦俱备，和胃安蛔，温中止痛，暖脾止泻；苏子、香橼降气消痰，宽中理气；槟榔杀虫消积，行水祛湿；竹叶甘寒，清心胃之热；焦山楂消食化积行滞。本方酸甘焦苦辛并存，以酸甘化阴，辛开苦降，达到调理脾胃功能正常运化之效，适用于一切脾胃寒热夹杂证。

二、主证及临证加减

大便泄泻、恶心呕吐、胃脘疼痛、脘腹胀满、食滞虫积、纳呆食少、倦怠乏力、面黄肌瘦等皆宜应用。临证加减应用范围更广、疗效更显。

大便稀溏，食后即泻之脾胃虚寒证，加党参、干姜、山药；大便干结，舌苔黄厚，加大黄；大便干结，舌红少苔，加白芍、芦荟；舌红少苔、剥苔之脾胃阴虚证，去苍术、陈皮，加沙参、山药、石斛、白芍；伴有头痛、头晕，加菊花、珍珠母；伴有盗汗自汗，加沙参、山药、牡蛎；呃逆反胃，舌苔厚，加白蔻仁、代赭石；胃脘痛，喜温喜按，加良姜、香附；伴肝脾肿大，或肝炎恢复期，加丹参、郁金、川楝子、茵陈；伴小便频数或遗尿，脾肾两虚，加山萸肉、菟丝子、桑螵蛸、益智仁；伴荨麻疹，加薏苡仁、茵陈、云苓。

三、病例介绍

病例一

李某某，男，7岁。数月来，食少纳呆，食后则便，大便先干后稀，日行4~5次，脘腹作痛，伴有盗汗，咳嗽，不发热，舌红苔白，脉缓。辨证为脾肺气虚。治则为健脾益肺。方药：

藿香 5 克	乌梅 15 克	川椒 5 克	川连 5 克
焦山楂 8 克	槟榔 5 克	竹叶 3 克	山药 15 克
沙参 8 克	石斛 10 克	地骨皮 10 克	甘草 5 克

患儿连服 6 剂即愈。脾为生痰之源，肺为贮痰之器，培土可生金，脾健则可运化水湿，痰饮自除，咳自止，脾健运化功能正常，则纳食增加，大便次数减少。

病例二

张某某，男，6 岁。出生后 6 个月因先天性巨结肠行手术治疗，术后经常腹泻，日 3~5 次，尿少，食欲一般。舌淡，苔白，脉缓。辨证为脾气虚。治则为健脾益气，温中止泻。方药：

藿香 6 克	苍术 6 克	乌梅 15 克	陈皮 8 克
川椒 4 克	川连 5 克	槟榔 5 克	焦山楂 6 克
竹叶 3 克	党参 10 克	山药 10 克	干姜 3 克
甘草 4 克			

服上方 4 剂后大便次数减少，尿量增多，继服 20 余剂，大便恢复正常，食饮好，精神佳。方中加党参、干姜、山药增强了健脾益气，温中止泻之功，疗效甚佳。

张老认为，小儿正处在生长发育旺盛阶段，脾胃功能至关重要，一旦患病，必须重视调理脾胃。藿香乌梅汤组方合理，用药得当，加减灵活，疗效显著，实为治疗儿童脾胃疾患的重要方剂。

（杨廷利.《山西中医》1997.4）

此文系作者临床使用张刚验方藿香乌梅汤（藿香、乌梅、苍术、陈皮、川椒、川连、焦山楂、槟榔、苏子、香橼、竹叶、甘草）的心得体会，并附两则验案，予以申说。其一则案例，患儿食少纳呆，食后则便，日行4~5次，已有数月，作者辨证为脾肺气虚，认为脾为生痰之源，肺为贮痰之器，培土生金，用此6剂得愈。其二则案例，患儿6岁，因先天性巨结肠术后经常腹泻，日行3~5次，病程5年半，作者辨证为脾气虚，用此方加减月余，始得痊愈。

灯心竹叶汤在儿科中的应用

灯心竹叶汤最早在《证治准绳·幼科》集之五痘疹·吐逆篇中主治心热，烦躁，失眠不寐，小儿夜啼。方中灯心草清心除烦为君药，竹叶凉血退热为佐药，两味药均性寒、味淡，入心、胃、小肠、心经。在张刚先生非常推崇的《医宗金鉴·幼科杂病心法要诀》一书中，多用竹叶、灯心为药引。

宋明锁主任抄录《张刚先生处方》58方中有26首方剂均使用灯心竹叶作为佐药或臣药或药引，如四个肺炎系列汤、凉膈增液汤、调脾清热汤、口疮汤、柴芩惊风汤，以及腹泻中热胜于湿、湿热型的治疗方剂中均有灯心竹叶汤加减。灯心竹叶汤在这类方剂中的应用均反应出与小儿生理、病理特点相关，小儿素有"肺娇易病，脾弱易伤，心热易惊，肝胜易搐，肾虚易损"的特点，小儿患病后传变迅速，疾病的寒热虚实容易相互转化或同时并见，概括而言，即"易虚易实，易寒易热"。灯心有利小便、清心火的功效，小儿心热易惊，临床中易夜啼、起口疮，包括鹅口疮、咽炎等，均可使用灯心组方或使用单味泡水服用，在口疮治疗当中，外用灯心炭、冰片共研细粉，吹入患处，配合汤剂使用可明显缩短病程。灯心炭制后，具有止血的功效。

现代研究表明，灯心草含有纤维、脂肪油、蛋白质、多聚糖等成分，药理学证实，灯心草具有镇静催眠的作用，对枯草芽孢杆菌、金黄色葡萄球菌和白色链球菌均具有一定的抗菌作用。

小儿脾常不足，运化力弱，乳食不知自节，若稍护理不当，内伤饮食，极易发生呕吐、泄泻、积滞、疳证等脾胃系病症，小儿脏腑经络稚嫩，内脏阴精不足，感邪后邪气嚣张，从阳化热，内蕴化火，易致热极生风，邪陷心肝而发生惊搐、昏迷等心肝系统病症，所以临床中，张刚老先生在治疗惊风及癫痫中也加入了竹叶、灯心作为药引。《本草再新》中记载："竹叶凉心健脾，化痰止咳，解热除烦，生津止渴……治吐血、鼻血，聪耳明目。"如张仲景在《金匮要略》中的竹叶汤、《伤寒论》中的竹叶石膏汤中都较早用到本品。《圣济总录》中，竹叶汤"治霍乱利后，烦热燥渴，卧不安，浓煮竹叶汁，饮五六合。"在《安徽中草药》中，竹叶在方中可君可臣可使，亦可当药引子，应用竹叶引药下行，给邪热以出路。

由于小儿一旦患病，则邪气易实而正气易虚，如感受外邪，化热化火，灼伤肺津，炼液为痰，痰热闭阻肺络，发生肺炎喘嗽，在临床中往往需要加入一些药物，如灯心草、竹叶，即为灯心竹叶汤，可引火下行，使热从小便出。二味相配：清心火，降肺火、胃火，防肺胃气机上行呕逆面红，防心火下行手心脚心热，面赤饮冷，吐出混浊，还可用于肝经火旺心烦燥的缓解。

临床案例：张某，女，6个月，因饮食不节出现呕吐1天。刻下症：低热37.6℃，食后即吐，夜晚哭闹不止，大便质稀，日3行，舌质红，苔白厚略黄，指纹紫。

方药：灯心竹叶汤。竹叶10克、灯心草6克，三剂，水煎服。少量多次喂饮，禁食。酪酸梭菌活菌散，1次1袋，1天3次。

此案例中，因小儿食积后引起呕吐，又因患儿年龄偏小，服药困难，饮水及食物后均呕吐，在用药方面需轻、口感需好。《古今图书集成医部全录》："灯心竹叶汤，治干呕；竹叶三十片，灯心三十根；水煎。"又《证治准绳·幼科》卷五灯心竹叶汤："淡竹叶三十片，灯心草三十根。水煎。汤水透碧，清香入心。治干呕、呕吐，吐泻不止，水谷不纳等，速效。"

此患儿服灯心竹叶汤后第2天即止呕，热退。3天后复诊，病痊愈。

明代《小儿则》中记载"一药可愈"（易于康复），所以在临床中根据小儿的生理、病理特点对一些疾病的治疗善用小方、散方，辨证清晰后，往往可达到立竿见影的效果。

（孟亚静）

《张刚先生处方》中有26首使用灯心、竹叶二药。作者从小处着眼，分析灯心、竹叶之作用及意义。并附一6个月婴儿乳食不节，呕吐低热哭闹例，用竹叶10克、灯心草6克、三剂得效。证实《证治准绳·幼科》灯心竹叶汤所言"汤水透碧，清香入心。治干呕、呕吐，吐泻不止，水谷不纳等，速效"不谬。

四核二香汤对药用药心得

张刚先生用"加味四核二香汤"（乌梅、山药、沙参、甘草、川楝子、橘核、荔枝核、山楂核、小茴香、广木香）治小儿疝气、偏坠，鞘膜积液等病。初步查考可知，此方系从刘绍武先生主治腹满寒疝、右脉长弦的"三核二香汤"（川楝子、橘核、荔枝核、小茴香、木香、大黄）加减化裁而来。刘绍武原方是治厥阴寒实之证的，张刚化裁之后变为治疗小儿虚实夹杂的疝痛之方。

方中乌梅、山药、沙参是张刚先生滋养脾阴常用药，他曾说："乌梅味酸，性平，无毒，入肝、脾、肺、大肠经，功能调肝理脾，敛肺涩肠，杀虫止痛，止渴生津，退热除蒸，敛血止血，适用于肝脾不和、脾胃虚弱所致的食欲不振，腹胀腹痛，呕吐泻痢，肠内寄生虫，虚弱烦渴，肺虚久咳，各种出血等。""山药味甘，性平，无毒，入肺、脾、肾三经，功能健脾益气，长肌肉，益气力，为滋补脾阴之佳品，适用于脾胃虚弱，虚羸体倦，纳呆泄泻，虚劳咳嗽。""乌梅、山药、辽沙参都是补养脾阴之优品，性平无毒，均宜大量使用。若三药合用，实乃养脾阴益脾气之良法。""补虚勿忘乌梅、山药。"至于沙参的选择，亦与《肘后备急方》的记载契合若一。《肘后备急方·治卒腹痛方第九》卷一曰："治卒得诸疝，小腹及阴中相引，痛如绞，自汗出欲死方。捣沙参末，筛，服方寸匕，立瘥。"

张刚先生"加味四核二香汤"方中的四核是指川楝子、橘核、荔枝核、山楂核，二香是指小茴香、广木香。对于"四核二香"对药的出处有一些古籍记载，如：来自于程氏《医学心悟》的橘核丸，方由橘核、荔核、小茴香、香附、川楝子、山楂子、神曲七味药组成。出自《重订严氏济生方》的橘核丸组成与之有些不同，主要由橘核、木香、延胡索、川楝子、厚朴、枳实、海藻、昆布、桃仁等组成，有行气活血，软坚散结之功，主治㿉疝。除此之外，当今对于"四核二香"的对药也研制出了一些中成药，如茴香橘核丸，临床应用也比较广泛，收到了一些良好的疗效。四核二香组队用药主要应用于寒凝肝脉，气机阻滞所致的各类疾病，经调查发现，对于治疗小儿疝气、鞘膜积液、精索静脉曲张，以及前列腺、乳腺等疾病中较为广泛，其中用于治疗小儿水疝疾病者较为多见。

在这两组对药中，主要的组成部分即"核"类药与"香"类药。其中的核类药主要为橘核、荔核、川楝子。用大量的核类药起到以核通核的作用，植物繁衍后代靠种核，人体繁衍后代则靠睾丸（精子）、卵巢（卵子）。中医取类比象，运用植物的种核之气，以通人体睾丸生殖器之气。《儒门事亲》曰："诸疝皆归于肝经"。《景岳全书》"治疝必先治气"。橘核、川楝子等核类药兼可行气、散滞气。"香"类药主要为木香、小茴香等药，可直入下焦腹股沟睾丸，把那周围气滞之象解开，那么疝气水结瘀血也就能随之化散。荔枝核甘温，橘核苦平，二者均归肝、肾经，功能行气散结，《本草汇言》载："橘核，疏肝、散逆气"。《日华子本草》中亦有"苦温入肝而疏逆气之功"的言语。川楝子、小茴香可增强疏肝行气之效，核类药与香类药共同相配，可理乎中气，同时引诸气下行，使气化下行而无痛扰。四核二香对药组成效果明显，乃张刚老师治小儿水疝类疾病经验用药。

（马生莲）

作者分析张刚治疗小儿疝气偏坠之验方"加味四核二香汤"（乌梅、山药、沙参、甘草、川楝子、橘核、荔枝核、山楂核、小茴香、广木香）中橘核、荔枝核、川楝子、山楂核与木香、小茴香两组药对的配伍之情。既分析各药对的临床作用，亦分析两组药对的联用道理。作者指出二药对间川楝子、小茴香合用，可增强疏肝行气之效，核类药与香类药共同相配，可引气下行，止痛而无忧。

张刚老师临证对药使用回顾

张刚老师（1907-1988）是山西中医"儿科圣手"，被称为"山西小儿王"，老师的学术思想、经验良方早就不胫而走，誉满晋阳，老师所述之治学门径是自身治学的写照，同时也垂范于我们这些后学者，我跟随老师的时间虽短，但深感老师是一位乐为后学者指点迷津，视金针度人为己任的良师。老师高超的医技成就了一代名医，也使我们后学者受惠终生。

张刚老师16岁进药店当学徒，深得李华池先生嫡传，以后又同时逸人、李翰卿二位名中医学习，更是获益匪浅。老师的一生是在实践中学习读书，反复磨炼，自立成才的，他博览历代儿科群书，并能吸取诸家精华，自成一家，形成了鲜明的用药风格，其卓越的疗效可见力行的功夫，老师临证很重视辨证施治，处方喜欢使用对药、角药，特别是对儿科急症，辨证用药，稳、准、狠使用大黄、槟榔，堪称点铁成金，从以方统药的角度来看，这些药物的应用，更觉韵味无穷。下面我将老师当年喜欢使用的对药、角药，谈一下自己现在使用的体会。

中医儿科医师在辨证识病完成后，精准用药是十分重要的一环，"辨证难，用药亦难"，总结了儿科医生的艰难。张老根据自己数十年的临床实践经验，把常用的中药，按药性、功能、特点配伍成若干对药、角药，使其相互协同，用于临床几十年，疗效可靠，值得后学者借鉴。

为了便于大家学习记熟，我按系统疾病整理如下：

一、呼吸系统

（一）发热

发热是儿童多系统疾病都可出现的一个症状，但以呼吸系统的感冒、咳嗽最多见，中医辨识该类疾病时，多以外感、内伤区分，张老常用角药、对药介绍如下。

1. 角药

（1）银花、连翘、芦根

银花味甘性寒，入肺、心、胃、大肠经，功擅清热解毒，用于外感风热或温病初期或热毒疮痈或热毒泻痢。

连翘味苦微寒，入肺、心、胆经，功擅清热解毒、消痈散结，用于外感风热或热毒所致的各种疮疡肿毒。

芦根味甘性寒，入肺、胃二经，功擅清热除烦、生津止渴、清胃止呕，用于热病伤津、胃热呕吐、肺热咳嗽。

张老临床使用这组角药，主要是清热退烧，发表透疹，多用于外感风热引起的表证发热不退，瘾疹不出，张老认为这三味药寒而不甚，相伍可用于儿童风热郁表，疹出不畅，张老强调银花、连翘用量要小，芦根用量稍大是配伍之妙。

（2）生地、玄参、麦冬

生地味甘性寒，入心、肝、肾经，功效清热凉血、养阴生津，用于温病热入营血、血热妄行、热病伤津。

玄参味甘咸、性寒，入肺、胃、肾经，功效清热凉血、滋阴降火、解毒散结，用于温病热入营分、热病引起的咽喉肿痛。

麦冬味甘、性寒，入心、肺、胃经，功效清心除烦、润肺养阴、益胃生津。

张老临床经验方——凉膈增液汤就是这一组角药为君而组成的，这三药配伍，金水相生、上下既济，治疗热病伤阴出现的口渴喜饮、低热不退、口鼻干燥等阴虚内热证。凉膈增液汤在此基础上加银花、连翘、栀子、黄芩清热解毒，又加芦根、竹叶、蝉蜕清心除烦，更伍大黄、焦楂消食导滞，用于热病后期，发热、伤阴、大便干燥、小便黄，舌红少苔或舌红苔薄黄而燥有很好的疗效。此方是张老自拟退热三方（加味柴胡汤、凉膈增液汤、调脾清热汤）之一。

（3）沙参、麦冬、地骨皮

沙参味甘性微寒，归肺、胃经，功效养阴润肺、益胃生津。

麦冬味甘性寒，归心、肺、胃经，功效清心除烦、润肺益胃。

地骨皮味甘性寒，归肺、肾经，功效清泻肺热、凉血除蒸。

张老临床治疗小儿肺热咳嗽，凡是舌红少苔时就用这三药配伍，张老临证特重视舌诊，常以舌象的变化去辨证引导加减用药：舌红少苔表示肺胃阴液已伤，阴伤易导致内热，沙参、麦冬滋阴润肺，固护阴液，配伍地骨皮清肺中虚热，如遇咳嗽的患儿可合桑皮、杏仁，功同泻白散之意。

（4）玄参、浙贝母、板蓝根

玄参味甘咸、性寒，入肺、胃、肾经。本品质润多液，色黑入肾，为泻无根浮游之火的圣药，既能养阴凉血，清热泻火，除烦止渴，又能养阴润燥，清利咽喉，消肿止痛，还能解毒散结，治疗阴虚火旺的瘰疬、瘿瘤。

浙贝母味苦性寒，入心、肺两经，功效清热化痰，软坚散结。

板蓝根味苦性寒，入心、肺两经。本品功效较广，是儿科最常用的良药之一，其清热解毒、利咽消肿之功可治疗时行感冒、痄腮、大头瘟毒、丹毒等病，其清热凉血之功可治疗血热妄行之热毒斑疹、目赤肿痛，以及各类型肝炎。

张老先生用这三药配伍，当时主要用于治疗儿童扁桃体肿大、痄腮、淋巴结肿大等疾病，现在我们在张老用角药配伍的经验启发下，用上药加味，辨证治疗儿童腺样体肥大，麦粒肿，以及B超确诊的肠系膜淋巴结肿大的脐腹疼痛，都取得满意的效果，从而证明，以上三药相伍治疗因热引起的一切热结肿痛，疗效是肯定的。

2. 对药

（1）柴胡、黄芩

柴胡味苦辛，性微寒，入心包、肝、胆三经。本品味薄气升，功效透表泄热，为治邪入少阳半表半里所致的寒热往来、胸胁苦满、口苦咽干、头晕目眩的要药，也治肝气郁结所致的胸胁胀痛、妇女月经不调，还治中气下陷所致的气短乏力、内脏下垂等。本品是各科中医大夫常用药之一。

黄芩味苦性寒，入肺、胆、胃、大肠经。本品苦能燥湿，寒能清热，用于湿热蕴结引起的泻痢、黄疸等病。黄芩体轻主浮，又善清上焦肺火，用于肺热咳嗽、发热等病。本药还有清热安胎、清热凉血之功等等。

张老先生作为儿科大师，常将二药相伍使用。柴胡泻半表半里之外邪，黄芩泻半表半里之里邪；柴胡升清阳，黄芩降浊火。二药相伍，升清降浊，调和表里，和解少阳。清少阳之邪热，用柴胡开郁，黄芩泄热来疏肝胆之气机，泻内蕴之湿热，达到清解气分热结的目的，多用于儿童发热。张老的加味柴胡汤就是以这组对药做君药治疗儿童发热不退，朝轻暮重的表里通治方。

（2）桑叶、菊花

桑叶味甘微苦，性寒，归肺、肝经。本品质轻甘寒，可疏散风热，清肺、清肝。

菊花味辛甘微苦，性微寒，归肺、肝经。本品体轻达表，与桑叶一样，也可疏散风热，清肺、清肝，并能平肝明目，清热解毒。两药相伍，作用相似，相须为用，治疗小儿风热外感，发热目赤之轻症。

（3）桑叶、苏叶

张老临床使用这对药配伍的思路是：苏叶味辛，性温，归肺、脾两经，主要作用是解表散寒，行气和胃，与甘寒之品桑叶配伍，属于寒热并用。对临床表证寒热辨证不是很清楚的一些证候，如流涕时清时稠，微热恶寒等表证时，两药配伍使用，疗效明显提高。

（4）蝉蜕、钩藤

蝉蜕味甘性寒，归肺、肝两经，功效疏散风热，利咽开音，息风止痉。

钩藤味甘性凉，归肝、心包经，功效清热平肝，息风定惊。

两药性味相同，都可入肝经以息风止痉，张老当年临床多配伍治疗急惊风之睡卧不宁、惊痫抽搐等证。他认为蝉蜕是儿科难得的好药，58首制方中，9个方子中用了蝉蜕。30多年后的今天，宋明锁对蝉蜕这一药在儿科的使用，更为我们做了精湛的讲解，宋明锁认为，蝉蜕疏散风热，透疹利咽，明目退翳，息风止痉，是儿科要药，分四种使用：

其一，疏散风热。所谓疏散风热是针对外感风热的一个治法，是儿科主要证型之一，所拟银黄双解汤中选用此药以疏散风热。此外，如声音嘶哑、结膜充血、荨麻疹等都是蝉蜕的适应症。

其二，祛风止痉。因为蝉蜕性寒凉，入肝经可止痉，所以可用于小儿高热惊厥证，惊厥抽风可提前预防性使用。也可用于癫痫证，无论何种痫证均可使用，还可用于目前儿科最常见的抽动症，无论何种证型，蝉蜕要当专用药使用。亦可用于新生儿破伤风证，由于脐带感染引起的惊厥，中医称之为脐风，蝉蜕是不可缺少的主要药物，蝉蜕的主要止痉作用在头脑部位。

其三，小儿夜啼。宋明锁强调该病虽分寒热，但寒证少见，所以临床凡是小儿夜啼都可以蝉蜕为主药，心烦哭闹不安，属惊吓者，配伍栀子、郁金、钩藤用之效果甚佳。

其四。百日咳。因蝉蜕止痉息风，所以百日咳在辨证基础上配僵蚕、百部、胆南星可缓解咽部支气管及上呼吸道痉挛。

宋明锁根据张老临床使用蝉蜕的经验，条理总结出以上四个用药重点，更方便我们记忆和临床应用。

（5）板蓝根、山豆根

板蓝根味苦，性寒，归心、胃经，功能清热解毒，凉血利咽。

山豆根味苦，性寒，归肺、胃经，功能清热解毒，消肿利咽。

二药性味、作用大致相同，相须使用，对小儿常见的扁桃体炎、淋巴结炎、咽喉肿痛，可起到清热利咽，解毒止痛的效果，也是张老常用的对药。

（6）青蒿、地骨皮

青蒿味苦辛，性寒，归肝、胆经，功效清虚热，除骨蒸，截疟退黄。

地骨皮味甘，性寒，归肺、肝、肾经，功效凉血除蒸，清肺泻火。

张老临床将二药配伍使用，主要用于阴虚内热引起的长期低热、盗汗、舌红等。

（7）夏枯草、王不留行

夏枯草味辛、苦，性寒，归肝经，功效清肝泻火，散结消肿。

王不留行味苦，性平，归肝、胃经，功效活血通经，消肿通淋。

张老临床配伍使用清热药夏枯草和活血药王不留行，主要作用是消肿散结，清热活血，用于各种淋巴结肿大、痄腮漫肿。

（二）咳嗽

咳嗽是儿科最多见的一个顽疾，就目前儿童咳嗽，可见于：咳嗽变异性哮喘、上气道综合征、咽炎、支气管炎、各类肺炎哮喘、胃反流食管炎等疾病。中医临证多辨证为风寒咳嗽、风热咳嗽、痰热咳嗽、痰湿咳嗽、气虚咳嗽、阴虚咳嗽。张老在临床多用的角药、对药介绍如下。

1. 角药

（1）麻黄、石膏、甘草

麻黄味辛、味苦，性温，入肺、膀胱经，功效发汗解表，止咳平喘，并可利尿。

石膏味辛、微甘，性大寒，入肺、胃经，功效解肌清肺、清胃泻火。

甘草味甘、性凉，入十二经，功效解诸毒，调和诸药。

三药并用，寒温化合，麻黄得石膏则温性顿失，石膏得麻黄则清透之功大增，既可发在表之风热，又可清肺胃之痰热，还可化水利尿，配少量甘草解毒，为治疗小儿肺热咳喘，风温高热之常用药对。以麻黄、石膏、甘草相伍使用治疗咳喘，始于张仲景之麻杏石甘汤，张刚老师非常推崇《伤寒论》中的这首方剂，认为小儿肺脾易虚，风寒、风热由口鼻或皮毛而入，多伤肺经，肺被邪袭，闭而不宣，郁而化热，热灼津液，炼液成痰，阻塞气道，宣降无权，发为咳喘。而麻黄、石膏、甘草相伍，对于辨证属于内有郁热，外感风邪的小儿肺炎咳嗽，正对病机。临床症见发热、喘咳、喉中痰鸣、食滞纳呆、大便干燥、舌红苔白者，张老多在麻、石相伍基础上加杏仁、桑皮、前胡、黄芩、连翘、芦根、陈皮、苏子、枳壳、槟榔、大黄、竹叶给予治疗，效果十分明显，这也是张老著名的肺炎1号方。

（2）桑皮、杏仁、白前

桑皮味甘辛，性寒凉，入肺经，功效泻肺火，泻肺中水气，是治疗肺热咳喘之要药。

杏仁味苦，性温，入肺、大肠经，功效降肺气，止咳平喘，润肠通便，是治疗咳嗽之要药。

白前味辛微苦，性温，入肺经，功效降肺气，祛痰止咳。

张老认为，小儿咳嗽的主要病机是肺气上逆，从急则治其标的意义上讲，无论外感，还是内伤引起的小儿咳嗽，必须有这一组药物降气泻肺，再结合辨证分别清里或补虚，况且桑皮、杏仁、白前相伍使用，也是寒热并用，对小儿易虚易实，寒热夹杂证可起调和作用。我们临床使用最多的张老肺炎2号方就是在此三药的基础上加黄芩、苏子、连翘、芦根、陈皮、槟榔、大黄、竹叶而成，治疗胃肠积滞、腑气不通、肺气不降的肺胃郁热型儿童咳嗽。随着时代变化，环境改变，宋明锁将张老肺炎2号方改良为我们现在使用的清肺化痰汤，更加切合现代儿童的体质。具体方药为：桑皮、杏仁、黄芩、连翘、瓜蒌、天竺黄、胆星、苏子、莱菔子、槟榔、大黄、前胡、甘草。此方为我们目前临床使用最为广泛的一张治疗小儿咳嗽的方剂。此方偏凉不寒，临证加减变化可用于各种儿童咳嗽，下面做一简介：

其一，伴发热、咽赤、烦躁、哭闹，舌红者，加石膏、栀子、蝉蜕。

其二，伴咳喘痰鸣，两肺听诊啰音者，加麻黄、葶苈子。

其三，伴夜咳，咽干痒，鼻塞流涕，属咳嗽变异性哮喘者，加蝉蜕、僵蚕、地龙。舌红，选加虎杖、丹皮、赤芍、玄参、射干。苔黄厚腻，加木通、石韦、茵陈、滑石、金荞麦。舌淡，选加当归、百部、蛇床子、威灵仙、远志。苔白厚腻，加半夏、厚朴、白蔻仁、草果、石菖蒲。舌暗，选加郁金、丹参、桃仁、三棱、当归。

其四，伴"吭咔"有声，鼻塞浊涕，鼻涕倒流，晨起咳甚，体位变化时加重，属鼻后滴漏综合征（上气道综合征）者，加鱼腥草、冬瓜子、桔梗、薏米。舌红者，选加射干、蝉蜕、忍冬藤、银花、连翘、牛蒡子、玄参。苔黄腻者，加黄柏、木通。舌淡者，选加荆芥、防风、苍耳子、白芷、细辛、旋覆花、厚朴。苔白腻者，加石菖蒲、半夏。舌暗者，选加丹参、当归、川芎、赤芍、桃仁。

其五，咳嗽，舌红少苔者，加沙参、麦冬、川贝。

其六，咳嗽，舌淡，咳白稀痰者，选加紫菀、款冬花、旋覆花、细辛、半夏。大便溏者，去黄芩、瓜蒌，选加山药、白术、干姜。

其七，咳嗽，伴食少纳呆，潮热盗汗者，舌红加地骨皮、丹皮、鸡内金、三仙，舌淡加黄芪、白术、鸡内金、三仙。

（3）苏子、枳壳、陈皮

苏子味辛，性温，入肺、大肠经，功效降气化痰，止咳平喘，润肠通便。

枳壳味苦、辛、酸，性微寒，入脾胃经，功效理气宽中，行滞消胀。

陈皮味苦、辛，性温，入肺、脾经，功效理气健脾，燥湿化痰。

张老肺炎2号方中，三药相伍，共奏理气祛痰，肃肺止咳之功，用于咳嗽痰多，肺气上逆，腑气不通的咳嗽，此三药功不可测。

（4）川贝、橘络、天竺黄

川贝味甘苦，性微寒，归肺、心经，功效清热润肺，化痰止咳，散结消痈。

橘络味甘苦，性平，归肺、肝经，功效行气通络，化痰止咳。

天竺黄味甘，性寒，归心、肝经，功效清热豁痰，清心定惊。

张老认为，儿童咳嗽多属热证，或是感寒后，化热为多，所以临床多见的是热痰为甚，这三药相伍可清化热痰以止咳平喘。实践证明，这30多年，我们在临床凡遇患儿痰多，辨证偏热的，舌红少苔、白苔、黄苔，都可使用这个配伍，疗效确实棒。

2. 对药

张老在临床多用的对药为槟榔、大黄。这组药既可用于发热，也可用于咳嗽。这组药的广泛使用是张老一生对我们中医儿科最大的贡献。历代儿科医家对使用槟榔、大黄有各种不同的看法，甚至有人一辈子都不敢使用，或者反对使用。张老认为，小儿纯阳之体，饮食不能自节，肥甘致患最多，实证多于虚证，即使体虚小儿也常见于本虚标实，虚实夹杂。张老曾说："凡乳食积滞，腹满腹胀，恶心呕吐，发热便干，肺热咳喘，必用槟榔、大黄，槟榔、大黄是主力健将，可清热导滞，荡涤胃肠，服后泻下臭便，诸证可缓解。"张老主张只要是辨证准确，凡是舌红、苔厚腻的热证、实证都可放心使用槟榔、大黄这组对药。

张老已经去世30多年之久，但张老教导我使用这组对药的经验之精华，使我受益最大，我实实在在地感受到，这组药在治疗中医儿科急症、重症中效果卓著。

二、消化系统

张老认为，小儿脾胃娇嫩，脾常不足，一旦饮食失调，喂养不当，极易损伤脾胃，出现虚中夹实诸证，故张老临证时以调理脾胃运化功能为重点，避免大苦大寒损伤气机，主张酸甘配伍，寒热并用。具体的角药介绍如下。

1. 角药

（1）枳壳、槟榔、焦楂

枳壳味苦、辛、酸，性微寒，归脾、胃经，功效理气宽中，行滞消胀。

槟榔味苦，性温，归胃、大肠经，功效行气利水，杀虫消积，截疟。

焦楂味酸、甘，性温，归脾胃、肝经，功效健胃消食，行气散瘀。

张老认为，三药相伍，可调理脾胃气机失调，特别是对饮食不节导致的食少纳呆、乳食积滞、脘腹胀满，可起药到病除之良效。

（2）沙参、乌梅、山药

沙参味甘，性凉，归肺、胃经，功效养阴清肺，益胃生津。

乌梅味酸涩，性平，归肝、脾、肺、大肠经，功效敛肺涩肠，生津安蛔。

山药味甘，性平，归脾、肺、肾经，功效益气养阴，补肺脾肾，涩精止带。

这一组角药的配伍，是张老调理脾胃的一大亮点。张老认为，小儿过食燥热、多汗或久泻都可导致脾胃阴虚，引起脾胃失调，对这一类的患儿要使用酸甘养阴生津之法，调养脾阴。这三药配伍，可滋阴补气，健脾和中，用于脾胃阴虚所致的消瘦盗汗、面黄泛红、饥不欲食、大便秘结、舌红少苔等。

（3）乌梅、川椒、黄连

乌梅味酸涩，性平，归肝、脾、肺、大肠经，功效敛肺涩肠，生津安蛔。

川椒味辛，性温，归脾、胃、肾经，功效温中止痛，杀虫止痒。

黄连味苦、性寒，归心、胃、大肠经，功效清热燥湿，泻火解毒。

这一组角药的配伍，是张老寒热并用治疗小儿脾胃不调，虫积腹痛的经典组合，当年这一证型的腹痛患儿十分普遍，但是随着社会居住条件的变换，环境卫生得到极大改善，目前儿科由于虫积引起的疾病已得到有效控制，特别是在城市，儿童脐周腹痛不再以虫积为主，而以肠系膜淋巴肿大为多见。但是，张老寒热并用的配伍经验仍是我们治疗一些寒热夹杂病证的有效方法，临床仍需要好好地去掌握。

（4）藿香、苍术、陈皮

藿香味辛，性微温，归脾胃、肺经，功效理气和中，化湿解暑。

苍术味辛苦，性温，归脾、胃经，功效健脾燥湿，发汗解表。

陈皮味辛苦，性温，归脾胃、肺经，功效理气消胀，燥湿化痰。

三药气味芳香，都可入脾、胃经，芳香可醒脾，辛苦可祛湿，配伍应用于湿阻中焦气机引起的食少纳呆、呕恶脘痞、腹胀泄泻、舌淡苔腻。

（5）白芍、乌梅、甘草

白芍味酸苦，性寒，归肝、脾经，功效柔肝止痛，养血敛阴。

乌梅味酸涩，性平，归肝、脾、肺、大肠经，功效敛肺涩肠，生津安蛔。

甘草味甘，性凉，入十二经，功效解诸毒，调和诸药。

张老这一配伍，是在《伤寒论》芍药甘草汤基础上加酸味的乌梅，以酸甘化阴，柔肝止痛，多用于治疗虫积腹痛偏于阴虚少苔时。

（6）山药、薏仁、茯苓

山药味甘，性平，归肺、脾、肾经，功效益气养阴，补肺脾肾，涩精止带。

薏仁味甘，性平，归肺、脾、肾经，功效健脾止泻，清热利湿。

茯苓味甘，性平，归肺、脾、肾经，功效健脾和胃，利水渗湿。

三药气味一致，归经基本相同，主要用于脾虚湿气重的患儿，无论是纳呆泄泻的脾胃病，还是湿邪引起的皮肤病，都可加减使用。张老的湿疹汤、调脾汤都体现出这一配伍。

（7）黄连、干姜、山药

黄连味苦，性寒，归心、胃、大肠经，功效清热燥湿，泻火解毒。

干姜味辛，性温，归心、肺、脾、胃经，功效温中回阳，温肺化痰。

山药味甘，性平，归脾、肺、肾经，功效益气养阴，补肺脾肾，涩精止带。

这三药的配伍也属寒热并用，主要是健脾止泻，用于湿热引起的泄泻。

2. 对药

张老调理脾胃的对药，主要就是两组配对：一是槟榔、大黄，二是乌梅、山药，一组是泻药，一组是补药，据张老多年临床经验告知我们，凡是实证，舌苔白厚腻或黄厚腻，无问其发热，下利，咳喘，均必用槟榔、大黄。凡是脾胃虚弱，舌红无苔，少苔，剥苔，必用乌梅、山药。

三、其他系统

张老临床治疗儿童疾病十分广泛，除了以上两大系统疾病之外，还有对其他系统各种疾病的很多角药、对药配伍。

1. 角药

（1）滑石、木通、车前子

滑石味甘淡，性寒，归胃、膀胱经，功效利尿通淋，清热解毒。

木通味苦，性寒，归心、小肠、膀胱经，功效利尿通淋，清心降火。

车前子味甘，性寒，归肺、肾、膀胱经，功效清热利湿，化痰止咳。

三药相伍，清热利湿，利水通淋，多用于急性肾炎属下焦湿热的患儿，见于张老急性肾炎汤。

（2）山萸肉、核桃、补骨脂

温补脾肾，益智补脑，用于肾气不足的五迟五软。

（3）桑螵蛸、益智仁、菟丝子

补肾固阳，缩尿止遗，用于肾虚引起的遗尿，小便频数。见于张老尿床汤。

（4）丝瓜络、忍冬藤、王不留行

舒经通络，活血清热，用于关节红肿热痛或生长痛。

（5）白茅根、小蓟、甘草

凉血解毒，用于血热妄行的鼻衄，紫斑。

2. 对药

（1）茵陈、木通

清热利湿，退黄消肿，用于儿童肝炎。见于张老茵龙泻肝汤中的配伍。

（2）草果、槟榔

化湿导滞，消食止痛，用于儿童湿阻中焦。脾为湿困，苔白厚腻。

（3）苍术、黄柏

健脾除湿，清热燥湿，用于湿热诸证。

张老的学术思想，经验理论是我们要继承和发扬的宝贵资料，我们做为新一代中医人，不仅要学好，了解老师的思维方式治病用药特点，而且要在学习中悟出新意而不断发展创新，这才是正确的继承发展中医之道。

（孟民生）

　　张刚治疗儿科疾病善用对药、角药，这也是其临床特色之一。作者分呼吸系统（15 种）、消化系统（7 种）和其他系统（8 种）三类，分析张刚常用药对 30 种的具体使用法度，适用情形，这种集中分析，详细罗列，对于学者掌握相关内容俾益良多。

金谷之园——相关文章汇总

171

张刚对"以泻代清"法的传承与创新

　　现在我们多用"以泻代清"来概括《局方》凉膈散的配伍特色，而更早或更为朴实的表述是"以下为清"。彭胜权[①]主编的《温病学·春温》热灼胸膈证，治法选方："宣清膈热，方选凉膈散。"方下说明中指出："《素问·至真要大论》说：'热淫于内，治以咸寒，佐以苦甘。'本方取芒硝、大黄之咸寒，荡热于中；连翘、山栀、黄芩之苦寒，泄热于上；甘草、蜂蜜之甘，以缓其急。诸药合用，咸寒苦甘，正合经旨。且连翘、竹叶、薄荷轻清宣泄，硝黄通腑泄热，合而用之，上能宣透，下能导泄，则胸膈自清，诸证悉除，故方名'凉膈'。本方之硝、黄是'以下为清'，'下'仅是手段，是导胸膈无形之热以下行，并非专为便秘而设，故凡春温但见热灼胸膈，无论有无便秘，皆可使用本方。"

　　这是我们将"以泻代清"为凉膈散立方主旨的理论依据。张刚先生善用此方，我们试从文献与临床两方面对本方、本法的形成、嬗变略加温习。

一、以泻代清方凉膈散简介

　　凉膈散系《太平惠民和剂局方》中的经典名方，原方组成有连翘、黄芩、栀子、大黄、朴硝、薄荷、甘草等。

① 彭胜权. 中医药学高级丛书·温病学［M］. 北京：人民卫生出版社，2000：156.

《太平惠民和剂局方》卷六，本方"治大人小儿脏腑积热，烦躁多渴，面热头昏，唇焦咽燥，舌肿喉闭，目赤鼻衄，颔颊结硬，口舌生疮，痰实不利，涕唾稠黏，睡卧不宁，谵语狂妄，肠胃燥涩，便溺秘结，一切风壅，并宜服之"。

用法：上药为粗末，每服二钱，水一盏，入竹叶7片，蜜少许，煎至七分，去滓食后温服。小儿可服半钱，更随岁数加减服之。得利下，住服。

现代用法：上药共为粗末，每服6~12克，加竹叶3克、蜜少许，水煎服。亦可作汤剂煎服。

全方有泻火通便，清上泄下之功。主治上中二焦邪郁生热证，症见身热口渴，面赤唇焦，胸膈烦热，口舌生疮，睡卧不宁，谵语狂妄，或咽痛吐衄，便秘溲赤，或大便不畅，舌红苔黄，脉滑数。

南京中医学院方剂教研组左言富[①]老师指出："此方（凉膈散）应该是从唐·孙思邈《备急千金要方》卷二十二的栀子汤（栀子仁、芒硝、黄芩、甘草、知母、大黄）加减而成。"

我们认为，更早一些的《刘涓子鬼遗方》卷三中的大黄汤（大黄、栀子、升麻、黄芩、芒硝）也当是凉膈散的源头之一。

《千金要方》引"大黄汤"称之为"五利汤"。孙思邈将"栀子汤"与"五利汤"并列，也暗示二者有较强的共性特点。它们均已具备了凉膈散的组方结构特点，和主药的用药选择，即均有大黄、栀子、黄芩、芒硝等药，具备清上通下并用特色，与凉膈散不同者是未用连翘、薄荷，而有知母或升麻。当然，此二方原先治疗外科热壅所致疮、疖、痈、疹，而今凉膈散亦多用治疗内科、儿科疾病。

学者一般认为，凉膈散中的连翘为君药，因此，《局方》凉膈散不是栀子汤、五利汤的简单继承，而是在君药上变动，这种变动虽然增删药味不多，也是一种创新。

清·张秉成《成方便读》卷三曰："若火之散漫者，或在里，或在表，皆可清之散之而愈。如夹有形之物，结而不散者，非去其结，则病终不瘥。故以大黄、芒硝之荡涤下行者，去其结而逐其热，然恐结邪虽去，尚有浮游之火，散漫上中，故以黄芩、薄荷、竹叶清彻上、中之火，连翘解散经

---

① 左言富. 凉膈散等并非刘完素创制［J］. 中医杂志，1982，23（12）：74.

络中之余火，栀子自上而下，引火邪屈曲下行，如是则有形无形、上下表里诸邪，悉从解散。"

清·汪昂《医方集解》曰："此上中二焦泻火药也。热淫于内，治以咸寒，佐以苦甘，故以连翘、黄芩、竹叶、薄荷升散于上，而以大黄、芒硝之猛利推荡其中，使上升下行，而膈自清矣；用甘草、生蜜者，病在膈，甘以缓之也。"

本方证由脏腑积热，聚于胸膈所致，故以上、中二焦见症为主。热伤津液，则口渴、咽燥、唇焦；火性上炎，而见面红目赤、口舌生疮、咽痛吐衄；火热内扰心神，则见睡卧不宁，甚则谵语狂妄；燥热内结，故有便秘溲赤；舌红苔黄，脉滑数均为里热炽盛之象。上焦无形火热炽盛，中焦燥热内结，此时单清上则中焦燥结不得去，单泻下则上焦邪热不得解，惟有清泻兼施方能切中病情，故治宜清热泻火通便为法。

方中连翘轻清透散，长于清热解毒，透散上焦之热，故重用为君。配黄芩以清胸膈郁热；山栀通泻三焦，引火下行；大黄、芒硝泻火通便，以荡涤中焦燥热内结，共为臣药。薄荷清头目，利咽喉；竹叶清上焦之热，均为佐药。使以甘草、白蜜，既能缓和硝、黄峻泻之力，又能生津润燥，调和诸药。全方配伍，共奏泻火通便、清上泄下之功。本方的配伍特点是清上与泻下并行，但泻下是为清泄胸膈郁热而设，所谓"以泻代清"，其意在此。本方虽有通腑之功，但治疗目标在于胸膈烦热，而不在于热结便秘。因此，对于上、中二焦邪郁生热而无便秘者亦可使用。

二、张刚灵活应用以泻代清

张刚先生在临证中也常使用凉膈散，我们通检张刚先生 60 余首常用处方，发现凉膈增液汤、凉膈导赤散、口疮汤、痄腮消毒方、中耳炎方、猩红热方、水痘方等 7 首处方中均可见到对凉膈散的明确继承关系。具体来看这 7 首处方：

1. 凉膈增液汤

凉膈增液汤组成有黄芩、栀子、连翘、竹叶、大黄、生地、元参、麦冬、金银花、蝉衣、芦根、灯心。本方治疗发热不退，舌质红，无苔或少苔，剥苔，苔干燥有红点，大便干结或便而不畅，小便短赤者最宜。

该方的药味是在保留凉膈散中黄芩、栀子、连翘、竹叶、大黄等药味清热、解毒、通腑的基础上，去芒硝之峻下，合用增液汤生地、元参、麦冬以养阴清热，增液生津，既针对阴虚内热，同时固护津液防黄芩、栀子、连翘等苦寒之品伤阴；小儿体质稚嫩清灵，又增加金银花、蝉衣、芦根、灯心轻清疏风之品以散邪热，使全方具有清热疏风，增液通腑的功能。

张老明确继承凉膈散系列处方中最具代表性的方剂即为此方。本方为凉膈散化裁合增液汤而成，故名凉膈增液汤，方中大黄气味重浊，直降下行，走而不守，有斩关夺门之功，号称为"将军"。壅热内结，以泄开导阻邪，宣通涩滞，奏功独胜，这便是以"以泻代清"法的灵活应用。张老针对此方曾说："此方治发烧不退，舌红少苔而干，阴虚内热，解表祛风药不需要，大便干，小便赤，不用大黄热不去。"

此方临床应用时，张老有成熟的加减法：若发热日久不退，加青蒿、地骨皮；扁桃体炎，加板蓝根、山豆根、桔梗；伴发中耳炎，加杭菊、珍珠母、龙胆草；伴口疮，加木通、黄连、草梢；鹅口疮，加藿香、焦楂；麻疹后余毒未尽，配化毒散 2 包，每次 1 包。

2. 疟腮消毒方

疟腮消毒方组成有黄芩、栀子、连翘、竹叶、大黄、薄荷、黄连、蒲公英、金银花、板蓝根、元参、赤芍、浙贝母、陈皮、柴胡、灯心。本方主治腮腺炎，症见可伴有发热，腮腺肿大以耳垂为中心，向前、后、下扩大，边缘不清，触之有弹性感、疼痛感。常一侧先肿大，2~3 天后对侧亦出现肿大。腮腺管口红肿，或同时有颌下腺、舌下腺肿大。亦可治疗瘰疬、淋巴结肿大、口腔炎、扁桃体炎。

流行性腮腺炎是由腮腺炎病毒引起的急性呼吸道传染病。根据历代文献记载，其病因有"风热毒气""风热湿痰""风温""温毒""瘟毒"等，归纳起来，为外感风温病气，其特点为：阳邪，性热兼风，甚或有温毒之性；具有传染性；中人发病易壅滞郁结于少阳经络，易传于厥阴经络。

本方保留了凉膈散中黄芩、栀子、连翘、竹叶、大黄、薄荷等药宣清膈热的基础上，同样也去峻下之芒硝，加黄连、蒲公英、金银花以清热解毒；板蓝根、元参、赤芍清热解毒，凉血消肿；浙贝、陈皮理气化痰，消肿散结；金银花、柴胡、灯心、薄荷、竹叶疏风散邪，清解热毒，且柴胡、薄荷引诸药入少阳经。张老在药味选择上不仅考虑到病邪的温毒之性，也照顾了小儿稚嫩之体，使全方清热疏风、解毒消肿的同时不伤正气。

3. 猩红热方

猩红热方组成有黄芩、栀子、连翘、大黄、竹叶、生地、元参、麦冬、蝉衣、木通、芦根、金银花、白茅根、板蓝根。本方主治猩红热。

猩红热属于温病，中医谓之"丹痧""烂喉痧""疫喉痧""疫痧"，从其命名可知病邪为阳邪，其性峻烈，来势迅猛，传变迅速；具有强烈的传染性；中人发病化火、化毒迅速，多客犯咽喉，其毒深伏营血，又可流窜周身。本病病位在肺胃，从卫气营血传变，痧毒之邪贯穿疾病始终。清·夏春农《疫喉浅论·上卷》记载："疫喉痧传变甚速，如非伤寒之传变六经，绵延时日。如证势太猛，里热太甚，初起不妨清咽利膈汤、凉膈散表里兼施，迟则恐无及矣"。

张老的猩红热方也使用了凉膈散加减，用黄芩、栀子、连翘、大黄、竹叶清宣郁于肺胃之疫毒，加生地、元参、麦冬凉血清热养阴，防温热之毒耗伤营血；板蓝根、金银花、蝉衣清热疏风，解毒利咽；芦根、白茅根、木通甘淡利湿，祛血分之湿热。诸药共用，具有清热解毒，养阴生津的功能。

4. 水痘方

水痘方组成有黄芩、栀子、连翘、竹叶、大黄、黄连、木通、蒲公英、金银花、元参、蝉衣、焦山楂、甘草。本方主治水痘。

水痘是由感受风湿热之邪水痘时邪（水痘－带状疱疹病毒）引起的一种传染性强的出疹性疾病。水痘病位在肺、脾两经，时行邪毒由口鼻而入，蕴郁肺脾，与内湿相搏，蕴蒸于肌表发为水痘。《医宗金鉴·痘疹心法要诀》概括水痘的病因证治时说："水痘皆因湿热成，外证多与大痘同，形圆顶尖含清水，易胀易靥不浆脓，初起荆防败毒散，加味导赤继相从。"指出水痘的病因是湿热，并提出相应的治法及方剂。《景岳全书·麻疹诠》记载："水痘亦有类伤寒之状，身热二三日而出者，或咳嗽、面赤，眼光如水，或喷嚏，或流涕，但与正痘不同，易出易靥，治以清热解毒为主。"这里提出水痘的治疗应以清热解毒为主。

张老水痘方的治法体现了《医宗金鉴》和景岳对水痘的理解，该方保留了凉膈散中黄芩、栀子、连翘、竹叶、大黄的清宣膈热，未用芒硝之峻下，加黄连、蒲公英、木通以清热祛湿解毒；金银花、元参、蝉衣凉血解毒，疏风散邪；焦山楂开胃消食，防湿热困脾碍胃。诸药合用，全方共成清热疏风，解毒凉血之功。

5. 口疮汤和凉膈导赤散

口疮汤组成有黄芩、栀子、连翘、竹叶、大黄、黄连、生地、木通、灯心、甘草梢。主治小儿口疮，红口疮，流口水，弄舌，重舌，木舌，唇肿，唇裂，大小便不利。凉膈导赤散组成有黄芩、栀子、连翘、竹叶、薄荷、黄连、生地、木通、甘草梢、车前子、灯心。主治口疮，口腔炎，牙龈炎。

口疮汤和凉膈导赤散主要治疗小儿口腔诸疾。口腔诸疾在儿科比较多见，尤其是口疮。口疮的病因，内责之于素体积热或阴虚，外责之于感受外邪。发病与风热乘脾、心脾积热上熏，或阴虚火旺上攻口舌有关。口为脏腑之门户，通过经络的连属使口与五脏六腑密切相连。如足阳明胃经"入上齿中，还出挟口还唇"；手阳明大肠经"入下齿中，还出挟口""是动则病齿痛颈肿"；足太阴脾经"连舌本，散舌下"，贯于舌中，荣于唇；足少阴肾经"循喉咙，挟舌本"；手少阴心经"系舌本"；足厥阴肝经其支者"环口唇"等。由于脾开窍于口，舌为心之苗，肾脉连舌本，胃经络齿龈，故本病病变部在心、脾、胃、肾。病机关键是火邪灼伤口舌。

张老口疮汤比凉膈导赤散少薄荷、车前子，两方主要治疗风热乘脾、心脾积热所致的口舌生疮、牙龈肿痛等。张老口疮汤以凉膈散中黄芩、栀子、连翘、竹叶疏散郁热，再加生地、木通、甘草梢与竹叶合成导赤散清心利水养阴。黄连苦寒，归心、脾、胃、胆、大肠经，可清泻心火亢盛，脾胃湿热；灯心性微寒，味甘、淡，归心、肺、小肠经，清心降火，利尿通淋，引邪热从小便而去。全方合用，具有清热解毒、导赤凉血的功能。凉膈导赤散保留凉膈散中薄荷疏风透邪之力，又加车前子，合灯心、竹叶、甘草梢，增强清心火、利小便之功，较口疮汤祛邪之力更明显。

6. 中耳炎方

中耳炎方组成有黄芩、栀子、连翘、竹叶、大黄、黄连、杭菊花、珍珠母、龙胆草、胆南星、元参、麦冬、当归、白芍、灯心。主治中耳炎，内耳有脓、痛痒，耳鸣、耳聋，听力下降。

中耳炎中医称为急耳痹，儿童中耳炎常见病因有风热侵袭、胆经郁热、痰热或湿浊之邪流注耳窍。由于幼儿的咽鼓管比较平直，且管腔较短，内径较低宽，所以儿童感冒、擤鼻涕、游泳，或婴幼儿呛奶等因素极易引发中耳炎。病机为外邪客耳，经气痞塞，或痰湿上泛，留滞耳窍。

张老中耳炎方主要治疗肝胆郁热，风热外袭所致的中耳炎。其方以凉膈散之黄芩、栀子、连翘、竹叶、大黄清宣郁热。更加龙胆草苦寒，入肝、胆经，清泻肝、胆，散结消肿，燥湿排脓；胆南星苦微辛凉，归肝、肺、脾经，清热化痰，息风定惊。胆南星、龙胆草二药合用，直折肝、胆郁火，有斩官夺将之能。菊花辛甘苦微寒，归肺、肝经，疏散风热，平抑肝阳；珍珠母咸寒，归肝、心经，平肝潜阳，安神定惊。二药合用，清镇相协，主疗肝火之鸱张。玄参、麦冬清热护津养阴液；当归、白芍活血柔肝以止痛；黄连、灯心入心清火祛湿热，全方共奏清热解毒、清肝泻火的功能。

三、小结

从刘涓子大黄汤（五利汤）、孙思邈栀子汤，到《局方》凉膈散，再到张刚先生凉膈增液汤为代表的系列方剂。我们从中看到了清、泻二法的离合演变，张老明确继承化裁使用凉膈散的 7 张处方，主治多皆中、上二焦之疾，比如凉膈增液汤、猩红热方、水痘方所主以表证居多，余方针对痄腮、口疮、中耳炎而设，亦多皆上焦火毒为患，偶有波及脾胃中州或少阳胆经者。这很大程度上还是对《局方》凉膈散原方、原义在儿科临床的拓展与灵活应用。张老将凉膈散灵活应用在儿科的各种病证中，他对凉膈散的最大改造在于放弃使用峻猛的芒硝而主用大黄，这是其临证特色。张老曾多次提到"小儿实证勿忘用槟榔、大黄""中医临床不会用下法治不了大病"。

张老学术思想继承人宋明锁先生拟创的凉膈清气液（黄芩、连翘、栀子、大黄、玄参、丹皮、赤芍、僵蚕、蝉蜕、枳壳、焦槟榔、炒莱菔子、甘草）囊括张刚凉膈增液汤、猩红热方、水痘方三方的主旨精华，将凉膈通腑、清气泻热之法更加明确地提炼出来。此方临床治疗高热兼表之证疗效明确，如现代医学所谓急性上呼吸道感染、咽炎、化脓性扁桃体炎、颈部或颌下急性非坏死性淋巴结炎、皮肤黏膜淋巴结综合征（MCLS）、疱疹性咽峡炎，以及多种传染病，如猩红热、脑炎、传染性单核细胞增多症等，均可使用。此方堪称张刚"以泻代清法"学术思想的继承与发扬。

张刚先生素以擅于治疗小儿呼吸道、消化道疾病称著于世，治疗的高热、咳喘、腹泻、吐乳患儿不计其数。张老对于清下之法，应用纯熟。他多次强调"实证勿忘用大黄、槟榔，虚证勿忘乌梅、山药"。他对凉膈散系列方的使用令人映象深刻，但使用凉膈散加减化裁时一般不用力量峻猛的芒硝。这是张刚先生重视小儿脾胃娇嫩生理特征的具体体现，也是我们体会小儿清下、泻下之法使用边界的重要考量，即要果断清热、祛实，但不能以损伤幼儿正气为代价。

（王小芸、赵怀舟、申聪、卢海燕、张春英）

张刚虽然强调用药需稳、准、狠，但更强调不过用苦寒、温燥之品，以免对小儿造成更多伤害。对"以泻代清"法的发扬和推广，正是这种学术思想理念的策略性落实。《局方》凉膈散是"以泻代清"法的代表方剂，张刚凉膈增液汤、凉膈导赤散、口疮汤、痄腮消毒方、中耳炎方、猩红热方、水痘方等7首处方是对凉膈散的明确继承，而张刚总结出"大黄胜过羚羊角，胆星等于牛黄"的口诀，正是其对"以泻代清"用药法的精炼概括。

张刚先生儿科用药经验温习

　　张刚（1907–1988），字正卿，山西太原人。20世纪40年代初，张老悬壶省城天中药房，特聘时逸人（1896–1966）、李翰卿（1892–1972）二老坐堂，与二位老先生朝夕相处，眼界大开，学识精进。1959年被聘于太原市中医研究所儿科，先后任儿科医师、主任医师。他医德高尚、医术高超，深受各界好评，被誉为"儿科圣手""山西小儿王"，相继受到《卫生报》《太原日报》《健康报》的表彰。

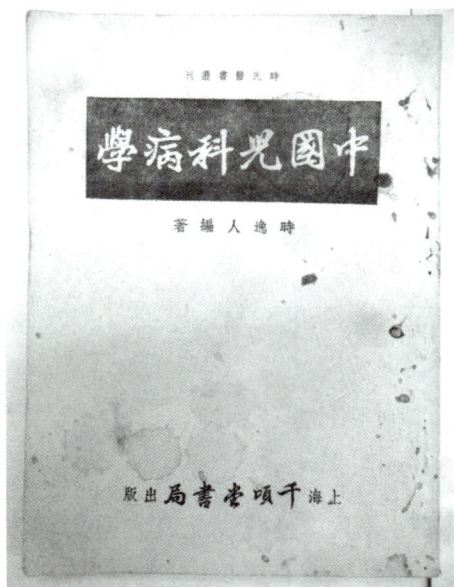

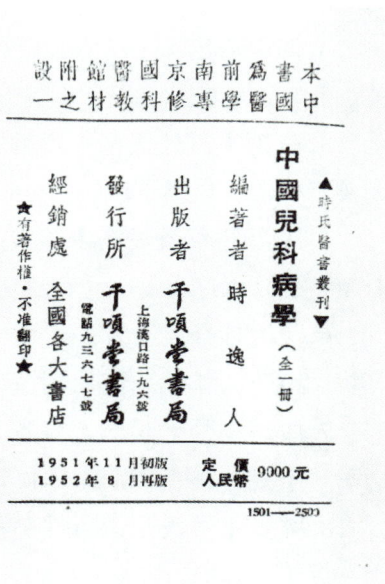

时逸人《中国儿科病学》千顷堂书局版书影

　　时逸人1951年11月就正式出版过《中国儿科病学》一书，其书曾是前南京国医馆附设中国医学专修科教材之一。1954年10月，时逸人对此书进行了重新修订，且将单行本《时氏麻痘病学》并入其间，于1956年6月由上海卫生出版社出版，流传较广。可以推测，时氏的儿科学著作张刚先生必定有所参考。

现如今张刚先生的主要学术成就较为集中地保存在赵迎庆[①]编撰的《山西小儿王·张刚临床经验实践录》一书之中。此书2013年12月由学苑出版社出版，对于理解和继承张老学术精神裨益良多。书中录有张老习用处方69首，本文拟通过对上述方剂的回溯，完成张老用药经验的温习。

一、张老习用处方概览

张老习用处方系如下69首。

1. 加味柴胡汤（柴胡、黄芩、连翘、金银花、蝉衣、芦根、槟榔、大黄、陈皮、枳壳、苏子、竹叶、灯心）；

2. 凉膈增液汤（生地、元参、麦冬、金银花、连翘、蝉衣、芦根、地骨皮、大黄、栀子、黄芩、竹叶、灯心）；

3. 调脾清热汤（乌梅、山药、辽沙参、石斛、胡黄连、白茅根、地骨皮、甘草、竹叶、灯心、焦楂、山萸肉、黄芪）；

4. 腹泻Ⅰ号效灵汤（藿香、山药、党参、云苓、川连、乌梅、川椒、干姜、槟榔、焦楂、甘草）；

5. 腹泻Ⅱ号效灵汤（葛根、黄芩、黄连、焦楂、乌梅、山药、白芍、甘草、竹叶、灯心）；

6. 腹泻Ⅲ号效灵汤（藿香、梅术、七爪红、焦楂、云苓、猪苓、泽泻、乌梅、山药、滑石、木通、甘草）；

7. 腹泻Ⅳ号效灵汤（藿香、梅术、陈皮、乌梅、川椒、川连、党参、山药、干姜、焦楂、槟榔、甘草、竹叶、灯心）；

8. 肺炎Ⅰ号汤［治急性肺炎］（桑皮、杏仁、白前、黄芩、连翘、芦根、苏子、香橼、陈皮、麻黄、生石膏、槟榔、川军、青果、甘草、竹叶、灯心）；

9. 肺炎Ⅱ号汤［治病毒性肺炎］（桑皮、杏仁、白前、黄芩、芦根、连翘、苏子、枳壳、土瓜仁[②]、槟榔、紫菀、陈皮、大黄、冬花、竹叶、灯心）；

---

① 赵迎庆. 山西小儿王·张刚临床经验实践录［M］. 北京：学苑出版社，2013.

② 土瓜仁："土瓜仁"疑是"七爪红"之误。

10.肺炎Ⅲ号汤［治重症肺炎］（沙参、羚羊角、高丽参、附子、天竺黄、川贝母、桔梗、苏子、槟榔、青果、竹叶、灯心）；

11.肺炎Ⅳ号汤［治麻疹合并肺炎］（桑皮、杏仁、白前、黄芩、连翘、芦根、沙参、麦冬、蝉衣、羚羊角、犀角、金银花、珍珠、竹叶、灯心、竹沥水）；

12.杀虫健脾汤（藿香、乌梅、梅术、陈皮、川连、槟榔、苏子、焦楂、枳壳、榧子、使君子、香附、木香、竹叶、灯心、川椒）；

13.藿香乌梅汤（藿香、乌梅、苍术、川椒、苏子、香橼、陈皮、焦楂、槟榔、川连、竹叶、灯心）；

14.顿咳方（桑皮、杏仁、白前、黄芩、连翘、芦根、苏子、香橼、陈皮、麻黄、生石膏、槟榔、川军、青果、甘草、竹叶、灯心、千层豆、胆南星、百部）；

15.小儿吐乳（半夏、云苓、生姜、焦楂、槟榔、藿香①）；

16.麻疹透表汤（连翘、芦根、蝉衣、薄荷、牛蒡子、桔梗、桑皮、杏仁、川贝母、葛根）；

17.疹后化毒汤（连翘、栀子、黄芩、川贝母、元参、寸冬、竹叶、灯心）；

18.柴芩惊风汤（柴胡、黄芩、钩藤、杭菊花、珍珠母、龙胆草、僵蚕、蝉衣、麦冬、云苓、竹叶、灯心、羚羊角）；

19.参芪惊风汤（黄芪、党参、山药、柴胡、黄芩、钩藤、杭菊花、珍珠母、龙胆草、僵蚕、蝉衣、茯神、甘草、竹叶、灯心）；

20.可保立苏汤（人参、黄芪、白术、当归、山萸肉、枸杞、枣仁、附子、钩藤、补骨脂、核桃仁、连翘）；

21.癫痫汤（乌梅、川椒、黄连、菊花、珍珠母、龙胆草、柴胡、黄芩、僵蚕、钩藤、蝉衣、胆南星、菖蒲、莲子芯、槟榔、青果）；

22.癫痫饼（青礞石、海浮石、石菖蒲、制半夏、制南星、沉香、建曲、生地、熟地、牵牛子）；

23.慢性肝炎汤（藿香、乌梅、梅术、陈皮、尾连、川椒、焦楂、槟

---

① 半夏……藿香：此处仅选原书芳香开胃之方。至于舌红无苔或少苔属胃热用黄连、代赭石；属大便不畅者用一捻金：人参、二丑、槟榔、大黄，等暂不罗列。

榔、苏子、川楝子、郁金、竹叶、灯心）；

24. 茵龙泻肝汤（茵陈、龙胆草、栀子、黄芩、大黄、泽泻、云苓、车前子、猪苓、滑石、藿香、梅术、陈皮、焦曲、槟榔、木通、灯心、竹叶）；

25. 急性肾炎汤（白茅根、小蓟、云苓、猪苓、泽泻、车前子、滑石、萹蓄、瞿麦、金银花、木通、熟军、山药、丝瓜络、通草、竹叶、灯心）；

26. 慢性肾炎汤（党参、黄芪、山药、云苓、苡仁、忍冬藤、丝瓜络、通草、车前子、王不留行、白茅根、小蓟、丹参、山萸肉、竹叶、灯心）；

27. 尿床汤（黄芪、党参、山药、山萸肉、乌梅、川椒、胡黄连、甘草、益智仁、桑螵蛸、菟丝子）；

28. 高血压方（Ⅰ号方：杭菊花、珍珠母、龙胆草、茺蔚子、夏枯草、石决明、苏子、当归、赤芍；Ⅱ号方：杭菊花、珍珠母、龙胆草、龙骨、牡蛎、女贞子、白芍、甘草、茺蔚子、代赭石、枸杞子、牛膝、夏枯草、乌梅）；

29. 关节炎方（忍冬藤、丝瓜络、王不留行、白茅根、通草、茵陈、云苓皮、梅术、黄柏、山药、苡仁、竹叶、灯心）；

30. 关节炎外敷散（透骨草、红花、荆芥、防风、艾叶、丹参、川椒）；

31. 大补血汤［复相①归脾汤］（黄芪、当归、白芍、乌梅、山药、辽沙参、东参、甘草、枣仁、元肉、山萸肉、阿胶、大枣、补骨脂、核桃、焦楂、白茅根、小蓟）；

32. 湿疹汤（茵陈、云苓皮、山药、苡仁、苍术、黄柏、乌梅、川椒、马尾连、滑石、木通、蒲公英、金银花、蝉衣、连翘、竹叶、灯心）；

33. 湿疹外洗方（生艾叶、蛇床子、地肤子、川椒、白矾）；

34. 湿疹外用药方（苍术、黄柏、山药、冰片、大枣）；

35. 痄腮汤（蒲公英、板蓝根、栀子、金银花、连翘、薄荷、夏枯草、王不留行、浙贝母、元参、黄芩、赤芍、柴胡、大黄、苏子、陈皮、灯心、牛蒡子、竹叶、天花粉）；

36. 音哑汤（蝉衣、桔梗、胖大海）；

37. 口疮汤（连翘、栀子、黄芩、黄连、生地、木通、竹叶、草梢、灯

---

① 复相. 一作"变相"，义长。

心、大黄）；

38.釜底抽薪散（吴茱萸研细末，醋调敷足心）；

39.糖尿病汤（沙参、山药、石斛、乌梅、川椒、胡黄连、黄芪、云苓、莲子肉、葛根、花粉、焦楂、甘草）；

40.尿崩汤（乌梅、山药、沙参、黄芪、生石膏、石斛、山萸肉、麦冬、花粉、焦楂、甘草）；

41.紫斑汤（乌梅、山药、沙参、黄芪、当归、白芍、白茅根、小蓟、黄芩炭、栀子炭、阿胶、山萸肉、焦楂、甘草、生地、大枣）；

42.风湿热汤（沙参、麦冬、山药、乌梅、川椒、胡黄连、石斛、甘草、苡仁、白茅根、忍冬藤、丝瓜络、通草、王不留行、竹叶、灯心）；

43.小儿麻痹方（白茅根、忍冬藤、丝瓜络、王不留行、通草、茵陈、云苓皮、苍术、黄柏、钩藤、芦根、滑石、木通、川牛膝、竹叶、灯心）；

44.茵梅吃癀汤（茵陈、云苓皮、猪苓、泽泻、苍术、黄柏、乌梅、川椒、胡黄连、连翘、蝉衣、竹叶、灯心）；

45.雄矾拔癀散（雄黄、枯矾）；

46.脐湿外用洗方（山药、大枣）；

47.艾绒褥［鼻通灵］（生艾叶捣绒缝褥垫）；

48.加味四核二香汤（乌梅、山药、沙参、甘草、川楝子、橘核、荔枝核、山楂核、小茴香、广木香）；

49.脱肛方（乌梅、山药、沙参、黄芪、当归、甘草、升麻、柴胡、枳壳、焦楂、竹叶、灯心）；

50.脱发再生汤（乌梅、川椒、胡黄连、珍珠母、胆草、山萸肉、山药、首乌、当归、白芍、生地、沙参、黑芝麻、甘草）；

51.明目退翳方（杭菊花、珍珠母、龙胆草、当归、白芍、生地、连翘、栀子、黄芩、黄连、石斛、蝉衣、白龙衣、石决明、白蒺藜、竹叶、灯心）；

52.中耳炎方（连翘、栀子、黄芩、杭菊花、珍珠母、胆草、胆南星、元参、麦冬、当归、白芍、川连、大黄、竹叶、灯心）；

53.牙痛方（乌梅、川椒、黄连、生地、石膏、细辛、地骨皮）；

54.烂眼边方（蕤仁去皮捣烂，涂眼边）；

55.抽风验方（熊胆研末，配合牛黄千金散四包，每次一包）；

56. 初生儿食入即吐方（乌梅、川连、藿香、焦楂、槟榔、代赭石、麦冬、竹茹）；

57. 上咳下泻汤（桑皮、杏仁、白前、黄芩、连翘、芦根、苏子、香橼、陈皮、槟榔、青果、沙参、山药、云苓、焦楂、生姜、甘草、竹叶、灯心）；

58. 面神经麻痹方（菊花、僵蚕、蝉衣、钩藤、白芷、川芎、芥穗、黄芩、云苓、元参、薄荷、竹叶、灯心、甘草）；

59. 牛皮癣方（浮萍、苍耳子、苦参、蒲公英、连翘、白鲜皮、地肤子、白蒺藜、土茯苓、生石膏、苡仁、黄连、黄柏）；

60. 白癜风方（乌梅、山药、沙参、石斛、白蒺藜、苡仁、山萸肉、益智仁、桑螵蛸、沙苑子、焦楂、当归、白芍）；

61. 阴茎包皮水肿方（黄柏、豆腐、石膏）；

62. 凉膈导赤散（黄芩、连翘、黄连、薄荷、生地、木通、甘草梢、竹叶、车前子、栀子、灯心）；

63. 手足裂方（乌梅、山药、沙参、石斛、苡仁、白蒺藜、山萸肉、当归、莲子肉、黄芪、焦楂、胡黄连、香橼、佛手、甘草）；

64. 阴道流黏液方（白茅根、山药、滑石、龙胆草、茵陈、苡仁、莲子肉、黄柏、云苓、木通、莲须、竹叶、土茯苓）；

65. 肺脓疡方（桑皮、杏仁、白前、黄芩、芦根、苏子、瓜蒌、天竺黄、橘络、沙参、地骨皮、元参、蒲公英、山药、川贝母、羚羊角）；

66. 肚脐流脓方（生山药、冰片共研细末，可将少许撒患处。另包艾叶30克、用纱布包好敷局部）；

67. 猩红热方（黄芩、栀子、蝉衣、木通、大黄、生地、元参、麦冬、连翘、芦根、金银花、白茅根、板蓝根、竹叶）；

68. 鹅口疮方（茵陈、白蔻、苡仁、连翘、黄连、木通、甘草梢、山药、焦楂、竹叶）；

69. 定喘汤（麻黄、桂枝、细辛、射干、半夏、生石膏、五味子）。

二、张老用药习惯分析

事实上，赵迎庆《山西小儿王·张刚临床经验实践录》一书已经对张老用药习惯有所分析、总结。个别地方甚至是引用张老原话加以说明的，确系经验之谈，弥足珍贵。为方便读者临证参考，笔者试将其中重要观点加以罗列排比（注：为使本文尽量简洁明了，对书中话语有所节略改写；为方便核对，在相应引用后面括出原书页码）。

（一）张老总结的儿科用药原则

《山西小儿王·张刚临床经验实践录》中指出了一些儿科临床用药的普遍原则：

1.儿科用药需要稳、准、狠的原则（第14页、第83页）

要稳，是指既要治病又不要有任何副作用。如治抽风病，要尽量避免使用剧毒药品。所有惊风散都是拉肚子的，主要是有巴豆霜，服后拉肚不止。小儿稚阴稚阳，药物反应灵敏，差之毫厘，谬以千里，必须慎重。应该选择最有效、最稳当，既治病又不要有副作用的药。（第14页）在治疗惊风中尽量不用有毒药，如全蝎、蜈蚣、巴豆霜，采用既安稳又治病的药物。（第51页）

要准，是指诊断要准。诊断准确是决定方向、明确路线的前提。（第14页）

要狠，是指用量要狠。治疗要及时，用药要果断，用量要狠。小儿发病容易、变化迅速。如病诊断好了，药也对，剂量跟不上也不行。（第15页）

张刚先生曾与李翰卿老先生共事，有着很好的学术交流，他们的学术观点有相互借鉴之处是可以理解的。即如药品用量（狠）的思考，李翰卿也曾经说过："药品的作用必须弄清楚，用量也是治疗的关键，同样的病证，同样的处方，有的见效，有的无效，就是用量上的问题。所以要学习，须从头做起，先弄清药物的性味功能、用法用量及配伍规律，庶几临床加减应用，心中有数，头头是道也。"[1]虽然语言详略有差别，但精神实质是一样的。而关于小儿表热、里热的诊断（准），二人没有区别，当然处方用药

---

[1] 王象礼、赵通理整理. 中国百年百名中医临床家丛书·李翰卿［M］. 北京：中国中医药出版社，2001：443.

上可能不同。李翰卿说过："小儿之热，如手心热盛，多为肠胃积滞，每以保赤丸、万应散开泄之而愈；如手背热，多系（或兼）表证，宜疏风清热，发散清解之。"[①]张老儿科诊断握手分表里、一指定三关等法与之相同，唯更细密尔。张老触诊小儿手心是否有热，恒用指背是其特色。

2. 儿科用药需考虑体质的原则（第 83 页）

儿科用药要考虑到患儿的体质。举例而言：体质虚弱的儿童用药量要轻，体质较好的患儿用药量可以大一些。张刚老先生治疗实证、热证喜用大黄一药，即便如此，他也强调，对于体质虚弱的儿童当以瓜蒌易大黄。（第 83 页）

加味柴胡汤……以槟榔易芒硝，惟恐芒硝力峻，小儿脾胃娇弱而不受也。（第 17 页）

肺炎Ⅰ号汤……大黄、槟榔（代芒硝，因芒硝峻下，小儿体质弱嫩，经受不起）泻下导滞，使实热从二便而解。（第 32 页）

事实上，《山西小儿王·张刚临床经验实践录》一书曾对小儿纯阳之体和虚实寒热夹杂的体质是有所阐发的。书中指出，"纯阳是指发展迅速，对水分物质要求高，相对地阴分还满足不了需要，需不断地加以补充，故阳常有余，阴常不足，如果理解为'盛阳'则不对了，独阳不生，孤阴不长。小儿寒热不能自调，饮食不知饥饱，治疗要偏于治实，要少用补药，临床上实证多，虚证少，热证多，寒证少。腹泻Ⅳ号汤[②]即为典型的寒热并用、攻补兼施的方剂。"（第 15 页）

上述表达，从学理角度讲似乎不甚深透，甚至还需要读者用以方证测体质的方式去逆推还原才能有所感悟。《山西小儿王·张刚临床经验实践录》一书并未明确指出小儿体质分为几种？或者明确提出张老先生行医的时代跨度——二十世纪四五十年代和七八十年代比较小儿体质是否有所变化？但是从其只言片语的叮嘱之中，从其系列方剂的用药特色之中，我们

---

① 王象礼、赵通理整理. 中国百年百名中医临床家丛书·李翰卿［M］. 北京：中国中医药出版社，2001：433.

② 腹泻Ⅳ号汤：原作"腹泻Ⅱ号汤"，据方剂实际组成特点改。腹泻Ⅱ号汤乃由葛根芩连汤化裁而来，偏于清里；腹泻Ⅳ号汤乃由乌梅丸、理中汤化裁而来，具备消补兼施，寒热并用的特点。

还是能够对此问题略有体会。

（二）张老儿科用药的几个特点

1. 平素用药，慎用温燥，虑其伤津

张老先生指出：小儿要防止用温燥药，以防伤津。如杀虫健脾汤证，见舌红少苔或无苔时，去木香、香附，轻用川椒等辛燥之品，即是此意。（第84页）

香连丸中用木香，但木香太燥故用藿香代之。（第28页）

2. 证情错杂，宁寒勿热，宁泻勿补

虚实寒热错综夹杂时，张刚先生的经验是"小儿用药要偏于凉而忌用热药，小儿多寒热错杂，故用乌梅丸注意化裁。""小儿实证多，虚证少，热证多，寒证少，在寒热混淆的情况下，偏于热治，在虚实弄不清的情况下偏于实治，用些凉性药比热性药好，用些通泻药比滋补剂好。"（第15页、第84页）

（三）张老对于具体药物的心得

临床用药是通过方子来体现的，我们从张老现存60余首常用处方中不难看出，他对张仲景方、钱乙方和《医宗金鉴》方的体会之深和化裁之巧。《山西小儿王·张刚临床经验实践录》一书对于每一味药的性能体会、使用特点的总结，是分散于各方各证之下的，不够系统、深入。为了对于具体药物的使用有一个由远及近、由宏观至细致的温习过程，笔者拟分方剂和药物两个层次略做总结。

1. 张刚对于前人成方、成药的继承

（1）张刚取法仲景方举例

张刚先生加味柴胡汤，取法仲景大柴胡汤、大承气汤之义化裁成方（第16~17页）；腹泻Ⅱ号效灵汤，取法仲景葛根芩连汤之义化裁成方（第27页）；腹泻Ⅳ号效灵汤，取法仲景乌梅丸、理中汤之义化裁成方（第29页）；茵龙泻肝汤，取法仲景茵陈蒿汤、五苓散及后世龙胆泻肝汤之义化裁

成方（第 57 页）。

　　张刚先生亦在某些加减应用中使用经方，这些地方也充分体现了其对《伤寒论》《金匮要略》的熟悉程度。如：呕吐舌红用代赭石，舌不红苔白用（小）半夏加茯苓汤（第 34 页）；呃逆反胃加白蔻仁、代赭石，呕吐加（小）半夏茯苓汤（第 47 页）；慢性肾炎阳虚用金匮肾气丸加味（第 62 页）；苔白厚腻，可用茵陈五苓散合藿香乌梅汤加减（第 62 页）。

　　（2）张刚取法钱乙方举例

　　张老说：（慢性肾炎）一般以脾虚为主，故着重健脾养精，唯舌质红少苔，取地黄丸有效。（第 61 页）地黄丸见钱乙《小儿药证直诀》。张老第 37 方口疮汤、第 62 方凉膈导赤散中均有钱乙导赤散（生地、木通、竹叶、草梢）的全部药味。（第 71 页）

　　（3）张刚取法吴谦方举例

　　《医宗金鉴》卷五十为"幼科杂病心法要诀"，其"不乳"下言："儿生能乳本天然，若不吮乳兮必有缘。腹中秽恶未下净，或在胎中素禀寒。秽恶不净一捻效，胎寒不乳匀气先。若更面青肢冷厥，此是寒虚理中煎。"文中"一捻金：大黄（生）、黑丑、白丑、人参、槟榔各等分，为细末，每少许，蜜水调服。"[1] 正是张刚先生习用处方第 15 小儿吐乳下辖第 3 方"属大便不畅者用一捻金"之指。唯是张老，将不乳之方用在吐乳证中，属异病同治之法。《医宗金鉴》小儿夜啼蝉花散[2]，仅用蝉蜕一药，张刚先生亦盛称其效。当然，张老对于《医宗金鉴》不仅有继承而且有扬弃。张老强调："治抽风病，要尽量避免一些剧毒药品，如全蝎、蜈蚣、巴豆霜等。"（第 14 页）而《医宗金鉴》撮风散即用赤脚蜈蚣、硃砂、全蝎尾等品，虽治病有效，张老已扬弃不用了。

　　（4）张刚取法各家方举例

　　张刚先生凉膈增液汤，取法凉膈散、增液汤之义化裁成方。（第 20 页）张刚麻疹透表汤仿《麻疹活人书》中葛根解肌汤而成。（第 48 页）张刚急性肾炎汤，取法八正散之义化裁成方。（第 59 页）张刚慢性肾炎汤，是刘

────────────

　　① 清·吴谦等编. 医宗金鉴·幼科杂病心法要诀［M］. 北京：人民卫生出版社，1958：129.

　　② 清·吴谦等编. 医宗金鉴·幼科杂病心法要诀［M］. 北京：人民卫生出版社，1958：147.

绍武先生半决渎汤化裁而来。（第61页）有先天性心脏病者，或兼心肌炎，可以去麻黄、石膏、甘草，加沙参、麦冬……取生脉散之义也。（第36页）张老指出：苍术治有余，有开的作用，如平胃散；白术治不足，如四君子汤。（第22页）一味丹参功同四物。（第42页）苍术、黄柏为二妙散，以清热燥湿为长。（第65页）黄连配藿香等于吃香连丸，原香连丸中用木香，但木香太燥故用藿香代之。（第28页）咳嗽有痰，苔白腻，加二陈汤。（第35页）黄芪、当归为李东垣之当归补血汤。（第73页）银花、丝瓜络、车前子为半决渎汤。（第59页）决渎汤系刘绍武（1907-2004）治疗一切浮肿之方，由黄芪、郁金、银花、丝瓜络、车前子、白茅根等六味药组成，此处仅选原方之半故称半决渎汤。淋巴肉瘤加攻坚汤、元参、川贝母、香橼、佛手。（第26页）伴淋巴结肿大者加攻坚汤。（第68页）攻坚汤系刘绍武治疗各种肿瘤的专方，由王不留行、夏枯草、生牡蛎、紫苏子等四味药组成。牛皮癣可加祛风利湿汤。（第68页）祛风利湿汤亦刘绍武《三部六病》之方，由浮萍、苍耳子、苦参、土茯苓等四味药组成。

2. 张刚对于药物性能、配伍的创新

张老对于药物性能、配伍的说明，虽然每每为只言片语，却总有发人深醒之处。现择要摘引数条，以为示例。读者欲得其全貌，尚需对《山西小儿王·张刚临床经验实践录》一书，下一番认真研讨的工夫。

（1）单味药的体会

张老讨论单味药的功效，固然有单独论述之处，但更多的情况下是与相近药物的对比讨论，令人映象深刻，也方便临床掌握，这是其特色。此处不做穷尽性的分析，仅从《山西小儿王·张刚临床经验实践录》书中摘取若干条文以为示例。

苏子：能杀蛲虫。（第41页）笔者案，《诸病源候论·蛲虫候》卷五十（1691候）指出："蛲虫者，九虫内之一虫也。形甚细小，如今之瘑虫状。亦因腑脏虚弱而致发动，甚者则成痔瘘癞疥也。"[1]

乌梅：肺喜宣化，初感外邪不能用乌梅酸敛，肺虚久咳用乌梅代五味子作用。乌梅有杀虫作用，肺结核可用，肺阴虚亦可用，以酸甘化阴，滋

① 丁光迪主编. 诸病源候论校注（下）[M]. 北京：人民卫生出版社，1992：1398.

阴敛汗。（第 34 页）消化不良的患儿肚痛，没有乌梅治不了，因为乌梅可以缓肝养肝。（第 88 页）。乌梅为肝经药，寒热错杂之病属肝经病，故用乌梅收敛之性，能增加凝固性，具有止痛、止汗、健胃助消化之功。舌质红乌梅量要大，口干甚加甘草，牢记虚证勿忘用乌梅。（第 88 页）

槟榔：苔白厚腻可加重槟榔量。（第 17 页、第 30 页）

木通：肛门发红，木通是主药。（第 28 页）小便不利、黄赤，肛门红，加木通。（第 27 页）

白前：痰鸣，加重白前量效果更好。（第 34 页）

竹沥：竹沥水能化热痰定喘。（第 37 页）痰涎壅盛加竹沥水。（第 55 页）

珍珠：珍珠是特效，麻毒内陷有效。最好是捣碎后放在豆腐里蒸，以除呕吐之弊，珍珠能解疹毒，有清里与解表之功。（第 37 页）

三七、小蓟：小蓟止血比旱三七好，单小蓟一两效很好。（第 33 页）小蓟胜过三七参，大黄胜过羚羊角，胆星等于牛黄。（第 87 页）

山药、白术：山药治阴虚，故小儿常用之，白术治阳虚气虚常用之。（第 22~23 页）阳虚用白术，主治脾阳虚，舌体胖嫩，舌淡苔白，属脾阳虚证；阴虚用山药，主治脾阴虚。（第 84 页）

苍术、白术：苍术治有余，走而不守，发散作用大，二妙散、平胃散中用此药，是芳香化浊，走而不守之功，且无滞性；白术治不足，健脾力量大，有守而不走之功，故四君子汤、理中汤中均借其守而不走之功而用之。

丹皮、地骨皮：丹皮、生地、赤芍、元参、地骨皮均为清血分热，丹皮用于无汗而干烧者，地骨皮用于阴虚内热。（第 23 页、第 87 页）

大黄、羚羊角：有时患儿体弱，想不用大黄或量轻，下次来时病就好不了。因此，大黄不仅是通大便，还是清热。用大黄等于吃羚羊角，大黄胜过羚羊角，小蓟胜过旱三七。"羚羊清乎肺肝"，用羚羊角不用大黄则效不显，反之不用羚羊角用大黄则效较好。（第 33 页）

需要注意的是，由于张老论药条文每在具体的病证、具体的方论中零星出现，其结论可能只是针对这个药在某病、某方中的一个侧面。因此，若从药论的高度去审视，上述引述似是有所不足。那么，欲从中体会某药片面之深刻则可，欲求全责备则不可。好在《山西小儿王·张刚临床经验实践录》一书中亦有所谓"药物剖析"的内容在焉，信是整理者在张老经验基础上加工、完善的成果，读者可以方便参考。

（2）配伍用药的体会

大黄、槟榔：虚证不要忘乌梅、川椒[1]，实证不要忘大黄、槟榔。（第45页）槟榔、大黄——通腑导滞的主力健将。（第83页、第107页）

山药、焦楂：大便稀加山药、焦楂。（第55页）便干加重代赭石，便溏去代赭石，加山药、焦楂。（第54页）

藿香、焦楂：鹅口疮加藿香、焦楂。（第22页）

藿香、梅术：舌红无苔、少苔或剥苔可减去藿香、梅术。（第59页）

乌梅、川椒：虚证不要忘乌梅、川椒[2]，实证不要忘大黄、槟榔。（第45页）尿蛋白持续3~4个（+）不下，其他微量，脐周痛可加乌梅、川椒。（第61页）

川椒、川连：川椒配川连，一辛一苦，辛开苦降，川椒止痛不上火，而干姜上火力量大，故用川椒较干姜好。（第45页）

佛手、香橼：纳差，加香橼、佛手。（第62页）

柴胡、黄芩：和解少阳，疏肝清热。（第83页、第106页）

犀角、羚羊角：犀角能解心热，羚羊角清乎肺肝，既入血分，又入气分，故犀角、羚羊角一起用，清肺家热又解血分毒。

竹叶、灯心：小儿大多是心经有热，症见舌光红，夜烦躁不安，故竹叶、灯心清心火，除余热。（第47页）竹叶、灯心——清心火，祛余热。（第83页）竹（叶）、灯（心），清心热，祛虚热。（第24页）竹（叶）、灯（心），清心火，祛余热，通利小便。（第41页）竹叶、灯心，清心火，利小便。（第29页、第32页）

桑皮、杏仁：咳嗽加桑皮、杏仁。（第25页、第70页）桑皮、杏仁能宣肺达表。（第37页）

沙参、石斛：舌红无苔，加沙参、石斛。（第55页、第63页）

板蓝根、山豆根：扁桃体肿大、咽痛，加板蓝根、山豆根。（第17页、第106页）

---

[1] 川椒：一本作"山药"，义长。

[2] 川椒：一本作"山药"，义长。

滑石、木通：小便短赤肛门红，加木通、滑石。（第30页）湿热重，小便不利，加滑石、木通。（第28页）滑石、木通——淡渗利水。（第82页）

茵陈、木通：食欲不振，疑有肝炎，苔白，加茵陈、木通。（第18页）兼有湿热加茵陈、木通。（第57页）茵陈、木通——清利湿热。（第83页、第107页）

茵陈、云苓皮：渗湿利水。（第82页）

梅术、黄柏：二妙散祛湿。（第82页、第107页）

青蒿、地骨皮：伴有低烧，舌淡苔少可加青蒿、地骨皮。（第46页）青蒿、地骨皮退热除蒸，用于阴虚发热，骨蒸劳热（第106页）。发热日久不退，加青蒿、地骨皮，必要时加羚羊角。（第17页、第18页）

桔梗、瓜蒌、胖大海：音哑加桔梗、瓜蒌、胖大海。（第25页）

蝉衣、桔梗、胖大海：音哑加蝉衣、桔梗、胖大海。（第34页）

元参、浙贝、板蓝根：清热消肿，主治痄腮，瘰疬，淋巴肿大。（第107页）

沙参、麦冬、灯心：沙参、麦冬、灯心能清心润肺。（第37页）

桑皮、白前、杏仁：宣肺止咳。（第83页、第106页）

百部、胆星、千层豆：顿咳（百日咳），去麻黄、石膏、甘草，加百部、胆星、千层豆。（第33页）

天竺黄、贝母、橘络：清肺化痰。（第83页、第108页）

牛黄、竹沥、贝母：皆除痰要药，热痰见此类似滚汤泼雪。（第87页）

全虫、地龙、蜈蚣：如出现强直性抽搐，关节变形，而表现极为痛苦，配合全蝎、地龙、蜈蚣等。（第53~54页）

丹参、郁金、川楝子：凉血活血，通瘀止痛。（第57页）肝大痛，加郁金、丹参、川楝子。（第57页）肝大或肝压痛等，可加丹参、郁金、川楝子。（第59页）

藿香、梅术、陈皮：健脾胃。（第82页、第108页）

山药、苡仁、焦楂：健脾利湿。（第82页、第108页）

半夏、云苓、生姜：呕吐较重者，加云苓、半夏、生姜。（第30页）半夏、云苓、生姜——小半夏加茯苓汤，止呕。（第82页、第108页）

芦根、三春柳、索索葡萄干：麻疹初起之发表宜用张老芦柳汤。芦根、

三春柳（柽柳）、索索^① 葡萄干。（第49页）

白茅根、小蓟、仙鹤草：凉血止血，除血尿。（第82页）

桑螵蛸、益智仁、菟丝子：尿床、尿频加桑螵蛸、益智仁、菟丝子。（第25页）菟丝子、益智仁、桑螵蛸——缩尿固肾。（第82页、第108页）

杜仲、川断、补骨脂：强腰膝。（第82页）

杭菊花、珍珠母、龙胆草：头晕加杭菊花、珍珠母、龙胆草。（第25页）经常头晕、头痛者加杭菊花、珍珠母、龙胆草，这三味药可以清热明目。（第42页）珍珠母、龙胆草、杭菊花——清肝热，熄肝风。（第82页、第106页）

乌梅、川椒、川连：有虫子则用乌梅、川椒、川连（尾连可代之）。（第41页）本方（癫痫汤）中乌梅、川椒、川连三药，酸、辛、苦……合用健脾养肝为主药。（第55页）健脾止痛：乌梅、川椒、黄连。（第67页）乌梅、川椒、川连——杀虫止痛。（第82页）

乌梅、川椒、胡黄连：肚痛加乌梅、川椒、胡黄连。（第65页）

乌梅、川椒、山药：虚证勿忘用乌梅、川椒、山药，实证不忘用槟榔、大黄。（第87页）

乌梅、山药、甘草：治盗汗有特效。（第42页）

乌梅、山药、辽沙参：舌红无苔出汗多，加山药、乌梅、辽沙参。（第54页）乌梅、山药、辽沙参——滋养脾阴。（第83页、第108页）

生地、麦冬、玄参：鸡心舌加生地、麦冬、玄参，舌红无苔，龟裂也可加之。（第28页）生地、麦冬、玄参养阴增液，用于热盛伤津，发热不退，口渴咽疼，舌红无苔。（第106页）

元参、沙参、地骨皮：清虚热、生津。（第82页）

沙参、麦冬、地骨皮：阴虚发热，症见舌红无苔……加沙参、麦冬、地骨皮，热可自退。（第34页）沙参、麦冬、地骨皮滋阴润肺，用于肺热肺燥干咳无痰，舌红无苔。（第106页）

枳壳、槟榔、焦楂：涤腑通便，用于肠胃不清，乳食积滞，阳明腑实，大便不通，苔白厚或黄厚。（第107页）

---

① 索索：原误作"锁锁"，今正之。

193

三、张老学术思想借鉴

李翰卿先生曾经说过:"继承老中医的经验,不仅是要记住老中医的几个秘方、验方,更重要的是要学习老中医的治学方法与诊疗思路,临床上如何辨证,如何分析病情,如何处方用药,甚至于在用药的剂量上、服用方法上,都应细心留意,才能达到真正继承其学术经验的目的。"① 前文对张老制方用药略作分析,但正如李翰卿所言,欲想真正了解张老临证特点,还需对其治学方法与诊疗思路有所了解。好在前人已经做了这样的工作,我们不妨借鉴一下。

山西省卫生厅主编的《山西名老中医经验汇编》② 一书,介绍了解放以来到上世纪 90 年代以前,已故及健在 70 岁以上老中医的学术经验。他们是李翰卿、王雅轩、韩玉辉、肖通吾、张子琳……马鸿等总凡 38 位医家。其中第 10 位为张刚先生,由戴高昇、董晓丽、李翠果 3 人执笔,朱进忠整理。这部作品将张刚先生的学术思想总结为以下 4 点(相关引述有所节略,欲求其详请参考原书):

1. 小儿杂病,尤重脾胃

张老认为,小儿脾胃娇嫩,脾常不足,一旦饮食失调,喂养不当,饥饱无度,或感受湿热之邪则影响脾胃的正常功能,产生消化系统的一系列病证,并影响肺、心、肝、肾,而产生其他脏腑的病证,所以调理脾胃在儿科常见病的治疗中具有极其重要的意义。他说:"四号腹泻效灵汤中以乌梅、甘草、焦山楂、黄连酸甘焦苦之药为主药,为取其乌梅、甘草一酸一甘,既酸甘化阴,又涩肠止泻。焦山楂消积,黄连除肠胃湿热,川椒、干姜与黄连相配,寒热并用,调肠胃升降之功能,党参、山药、甘草健脾益气,理中止泻,藿香、苍术、陈皮、焦山楂、槟榔平胃化滞,消补兼施,效果尤其满意。"张刚先生不仅治疗小儿腹泻重视脾胃之调理,其他如小儿

① 王象礼、赵通理整理. 中国百年百名中医临床家丛书·李翰卿 [M]. 北京:中国中医药出版社,2001:450.

② 山西省卫生厅主编. 山西名老中医经验汇编 [M]. 太原:山西科学技术出版社,1992:217–232.

肝炎、肾炎、肺炎咳喘、惊风之慢惊、鹅口疮、小儿佝偻病、贫血、虫症、痿痹、湿疹、荨麻疹、紫癜以及各种血证等，均强调调理脾胃的重要性。

2. 养阴重在调养脾阴

张老认为，现代讲优生优育与旧时代之贫困，多子女绝然不同，随着人的素质不断提高，胎养情况佳良，小儿先天禀赋也发生根本改变，即使少数先天不足的小儿，先天不足也可以后天补，因此补养肾阴已不是主要方面，故阴虚常表现在脾阴不足……一旦大吐大泻或久病津伤必然出现脾阴不足的虚热不退，面黄肌瘦，自汗盗汗，不思饮食，消化不良，手足心热，毛发稀疏，枯槁无泽，舌红无苔，或淡红少苔，或剥脱苔，所以治疗必以补养脾阴为法。他说："乌梅、山药、辽沙参都是补养脾阴之优品，性平无毒，均宜大量使用。"

3. 消积导滞，善用槟黄

张老认为，现在小儿之疾肥甘致患最多，即使体虚小儿也常见本虚标实之证，故临床可下之证尤多。古人善用巴豆霜为消积导滞之品，然今之小儿多表现积热之疾，故不宜用之。他说："实热积滞者多用槟榔、大黄。"又说："凡乳食积滞，腹满肚胀，恶心呕吐，发热便秘，舌苔厚腻，感冒夹实，肺热喘嗽，无问其发热、下利，均必用槟榔、大黄。""槟榔、大黄在治疗腑实证中为主力健将，有清热导滞，荡涤肠胃，推陈致新的共同特点，临证用之常常力挽危逆，尤必记之。"

4. 以望为主，尤重舌苔

张老认为，诊视小儿虽亦四诊合参，但以望诊为主，望诊中又以望舌为重要。他说："脏腑有病，必见于舌，脾胃有病在舌苔的表现更为明显，所以尤必辨舌。"他常以陈念祖《舌苔歌诀》以示后学，并云："脾胃湿热重者往往终年有白厚苔，湿重者腻，热重者燥。脾胃阴虚者舌红无苔或少苔，鸡心舌为胃阴虚，剥脱苔也属脾胃虚弱消化不好或有虫积，舌质淡红无苔属心脾气血素虚或大病后气阴两亏，舌浮胖有齿痕为脾虚有湿。薄白苔属表证、寒证。苔白厚多消化不好，胃肠不清；黄苔多属里热之证。总之，辨舌苔首先要分清阴阳，继则辨表里、寒热、虚实。"

我们有理由相信，对张老儿科学术经验的再次温习，有利于更加深刻地理解其组方遣药的一般规律。

小结：

"方中有药，药中有方"是熟练的中医临床家临证处方用药时方便观察得到的一个突出特征。如果说辨证处方体现了一种把握阴阳的总体共性要求，那么方中每一味药物的选择和安排，则体现了医家对药物个性特点的理解和判断。不同的大夫，面对同一个病有可能出具相同或者不同的处方，使用各自惯用的药味。因此，落实到某位医家，只有在具体的临床实践中才更加方便体会其对方的共性要求和药的个性选择之间的分寸拿捏。本文的落脚点虽然是张刚先生的用药经验，却时时处处离不开对其处方的温习和回顾。

本文在讨论张刚老大夫的儿科用药特点时，虽然也勉强分出了用药原则、用药特色、用药心得等不同层次，但事实上以上各个层次又是相互通联的。没有对中医儿科理论问题的深思熟虑，欲从原则层次把握用药关键是十分困难的；没有对中医儿科临床实践的不断重复，欲从微观层次把握药性特质更是不可能的。

前人的实践、思考都是今日临床家可资借鉴的宝贵财富，笔者无缘与张刚先生面对面切磋交流，只能凭借现有文献对其用药特色略作归纳，还望知其真者不吝赐教，庶几一家之学粗完。

（赵怀舟、王小芸、卢海燕、冯文海撰文，宋明锁指导）

"重方重药"大约是临床医家的普遍特征，张刚亦不例外。本文从张刚遗留 60 余首处方为出发点，温习其临床用药经验。在临证中理解其治学方法、诊疗思路，体会其辨证论治、处方用药，熟悉其用药剂量、服用方法等方方面面的细节，才能真正达到学习继承的目的。

附 录

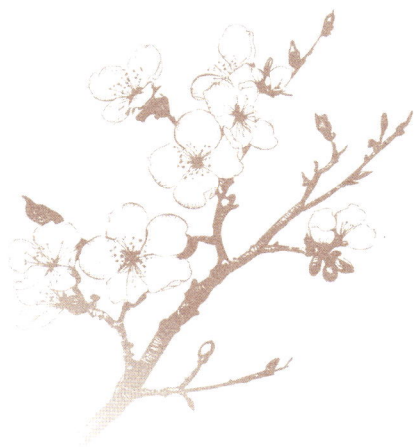

宋明锁笔记《张刚先生处方》

1. 一号肺炎汤
2. 二号肺炎汤
3. 三号肺炎汤
4. 四号肺炎汤
5. 顿咳汤
6. 加味柴胡汤
7. 凉膈增液汤
8. 调脾清热汤
9. 芦柳汤
10. 麻疹透表汤
11. 疹后化毒汤
12. 口疮汤
13. 釜底抽薪散
14. 柴芩惊风汤
15. 参芪惊风汤
16. 可保立甦汤（《医林改错》）
17. 癫痫汤
18. 癫痫饼
19. 一号腹泻效灵汤
20. 二号腹泻效灵汤（热胜于湿，湿热型）
21. 三号腹泻效灵汤（湿胜于热，湿热型）
22. 四号腹泻效灵汤（虚实夹杂型）
23. 藿香乌梅汤
24. 茵陈（龙）泻肝汤
25. 慢性肝炎汤
26. 急性肾炎汤
27. 慢性肾炎汤
28. 尿床汤
29. 糖尿病方
30. 尿崩汤

31. 紫斑汤
32. 大补血汤（变相归脾汤）
33. 关节炎汤
34. 风湿热汤
35. 小儿麻痹方
36. 湿疹汤
37. 茵陈吃瘊汤
38. 雄黄拔瘊散
39. 湿疹外洗方
40. 湿疹外用药面
41. 脐湿外用药面
42. 艾绒褂（鼻通灵）
43. 加味四核二香汤
44. 脱肛方
45. 脱发再生汤
46. 明目褪翳汤
47. 中耳炎方
48. 牙痛方
49. 治烂眼边
50. 治抽风验方
51. 新生儿吐乳方
52. 痄腮消毒方
53. 姜梅四君子
54. 水痘方
55. 哮喘方
56. 杀虫健脾汤（常用藿香乌梅代）
57. 加减平陈汤（多用于一岁）
58. 加味姜梅四君子汤
59. 上咳下泻汤
60. 四二各半汤

199

1. 一号肺炎汤 ①

【组成】

桑皮 4.5 克	杏仁 4.5 克	白前 ②4.5 克	黄芩 6 克
连翘 6 克	芦根 6 克	苏子 4.5 克	枳壳 4.5 克
七爪红 3 克	麻黄 2.4 克	生石膏 4 克	甘草 3 克
槟榔 6 克	大黄 2.4 克	藏青果 3 克	竹叶 2.4 克
灯心 2.4 克			

【主治】感冒发热，风热咳嗽夹滞 ③，咳嗽气喘（小儿肺炎、气管炎），喉中痰鸣，食滞纳呆，大便干燥，舌红，苔白。脉象浮数，指纹红紫。发病多在秋末冬初。

【加减】

（1）舌红无苔，加辽沙参 6 克、地骨皮 6 克、玄参 6 克、寸冬 6 克。

（2）舌苔白厚腻，加重槟榔，另加瓜蒌 6 克。

（3）上吐下泻减去麻黄、石膏、大黄，加焦楂 6 克、山药 6 克、生姜 1 片。

（4）烦燥，夜卧不安，加蝉衣 3 克、钩藤 4.5 克、配服珠珀保婴丹 2 包，每次 1 包。

（5）夏季，麻黄与石膏比例为 1∶4。

（6）夏季，体弱者减去麻黄、石膏、甘草，加桑叶 4.5 克、苏叶 3 克。

（7）有先心病或兼有心肌炎、肺炎，可减去麻黄、石膏，加沙参 6 克、麦冬 6 克、川贝母 4.5 克、天竺黄 4.5 克、橘络 4.5 克。

---

① 一号肺炎汤：对应《山西小儿王·张刚临床经验实践录》第 8 方"肺炎Ⅰ号汤（急性肺炎）"。

② 白前：原作"百部"，系笔误。张刚先生曾撰文（1978年《治疗小儿病经验杂谈》）指出："治疗肺炎咳嗽的一号肺炎汤是由桑皮、杏仁、白前，麻黄、生石膏、甘草，连翘、芦根，槟榔、大黄等几组药组成。"

③ 风热咳嗽夹滞：此 6 字系宋明锁另笔补充。

2. 二号肺炎汤 ①

【组成】

桑皮 4.5 克	杏仁 4.5 克	白前 4.5 克 ②	黄芩 6 克
芦根 6 克	连翘 6 克	苏子 4.5 克	枳壳 4.5 克
陈皮 4.5 克 ③	槟榔 6 克	大黄 2.4 克	竹叶 3 克
灯心 1 克			

配服保婴夺命丹 2 包，每次 1 包。

【主治】病毒性肺炎，发烧不退，上午轻，下午重，咳嗽轻，痰鸣重。对肠胃不佳，内蕴痰热者较好，二便不通。苔白，黄厚。

【加减】舌红，少苔，加玄参、地骨皮、藏青果。

【备注】无白前，可用前胡。

3. 三号肺炎汤 ④

【组成】

沙参 6 克	羚羊角 0.6 克	高丽参 1.5 克	附子 1.5 克
天竺黄 4.5 克	川贝母 4.5 克	橘络 4.5 克	苏子 4.5 克
槟榔 6 克	藏青果 3 克	竹叶 3 克	灯心 0.6 克

【主治】重症肺炎，体温不稳定，四肢冷或热，面色苍白，口唇红，青紫，涕泪俱无，痰鸣喘促，烦躁不安，咳嗽，抽风，恶寒，舌淡苔白。脉微弱而数，指纹淡紫过气关时，酌配珠珀保婴丹 2 包，每次 1 包。

---

① 二号肺炎汤：对应《山西小儿王·张刚临床经验实践录》第 9 方"肺炎Ⅱ号汤（病毒性肺炎）"。

② 白前：笔记原作"百部"，再改作"白前"，另笔批注"前胡"字样。

③ 陈皮：笔记原作"七爪红"，后改作"陈皮"。校者案，七爪红即化橘红，陈皮又名橘皮，橘皮去内白即橘红。化橘红和橘红的药物基原不同，化橘红的基原为芸香科植物化州柚或柚，橘红的基原为芸香科植物橘及其栽培变种。别本将"七爪红"记为"土瓜仁"，系形近之讹。

④ 三号肺炎汤：对应《山西小儿王·张刚临床经验实践录》第 10 方"肺炎Ⅲ号汤（治重症肺炎）"。

4. 四号肺炎汤 ①

【组成】

桑皮 4.5 克	杏仁 4.5 克	百部 4.5 克	黄芩 ②
芦根 6 克	连翘 6 克	沙参	麦冬
蝉衣 4.5 克	竹叶	灯心	珍珠
羚羊角 0.6 克	犀角	二花	竹沥

【主治】麻疹合并肺炎。麻毒内陷，高烧，咳嗽，气喘，鼻翼煽动，烦躁不安，痰涎壅盛，口鼻干燥，神志模糊。

5. 顿咳汤 ③

【组成】

桑皮 4.5 克	杏仁 4.5 克	白前 4.5 克	黄芩 4.5 克
连翘 6 克	芦根 6 克	苏子 4.5 克	枳壳 4.5 克
七爪红 3 克	槟榔 6 克	大黄 2.4 克	藏青果 3 克
百部 4.5 克	千层豆 4.5 克	胆南星 3 克	竹叶 3 克
灯心 2.4 克			

【主治】百日咳（顿咳、阵咳），咳嗽日久。

6. 加味柴胡汤 ④

【组成】

柴胡	黄芩 4.5 克	连翘 6 克	芦根 6 克
苏子	枳壳 3 克	陈皮 3 克	二花 6 克
蝉衣	槟榔 4.5 克	大黄 2.4 克	竹叶 3 克

【主治】内热外感，发热不退（原因不明的发热），朝轻暮重，大便干

---

① 四号肺炎汤：对应《山西小儿王·张刚临床经验实践录》第 11 方"肺炎Ⅳ号汤（治麻疹合并肺炎）"。

② 黄芩：此下剂量，原抄本漶漫不清，暂不予拟补。书中类似情况，准此处置，以免失真。

③ 顿咳方：对应《山西小儿王·张刚临床经验实践录》第 14 同名方。

④ 加味柴胡汤：对应《山西小儿王·张刚临床经验实践录》第 1 同名方。

结，舌苔白厚腻，或黄。服后便黑粪即愈。

【加减】

（1）舌苔白厚腻，加重槟榔。

（2）舌质红，苔黄，加重大黄。

（3）扁桃体肿大，咽痛，加板蓝根 6 克、山豆根 6 克。

（4）发热日久不退，加青蒿 4.5 克、地骨皮 6 克。

（5）必要时加羚羊角 0.6 克。

7. 凉膈增液汤 ①

【组成】

连翘 6 克	栀子 4.5 克	黄芩 4.5 克	生地 6 克
元参 6 克	麦冬 6 克	芦根 6 克	二花 6 克
蝉衣 4.5 克	川军 2.4 克	竹叶 3 克	灯心 0.6 克

【主治】发热不退，舌红，少苔或无苔，剥苔，干燥有红点，大便干。（阴虚发热）

【加减】

（1）发热日久不退者，加青蒿 4.5 克、地骨皮 6 克。

（2）扁桃体炎加板蓝根 6 克、山豆根 3 克、桔梗 3 克。

（3）伴发中耳炎，加杭菊 4.5 克、珍珠母 6 克、龙胆草 3 克。

（4）伴口疮，加木通、黄连、草梢。

（5）白口疮，加藿香 4.5 克、焦楂 6 克。

（6）麻疹后余毒未尽，配化毒散 2 包，每次 1 包。

8. 调脾清热汤 ②

【组成】

沙参 4 克	生山药 6 克	黄芪 4.5 克	乌梅 6 克
山萸肉 4.5 克	石斛 4.5 克	胡黄连 4.5 克	地骨皮 4.5 克
白茅根 6 克	焦楂 6 克	甘草 3 克	竹叶 3 克

---

① 凉膈增液汤：对应《山西小儿王·张刚临床经验实践录》第 2 同名方。

② 调脾清热汤：对应《山西小儿王·张刚临床经验实践录》第 3 同名方。

【主治】低热不退，面色萎黄，自汗，盗汗，舌红无苔，舌淡无苔，少苔。

【治法】健脾益气，养阴清热。

【加减】

（1）肺结核，肺门淋巴结核，加麦冬4克、橘络3克、川贝4.5克、天竺黄3克。

（2）尿床，尿频，加桑螵蛸、益智仁各4.5克，菟丝子6克。

（3）关节痛，加丝瓜络3克、王不留6克、通草3克、忍冬藤4.5克。

9. 芦柳汤

【组成】

芦根9克　　　三椿柳4.5克　　索索葡萄①4克

芫荽少许

【主治】麻疹初期，发表用。

10. 麻疹透表汤②

【组成】

连翘6克　　　芦根4克　　　蝉衣4.5克　　　薄荷3克

牛子4.5克　　桔梗4.5克　　桑皮6克　　　　杏仁6克

川贝4.5克　　葛根4.5克

【主治】麻疹初期，发烧，咳嗽，打喷嚏，流清涕，眼泪汪汪，脉象浮数。

11. 疹后化毒汤③

【组成】

连翘9克　　　栀子6克　　　黄芩6克　　　　川贝6克

---

① 索索葡萄：原作"琐琐干"，系张老口语，现改为通用名。《新疆中草药手册》（1970年版）记载：索索葡萄，味甘，性微温，无毒。功能解表透疹，利尿解毒。书中附方"麻疹不透：索索葡萄五钱、芦根三钱、芫荽根三钱，水煎服。或索索葡萄五钱，水煎服。"

② 麻疹透表汤：对应《山西小儿王·张刚临床经验实践录》第16同名方。

③ 疹后化毒汤：对应《山西小儿王·张刚临床经验实践录》第17同名方。

玄参 6 克　　　　寸冬 6 克　　　　竹叶 3 克　　　　灯心 0.4 克

配服赛金化毒散 2 包。

【主治】麻疹后，余毒未尽，清热败毒。

【附方】音哑汤

　　　　组成：蝉衣 6 克、桔梗 1.5 克、胖大海 9 克。

　　　　主治：声音嘶哑，咽喉疼痛。

12. 口疮汤 ①

【组成】

连翘 6 克　　　　栀子 4.5 克　　　黄芩 4.5 克　　　黄连 2.4 克

生地 6 克　　　　木通 2.4 克　　　竹叶 2.4 克　　　草梢 2.4 克

灯心 6 克　　　　大黄 2.4 克

【主治】小儿口疮，红口疮，流口水，弄舌，重舌，木舌，唇肿，唇裂，大小便不利。

【加减】鹅口疮，舌苔白，加藿香 4.5 克、焦楂 6 克。

13. 釜底抽薪散 ②

【组成】

　　　　吴萸 6 克

研细末，醋调敷足心。

【主治】小儿口疮严重者，牙痛严重者，痄腮严重者，流口水严重者。

14. 柴芩惊风汤 ③

【组成】

柴胡 3 克　　　　黄芩 4.5 克　　　钩藤 6 克　　　　薄荷 3 克

杭菊 4.5 克　　　珍珠母 6 克　　　龙胆草 3 克　　　僵蚕 4.5 克

蝉衣 4.5 克　　　寸冬 4.5 克　　　茯神 4.5 克　　　竹叶 3 克

灯心 0.6 克　　　羚羊角 0.3 克

配服祛风保婴丹 2 包，每服 1 包。

205

---

① 口疮汤：对应《山西小儿王·张刚临床经验实践录》第 37 同名方。

② 釜底抽薪散：对应《山西小儿王·张刚临床经验实践录》第 38 同名方。

③ 柴芩惊风汤：对应《山西小儿王·张刚临床经验实践录》第 18 同名方。

【主治】高热惊风，四肢抽搐，天钓，身仰向后，表里俱热之证，脉浮洪数，指纹青紫。

【加减】

（1）大便干，加大黄 2.4 克。

（2）高烧，加二花 6 克、连翘 6 克。

（3）痰证重盛，加天竺黄 3 克、胆南星 3 克、槟榔 4.5 克。

（4）出汗多，加辽沙参 6 克、山药 6 克、甘草 2.4 克。

（5）舌苔白厚腻，加槟榔。

15. 参芪惊风汤 ①

【组成】

黄芪 4.5 克	党参 4.5 克	山药 6 克	柴胡 3 克
黄芩 4.5 克	钩藤 6 克	杭菊 4.5 克	珍珠母 6 克
龙胆草 3 克	僵蚕 4.5 克	蝉衣 3 克	甘草 3 克
茯神 4.5 克	竹叶 2.4 克	灯心 0.6 克	

配祛风保婴丹 2 包，每次 1 包。

【主治】慢惊风，不烧惊风，缺钙抽风。发作时缓缓抽搐，时作时止，脾虚肝旺之证。

【加减】

（1）舌苔白厚，加槟榔。

（2）舌红无苔，去党参，加辽沙参 6 克、乌梅 6 克、石斛 4.5 克。

（3）出汗多，加沙参、乌梅各 6 克。

（4）气虚者，加人参 2.4 克。

16. 可保立甦汤（《医林改错》）

【组成】

黄芪 6 克	人参 3 克	白术 4.5 克	当归 4.5 克
山萸肉 6 克	枸杞 4.5 克	枣仁 4.5 克	附子 4.5 克
钩藤 6 克	破故纸 4.5 克 ②	核桃 2 个，连皮捣	

---

① 参芪惊风汤：对应《山西小儿王·张刚临床经验实践录》第 19 同名方。

② 破故纸：原误作"补故纸"，今正之。

【主治】慢脾风，纯阴无阳证。脾气大伤，先后天不足。闭目摇头，面唇青暗，舌短声哑，四肢厥冷。（大脑病）

【加减】

（1）舌红无苔，出汗多，去白术，加山药6克、乌梅6克、沙参6克、减附子。

（2）大便稀溏者，加山药6克、乌梅6克、焦楂6克、甘草3克。

17. 癫痫汤①

【组成】

乌梅9克	川椒2.4克	黄连3克	杭菊6克
珍珠母9克	龙胆草4.5克	柴胡4.5克	黄芩6克
钩藤4克	僵蚕4.5克	蝉衣4.5克	胆星4.5克
藏青果4.5克	菖蒲4.5克	莲子心3克	槟榔6克

配服祛风保婴丹4包，每次1~2包。

【主治】癫痫。

【加减】

（1）大便干，加寸冬6克、大黄3克。

（2）大便稀，加山药4克、焦楂4克。

（3）舌红无苔，加辽沙参6克、石斛4.5克。

（4）痰证壅盛，加竹沥。

18. 癫痫饼②

【组成】

青礞石24克	海浮石24克	石菖蒲9克	制半夏24克

---

① 癫痫汤：对应《山西小儿王·张刚临床经验实践录》第21同名方。

② 癫痫饼：对应《山西小儿王·张刚临床经验实践录》第22同名方。此方源自河南中医学院1973年3月编《中医内科讲义》之"定痫饼"（第199页）。其原文如下："定痫饼：煅青礞石六钱、姜半夏八钱、天南星七钱、海浮石六钱、沉香三钱、炒建曲四两、生熟二丑各一两五钱。共研细面，加小麦面20两拌匀加水制成饼，成人作20个，小儿1-3岁作40个，7-8岁作30个，8-15岁作25个（使微焦）每天早晨吃一个（有麻味时可加糖）。忌性生活、荤腥、忧郁、愆怒。如果抽搐较重者加全蝎、蜈蚣。吐涎沫，痰盛者加贝母、陈皮。痰热盛面赤者加羚羊角、天竺黄。"

制南星 24 克　　　沉香 9 克　　　　建曲 120 克

生熟二丑各 90 克

共研细面，加面 20 两，分 20 个，每日吃一个。

【主治】原缺。

19. 一号腹泻效灵汤①

【组成】

藿香 4.5 克　　　山药 6 克　　　党参 4.5 克　　　茯苓 4.5 克

川连 2.4 克　　　乌梅 6 克　　　川椒 1.2 克　　　甘草 3 克

干姜 2.4 克　　　槟榔 3 克　　　焦楂 6 克

【主治】小儿消化不良，腹泻，虚中夹实，寒热夹杂，大便稀溏，面黄，精神不好，舌质红，舌苔白厚腻，纹紫，脉缓而弱。小儿慢性痢疾，大便化验脓球。

【加减】

（1）舌红无苔，去党参、干姜，加沙参 6 克、生姜 1 片。

（2）小便不利，黄赤，肛门红，加木通 2.4 克。

【附方】藿香乌梅汤（伤乳食型）

组成：藿香 4.5 克　　　梅术 4.5 克　　　陈皮 4.5 克　　　乌梅 9 克

黄连 3 克　　　　川椒 2 克　　　焦楂 6 克　　　　槟榔 4.5 克

香橼 4.5 克　　　竹叶 3 克

主治：腹痛胀满，痛则欲泻，泻后痛减，泻下粪便犹如败卵。不思乳食，嗳腐酸臭，舌苔黄垢，指纹紫，脉滑而实。

20. 二号腹泻效灵汤②（热胜于湿，湿热型）

【组成】

葛根 6 克　　　　黄芩 4 克　　　　黄连 3 克　　　　甘草 3 克

焦楂 6 克　　　　乌梅 9 克　　　　山药 9 克　　　　白芍 4.5 克

---

① 一号腹泻效灵汤：对应《山西小儿王·张刚临床经验实践录》第 4 方"腹泻Ⅰ号效灵汤（治麻疹合并肺炎）"。

② 二号腹泻效灵汤：对应《山西小儿王·张刚临床经验实践录》第 5 方"腹泻Ⅱ号效灵汤"。

灯心 1 克　　　　竹叶 3 克　　　　藿香 4 克　　　　滑石 4.5 克

【主治】小儿慢性肠炎，痢疾，发热。大便次数多，量少，色黄，微黑或暗绿，大便不畅。舌质红苔少，纹紫脉数，肛门红。

【加减】

（1）发热盛者，加二花。

（2）舌苔白厚腻者，加藿香 3 克、槟榔 3 克。

（3）湿热重，小便不利，加滑石 4.5 克、木通 2 克、竹叶、灯心。

21. 三号腹泻效灵汤①（湿胜于热，湿热型）

【组成】

藿香 4.5 克　　　梅术 4.5 克　　　七爪红 3 克（陈皮 4.5 克）
焦楂 6 克　　　　云苓 4.5 克　　　猪苓 3 克　　　　泽泻 3 克②
乌梅 9 克　　　　山药 9 克　　　　甘草 3 克　　　　滑石 4.5 克
竹叶 3 克

【主治】小儿腹泻，清浊不分，小便短少，肛门红，纹淡紫，脉滑。

【加减】如腹泻严重者，或呕吐不止者，在服药前先服玉枢丹，2 小时后再服汤药。

22. 四号腹泻效灵汤③（虚实夹杂型）

【组成】

藿香 4.5 克　　　梅术 4.5 克　　　陈皮 3 克　　　　乌梅 6 克
川椒 1.2 克　　　川连 2.4 克　　　党参 4.5 克　　　山药 6 克
甘草 3 克　　　　干姜 2.4 克　　　焦楂 6 克　　　　槟榔 3 克
竹叶 2.4 克　　　灯心 0.6 克

【主治】小儿腹泻便溏，日数次、十数次，或数十次，虚中夹实，寒热夹杂，调理中焦。大便稀溏，夹奶瓣或未消化食物，脘腹胀满，不思饮食，

209

---

① 三号腹泻效灵汤：对应《山西小儿王·张刚临床经验实践录》第 6 方"腹泻Ⅲ号效灵汤"。

② 泽泻：原误作"泽夕"，今正之。

③ 四号腹泻效灵汤：对应《山西小儿王·张刚临床经验实践录》第 7 方"腹泻Ⅳ号效灵汤"。

或伴吐乳、吐食，面色萎黄，身汗消瘦，舌淡，苔白，或舌红苔白，指纹淡滞（宜攻补兼施）。

【加减】

（1）舌苔白厚腻，可加重槟榔或加枳壳3克。

（2）阴虚者，舌红无苔，减去干姜、党参，加沙参6克、生姜1片。

（3）小便短赤，肛门红，加木通1.2克、滑石4.5克。

（4）呕吐较重者，加茯苓4.5克、半夏3克。

（5）服上药仍泻不止者，减去陈皮、梅术、槟榔，加茯苓4.5克、莲子肉6克。

23. 藿香乌梅汤 [①]

【组成】

藿香6克	梅术6克	陈皮6克	乌梅4.5克
川椒4.5克	马尾连4.5克	焦楂6克	槟榔6克
苏子6克	枳壳6克	竹叶3克	灯心1克

【主治】一般消化不良，食欲不振，胃满腹胀，恶心呕吐，面色萎黄，虫积症。

【加减】

（1）与杀虫健脾汤相同。

（2）舌红少苔，鸡心舌，加石斛。

（3）腹痛，加川楝子、小茴香。

（4）大便稀，加山药、甘草。

（5）便干，加大黄。

24. 茵陈（龙）泻肝汤 [②]

【组成】

| 茵陈15克 | 栀子4.5克 | 黄芩6克 | 龙胆草4.5克 |
| 大黄2.4克 | 云苓6克 | 猪苓4.5克 | 泽泻4.5克 |

---

① 藿香乌梅汤：对应《山西小儿王·张刚临床经验实践录》第13同名方。

② 茵陈（龙）泻肝汤：对应《山西小儿王·张刚临床经验实践录》第24方"茵龙泻肝汤"。

滑石 6 克	木通 2.4 克	车前子 6 克	藿香 4.5 克
梅术 4.5 克	陈皮 4.5 克	焦楂 6 克	槟榔 4.5 克
竹叶 3 克	灯心 0.6 克		

【主治】急性黄疸肝炎，急性无黄疸肝炎。

【加减】

（1）大便偏稀，次数多，去大黄，加山药 6 克。

（2）舌苔白厚腻，加重槟榔量，也可加白蔻仁 2.4 克。

（3）舌无苔、少苔，或剥苔，可减去藿香、梅术，加白芍 6 克、白茅根 4 克。

25. 慢性肝炎汤 [①]

【组成】

藿香 6 克	梅术 6 克	陈皮 6 克	乌梅 12 克
川椒 3 克	尾连 3 克	焦楂 6 克	槟榔 6 克
苏子 4.5 克	枳壳 4.5 克	茵陈 9 克	木通 2.4 克
丹参 6 克	郁金 6 克	川楝子 4 克	竹叶 3 克
灯心 0.9 克			

【主治】

（1）慢性肝炎、急性肝炎恢复期。

（2）肝功能已正常，但肝脾仍大。

【加减】

（1）腹痛，肝压痛，加白芍 6 克、甘草 3 克。

（2）舌苔白厚腻，加白蔻仁 3 克。

26. 急性肾炎汤 [②]

【组成】

白茅根 15 克	小蓟 12 克	萹蓄 4.5 克	瞿麦 4.5 克
云茯苓 9 克	猪苓 4.5 克	泽泻 4.5 克	木通 3 克

---

① 慢性肝炎汤：对应《山西小儿王·张刚临床经验实践录》第 23 同名方。

② 急性肾炎汤：对应《山西小儿王·张刚临床经验实践录》第 25 同名方。

滑石 6 克	车前子 4 克	熟军 3 克	山药 12 克
二花 9 克	丝瓜络 5 克	通草 4.5 克	竹叶 3 克
灯心 0.9 克			

【主治】急性肾炎。

【加减】

（1）蛋白多，加重山药、茯苓，加萆薢 4.5 克。

（2）红血球多，加重白茅根、小蓟、熟军。

（3）白血球多，加重二花、滑石。

（4）管型多，加重木通、丝瓜络。

（5）浮肿甚，加香薷 3 克（冬用麻黄）、冬瓜皮 9 克。

（6）苔厚白腻，加杏仁、蔻仁、苡仁。

（7）血尿不消，加熟军（清宁丸）。

27. 慢性肾炎汤①

【组成】

黄芪 9 克	党参 6 克	山药 12 克	云苓 6 克
苡米 12 克	王不留 9 克	丝瓜络 6 克	白茅根 15 克
小蓟 6 克	忍冬藤 9 克	通草 4.5 克	车前子 9 克
丹参 6 克	山萸肉 6 克	竹叶 3 克	灯心 0.9 克

【主治】慢性肾炎，急性肾炎恢复期，肾病综合征。

【加减】

（1）蛋白持续（++）、（+++）不下，其它微量，脐周围痛，可加乌梅 4 克、川椒 3 克。

（2）出汗多，尿少，次数多，可加重山药，加益智仁 4 克、桑螵蛸 6 克、菟丝子 6 克。

（3）另外，吃红小豆面条，用冬瓜熬汤吃菜，或熬煮山药苡米红小豆稀饭。

---

① 慢性肾炎汤：对应《山西小儿王·张刚临床经验实践录》第 26 同名方。

28. 尿床汤 [①]

【组成】

黄芪 9 克	党参 6 克	山药 15 克	山萸肉 9 克
乌梅 15 克	川椒 3 克	胡连 4.5 克	甘草 3 克
益智仁 6 克	桑螵蛸	菟丝子 4 克	

一方加附子 2.4 克、肉桂 3 克。

【主治】小儿尿床，遗尿，尿频。

【加减】舌红无苔，阴虚者，减去黄芪、党参，加沙参、石斛。

29. 糖尿病方 [②]

【组成】

沙参 9 克	山药 15 克	石斛 9 克	乌梅 15 克
川椒 3 克	胡连 4.5 克	黄芪 9 克	茯苓 6 克
莲子肉 9 克	葛根 6 克	花粉 6 克	甘草 3 克
焦楂 6 克			

【主治】糖尿证，消渴证，尿崩证。

30. 尿崩汤 [③]

【组成】

乌梅 15 克	山药 15 克	沙参 9 克	甘草 6 克
黄芪 9 克	生石膏 15 克	石斛 9 克	山萸肉 12 克
寸冬 9 克	花粉 9 克	焦楂 9 克	

【主治】尿崩证。

---

① 尿床汤：对应《山西小儿王·张刚临床经验实践录》第 27 同名方。
② 糖尿病方：对应《山西小儿王·张刚临床经验实践录》第 39 方"糖尿病汤"。
③ 尿崩汤：对应《山西小儿王·张刚临床经验实践录》第 40 同名方。

31. 紫斑汤 ①

【组成】

乌梅 15 克	山药 15 克	沙参 12 克	黄芪 9 克
当归 6 克	白芍 9 克	白茅根 24 克	小蓟 15 克
黄芩炭 6 克	栀子炭 6 克	阿胶 6 克	山萸肉 9 克
甘草 4.5 克	焦楂 9 克	大枣 3 个	黄连 5 克

【主治】过敏性紫癜，血小板减少性紫癜，牙龈出血，鼻衄不止等出血症。

【加减】甚者加鹿角胶，急性加犀角，后期加人参、黄芪。大便干，消化好，方可用当归。

32. 大补血汤 ②（变相归脾汤）

【组成】

黄芪	当归	白芍	乌梅
山药	沙参	东参	甘草
枣仁	龙眼肉	山萸肉	阿胶
大枣	补骨脂	胡桃	焦楂
白茅根	小蓟	茯苓	

【主治】重度贫血、再障。

33. 关节炎汤 ③

【组成】

忍冬藤 15 克	丝瓜络 6 克	通草 4.5 克	白茅根 15 克
茵陈 9 克	苓皮 6 克	梅术 6 克	黄柏 3 克
山药 15 克	苡米 15 克	竹叶 3 克	灯心 1 克
王不留行 15 克			

---

① 紫斑汤：对应《山西小儿王·张刚临床经验实践录》第 41 同名方。

② 大补血汤：对应《山西小儿王·张刚临床经验实践录》第 31 同名方。该本"变相"作"复相"。

③ 关节炎汤：对应《山西小儿王·张刚临床经验实践录》第 29 同名方。

【主治】风湿性关节炎，四肢疼，肩疼。

【加减】

（1）上肢痛，加桑枝。

（2）下肢痛，加牛膝6克、木瓜9克、秦艽6克。

（3）腹痛，加乌梅15克、胡连4.5克、川椒4.5克。

34. 风湿热汤 [①]

【组成】

沙参12克	麦冬6克	山药12克	乌梅12克
川椒3克	胡连4.5克	石斛6克	甘草3克
苡米12克	白茅根12克	忍冬藤9克	丝瓜络6克
通草4.5克	王不留12克	竹叶3克	灯心1克

【主治】风湿热，风湿性心脏病，心肌炎。

35. 小儿麻痹方 [②]

【组成】

白茅根15克	忍冬藤9克	丝瓜络6克	王不留15克
通草4.5克	茵陈9克	茯苓皮6克	白术6克
黄柏3克	钩藤9克	芦根12克	滑石9克
木通4.5克	川牛膝4.5克	竹叶3克	灯心1克

【主治】小儿麻痹，风湿性关节炎，多发性神经炎，格林巴利氏综合征。必要时可配服祛风保婴丹。

36. 湿疹汤 [③]

【组成】

茵陈9克	茯苓皮6克	山药12克	苡仁15克
梅术6克	黄柏3克	乌梅12克	川椒3克

---

① 风湿热汤：对应《山西小儿王·张刚临床经验实践录》第42同名方。

② 小儿麻痹方：对应《山西小儿王·张刚临床经验实践录》第43同名方。

③ 湿疹汤：对应《山西小儿王·张刚临床经验实践录》第32同名方。

| 川连[①]4.5克 | 滑石9克 | 木通3克 | 蒲公英6克 |
| 二花9克 | 蝉衣6克 | 连翘9克 | 竹叶3克 |

【主治】湿疹，胎毒，黄水疮，牛皮癣，荨麻疹，硬皮病，白癜风，扁平疣。

【加减】

（1）大便干燥，加大黄3克，或配化毒散1包。

（2）牛皮癣，加土茯苓9克、白蒺藜12克、浮萍草12克，或加苦参6克、苍耳子6克。

（3）白癜风，加白蒺藜15克。

37. 茵陈吃瘊汤[②]

【组成】

茵陈9克	茯苓皮6克	猪苓4.5克	泽泻4.5克
梅术6克	黄柏2.4克	乌梅9克	川椒2.4克
胡连3克	连翘6克	蝉衣4.5克	竹叶3克
灯心1克			

【主治】扁平疣，瘊子，荨麻疹。

38. 雄黄拔瘊散[③]

【组成】

| 雄黄3克 | 枯矾3克 |

共研细面，先将瘊子用针点破，将药面敷患处，用胶布贴住，轻者一周，重者持续再敷。

【主治】原缺。

---

① 川连：笔记原作"尾连"，再改作"川连"。

② 茵陈吃瘊汤：对应《山西小儿王·张刚临床经验实践录》第44方"茵梅吃瘊汤"。

③ 雄黄拔瘊散：对应《山西小儿王·张刚临床经验实践录》第45方"雄矾拔瘊散"。

39. 湿疹外洗方 [①]

【组成】

生艾叶 30 克　　蛇床子 15 克　　地肤子 15 克　　川椒 9 克

白矾 3 克

煎洗患处。

【主治】湿疹，牛皮癣，或其他瘙痒病证，均可使用。

40. 湿疹外用药面 [②]

【组成】

梅术 15 克　　黄柏 15 克　　山药 15 克　　大枣 5（去皮核）

先将大枣用水蒸，与其他药共研细末，再用香油调敷。

【主治】湿疹较严重者，有感染现象均可使用。

41. 脐湿外用药面 [③]

【组成】

山药 9 克　　　大枣 1 个去皮核

【主治】小儿脐湿，脐疝。

42. 艾绒褥 [④]（鼻通灵）

【组成】生艾叶，捣绒缝垫。

【主治】婴儿初生头顶受凉，鼻子不通，小儿硬皮证，湿疹严重者。

---

① 湿疹外洗方：对应《山西小儿王·张刚临床经验实践录》第 33 方"湿疹外洗汤"。

② 湿疹外用药面：对应《山西小儿王·张刚临床经验实践录》第 34 方"湿疹外用方"。

③ 脐湿外用药面：对应《山西小儿王·张刚临床经验实践录》第 46 方"脐湿外用洗方"。

④ 艾绒褥：对应《山西小儿王·张刚临床经验实践录》第 47 同名方。

43. 加味四核二香汤 ①

【组成】

乌梅 15 克　　山药 15 克　　沙参 9 克　　甘草 4.5 克

川楝子 9 克　　橘核 6 克　　荔枝核 6 克　　山楂核 6 克

小茴香 4.5 克　　广木香 3 克

【主治】小儿疝气，偏坠，鞘膜积液。

【加减】鞘膜积液加苡米 12 克、云苓 9 克。

【附方】山楂核 9 克　　小茴香 3 克

偏方：杨、槐、榆、柳、桃、杏、桑七种树枝，各少许。熬水洗患处后，用小孩尿鞋底熨。

44. 脱肛方 ②

【组成】

乌梅 15 克　　山药 15 克　　沙参 9 克　　黄芪 9 克

当归 6 克　　甘草 3 克　　升麻 2.4 克　　柴胡 4.5 克

枳壳 9 克　　焦楂 9 克　　竹叶 3 克　　灯心 1 克

【主治】脱肛。

45. 脱发再生汤 ③

【组成】

乌梅 15 克　　川椒 4.5 克　　胡连 4.5 克　　菊花 9 克

珍珠母 15 克　　龙胆草 6 克　　山萸肉 9 克　　山药 15 克

何首乌 12 克　　当归 6 克　　白芍 9 克　　生地 9 克

沙参 12 克　　甘草 6 克　　黑芝麻 12 克

【主治】脱发、白发、斑秃。可配服七宝美髯丹。

218

---

① 加味四核二香汤：对应《山西小儿王·张刚临床经验实践录》第 48 同名方。

② 脱肛方：对应《山西小儿王·张刚临床经验实践录》第 49 同名方。

③ 脱发再生汤：对应《山西小儿王·张刚临床经验实践录》第 50 方"茵梅吃瘊汤"。

46. 明目褪翳汤 ①

【组成】

杭菊 9 克	珍珠母 15 克	龙胆草 6 克	当归 6 克
白芍 9 克	生地 9 克	连翘 9 克	栀子 9 克
黄芩 6 克	黄连 4.5 克	石斛 9 克	蝉衣 9 克
白龙衣 4.5 克	石决明 12 克	白蒺藜 4 克 ②	竹叶 3 克
灯心 1.4 克			

【主治】眼睛红肿，疼痛，云翳，视力差，青光眼，白内障。

【加减】

（1）肝肾阴虚，可加山萸肉 9 克、枸杞子 9 克、玄参 9 克。

（2）经常头痛，可加夏枯草 12 克、菟丝子 9 克。

47. 中耳炎方 ③

【组成】

连翘 9 克	栀子 6 克	黄芩 6 克	杭菊 9 克
珍珠母 12 克	龙胆草 4.5 克	胆南星 6 克	元参 6 克
麦冬 6 克	当归 6 克	白芍 9 克	黄连 4.5 克
竹叶 3 克	灯心 1 克	大黄 2.4 克	

【主治】中耳炎，耳内流脓，疼痛，痒，耳鸣，耳聋。

【加减】

（1）外用冰片 1 克、研细，吹耳内。

（2）听力差，耳聋加山萸 9 克、乌梅 12 克、沙参 9 克、山药 12 克。

48. 牙痛方 ④

【组成】

乌梅 15 克	川椒 4.5 克	川黄连 4.5 克	生地 12 克

---

① 明目褪翳汤：对应《山西小儿王·张刚临床经验实践录》第 51 方"明目退翳方"。

② 白蒺藜：原误作"白吉利"，今正之。

③ 中耳炎方：对应《山西小儿王·张刚临床经验实践录》第 52 同名方。

④ 牙痛方：对应《山西小儿王·张刚临床经验实践录》第 53 同名方。

　　　　　石膏 15 克　　　　细辛 2.4 克　　　　地骨皮 9 克

【主治】阴虚牙痛，火牙痛，风火牙痛。各型牙痛均可加减。

49. 治烂眼边 ①

【组成】

　　　　　蕤仁 15 克

去皮捣烂，涂眼边。

【主治】原缺。

50. 治抽风验方 ②

【组成】

　　　　　熊胆 1.2 克

研细面。配合牛黄千金散四包，每次一包。

【主治】小儿抽风不止，痰涎壅盛。

51. 新生儿吐乳方 ③

【组成】

　　　乌梅　　　　　川连 1.2 克　　　藿香 2.4 克 ④　　焦楂 3 克
　　　槟榔 1.5 克　　　赭石 1.2 克　　　麦冬 3 克　　　竹茹 1.5 克

【主治】大便不通，可加大黄。

52. 痄腮消毒方 ⑤

【组成】

　　　连翘 9 克　　　栀子 6 克　　　黄芩 9 克　　　柴胡 4.5 克
　　　赤芍 6 克　　　薄荷 4.5 克　　　玄参 9 克　　　贝母 9 克
　　　板蓝根 12 克　　二花 9 克　　　公英 9 克　　　陈皮 6 克
　　　灯心 1 克　　　竹叶 3 克　　　大黄 3 克　　　黄连 5 克

---

① 治烂眼边：对应《山西小儿王·张刚临床经验实践录》第 54 方"烂眼边方"。

② 治抽风验方：对应《山西小儿王·张刚临床经验实践录》第 55 方"抽风验方"。

③ 新生儿吐乳方：对应《山西小儿王·张刚临床经验实践录》第 56 方"初生儿食入即吐方"。

④ 藿香：原误作"伙香"，今正之。

⑤ 痄腮消毒方：对应《山西小儿王·张刚临床经验实践录》第 35 方"痄腮汤"。

【主治】腮腺炎，淋巴结核。

【加减】大便干燥，加川军 3 克。淋巴肿大，加夏枯草，王不留 9 克。

53. 姜梅四君子

【组成】

党参 4.5 克	白术 4.5 克	山药 9 克	茯苓 4.5 克
甘草 3 克	乌梅 9 克	干姜 2 克	

【主治】脾虚寒泻，大便溏泻，或泻下清水，乳食不化，不思乳食，面色萎黄，神疲倦怠，手足不温，畏寒喜暖，舌淡苔白，脉弱纹淡。

54. 水痘方

【组成】

连翘 9 克	二花 4 克	玄参 9 克	公英 6 克
黄芩 6 克	栀子 6 克	黄连 4 克	木通 3 克
甘草 3 克	蝉衣 4 克	竹叶 3 克	大黄 2 克
焦楂 6 克			

【主治】原缺。

【加减】湿盛，苔白腻，加薏仁 8 克、藿香 5 克、蔻仁 3 克、茯苓 6 克。

55. 哮喘方

【组成】

桑皮 6 克	地骨皮 8 克	沙参 8 克	麦冬 8 克
乌梅 20 克	山药 20 克	甘草 3 克	丹参 6 克
郁金 6 克	瓜蒌 8 克	橘络 6 克	枣仁 6 克
佛手 5 克	焦楂 6 克		

【主治】原缺。

56. 杀虫健脾汤^①（常用藿香乌梅代）

【组成】

乌梅 5 克	川椒 5 克	胡连 5 克	藿香 6 克
苍术 6 克	陈皮 6 克	黄柏 5 克	

【主治】 小儿消化不良，面黄体疲，不思饮食，腹胀，蛔虫，钩虫，绦虫。

【加减】 大便溏泻，食后即泻，加党参 6 克、山药 9 克、甘草 3 克、干姜 3 克。舌红无苔或少苔，可加沙参。

57. 加减平陈汤（多用于一岁）

【组成】

陈皮 5 克	云苓 5 克	梅术 5 克	半夏 4 克
莱菔子 4 克	槟榔 5 克	生姜 2 片	竹叶 2 克
焦楂 6 克			

【主治】 痰鸣，舌苔白腻，厚燥甚者，加白蔻仁。

58. 加味姜梅四君子

【组成】

党参	白术	山药	茯苓
甘草	乌梅	干姜	诃子
米壳			

【主治】 脾虚久泻滑脱。

59. 上咳下泻^②

【组成】

桑皮	杏仁	白前	黄芩
芦根	连翘	枳壳	陈皮

---

① 杀虫健脾汤：对应《山西小儿王·张刚临床经验实践录》第 12 同名方。

② 上咳下泻：对应《山西小儿王·张刚临床经验实践录》第 57 方"上咳下泻汤"。

槟榔	竹叶	灯心	山药
甘草	焦楂	苡米	茯苓
生姜			

【主治】原缺。

【加减】舌苔厚腻，加白蔻仁。

【说明】宋抄本以二号肺炎汤裁化为本方，《山西小儿王·张刚临床经验实践录》以肺炎Ⅰ号方为基础加减裁化。

60. 四二各半汤

【组成】

葛根	黄连	乌梅	山药
甘草	焦楂	藿香	干姜
白芍	竹叶		

【主治】寒热错杂，大便不利（非痢），舌红。

儿科圣手

——记市中医研究所老中医张刚

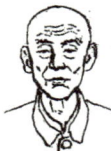

《太原日报》局影

寒来暑往，风风雨雨，几十年如一日，或潜心于诊室，或奔波于病儿家中。他让多少危在旦夕的患儿重现生机，他使多少愁眉不展的家长笑逐颜开，他就是被许多群众亲切地誉为"儿科圣手"的太原市中医研究所年近八旬的老中医张刚。

八月中旬的一天，在市中研所的儿科诊室，张老满头淌汗治疗病儿。患儿的啼哭声、家长的询问声此伏彼起。时近中午，他擦擦额头的汗水，感到腹中阵阵鸣响。忽然他瞥见一个老妇在低声啜泣，忙问是怎么回事。老妇一把鼻涕一把泪地告诉张老，她的孙女患再障性贫血，在一家医院已住院三个多月，早就想来找张老看看，可总觉张老年高事忙，不敢打扰。张刚一听，忙询问病情。老妇详细叙述了孙女的病情，又把病历让张老过目。张老沉吟一会儿，开了方子说，这两付药先服下去试试。过两天，又给开了两付药。四付药下肚，患儿的病有了转机，经化验，血色素、血小板均有改善。为了尽快治好女孩的病，张老不顾年迈体弱，又亲临病房给患儿切脉。患儿的病现在一天天地趋于好转。

张老从十六岁入中药堂当学徒，行医几十年，诊治过的患儿不计其数。对于小儿常见病、多发病，那真是药到病除。对于一些疑难病症，疗效也非常明显。一次，榆次有一患儿得了鼠伤寒心衰，在一家医院住院治疗，已下了病危通知书。在这危急时刻，家长怀着一线希望来求张老。张刚看着面色苍白、呼吸微弱的病儿，心里想：这样的病还很少见，能否治好，把握不大。万一治不好的话，别人会怎么说？如果把病孩推出去，既可免遭风险，家长又不能责怪自己。他看看患儿，看看家长近乎绝望的神情，心里说：不能推托，自己虽名重一时，但还有什么东西比挽救一个幼儿生命更有意义、更有价值呢？一定尽全力救治，如万一治不好，也可总结经验。至于别人说什么，就由他去吧！他真是有妙手回春的神力，患儿服了两付药后即见好转，四付药后就安然脱险。前段时期，北京有一小孩患巨结肠症，家长带患儿来市中研所求治于张老。当时小孩腹胀如鼓，张老悉心诊治后，患儿很快就康复返京。这样的例子数不清有多少。就连外地患者投书求治，张老也总是有求必应，从不让患者失望。

张老的高尚医德与精湛医术深受群众尊重，受到社会各界的好评。粉碎"四人帮"后，他首批晋升为主任中医师。一九七九年，年过七旬的他，光荣地加入了中国共产党。他现任市政协委员、省中医学会理事。一九八四年，他又被评为本年度的市劳动模范，并获市文教系统"优秀党员"称号。

近几年，张老参加的社会活动越来越多起来，但他坚持每天上午出门诊。诊病之余，还不断有论文奉献于世。

张老不无感慨地对年轻医师们说："为医当重二事，一为医德，一为医技。医德以孙真人为榜样，医德正则医风自高，不慕名利，心境自远。医技应学张仲景，博采众长，务求实用，艺高自能跨越险阻。此二事言之易而行之难，宜孜孜以求，始能被人民所重。"

（记者张新民.《太原日报》1985.9.16）

附录 3

药品异名对照 ①

【二画】

人参：高丽参、东参

【三画】

大黄：西大黄、川军　　　　山茱萸：萸肉、山萸、山萸肉
川贝母：川贝　　　　　　　广藿香：藿香

【四画】

王不留行：王不留　　　　天竺黄：天竹黄
天花粉：花粉　　　　　　天南星：南星
木香：广木香　　　　　　牛膝：川牛膝
牛蒡子：牛子　　　　　　化橘红：七爪红

【五画】

甘草：草节、草梢　　　　石菖蒲：菖蒲
龙胆草：胆草、龙胆　　　龙眼肉：元肉
生地黄：生地　　　　　　白矾：枯矾
白茅根：白毛根、茅根　　白鲜皮：白藓皮
瓜蒌：瓜蒌、栝蒌　　　　冬瓜仁：冬瓜子
玄参：元参

---

① 一般而言，每药占据一行位置，各行例皆以药品正名引出其俗写、异名，二者之间以冒号隔开。而前后排序，则依药品正名首字笔画多寡为准；笔画相同者，继依笔顺之横、竖、撇、点、折排比。目的是简明扼要，一览可知。

【六画】

芒硝：芒消

竹沥：竹沥水

冰片：梅片

西河柳：三春柳、三椿柳、柽柳

全蝎：全虫

灯心草：灯心、灯芯

【七画】

麦冬：寸冬

苍术：梅术

连翘：连壳

沙参：辽沙参

花椒：川椒

豆蔻：叩仁、白蔻、白叩仁、白蔻仁

吴茱萸：吴萸

补骨脂：补故纸、破故纸

【八画】

青果：藏青果

郁金：玉金、川玉金

泽泻：泽夕

苦杏仁：杏仁

金银花：二花、艮花、银花

227

【九画】

栀子：山栀

胡黄连：胡连

茯苓：云苓、云茯苓

厚朴：川朴、川厚朴

胆南星：胆星、制南星

胡桃肉：胡桃、核桃、核桃仁

荆芥穗：芥穗

牵牛子：生熟二丑

钩藤：勾吞

神曲：建曲、焦曲

【十画】

莲子：莲子肉

党参：台参

浙贝母：大贝、浙贝

桑白皮：桑皮

莲子心：莲子芯

高良姜：良姜

浮萍：浮萍草

【十一画】

菊花：杭菊、杭菊花　　　　　　黄芩：条黄芩

黄连：川连、川黄连、马尾连、尾连

蛇蜕：白龙衣　　　　　　　　　续断：川断

【十二画】

款冬花：冬花　　　　　　　　　紫苏：苏叶

紫苏子：苏子　　　　　　　　　焦山楂：焦查、焦楂

【十三画】

蒲公英：公英

【十四画】

酸枣仁：枣仁　　　　　　　　　蝉蜕：蝉衣

罂粟壳：米壳、粟壳

【十五画】

僵蚕：姜蚕　　　　　　　　　　熟大黄：熟军

【十六画】

薏苡仁：玉米、苡仁、苡米、薏仁、薏米

薄荷：卜荷

【十九画】

藿香：伙香

从文献形成角度审视张刚学术资料的整理

（代跋）

　　张刚（1907–1988）先生儿科资料的整理告一段落，我们拟从文献形成的角度对这一工作略作总结。首先，这是一项集体合作的工作成果。全体参编人员共同努力、搜集资料、排比分析，从不同角度加以维护推敲研究，方有目前的形制规模。其次，这是一项持续十年的文献建设。即便从张老诞辰之日算起，于今不过百余年，然而文献散佚的速度是惊人的，10 余年的坚持也是值得的。

　　医学文献的形成有其自身规律，工作末期我们不妨从这个角度来审视一下张刚先生学术资料的特点。

一、从无名到有名，自拟处方的形成过程

　　临床家从使用前人成方到自拟处方，大约都会经历一个继承和发扬，师古而不泥古，从无方名到有方名的过程。我们更加熟悉的是公开发表在出版物中的"张刚先生常用处方"60~70 首，这些主要为个人拟创的临床验方也有其自身形成、发展、定型、命名的历史过程。在整理《儿科圣手张刚临床验方使用》一书书稿的过程中，我们也偶然接触到一些提示其临床验方形成过程的文献资料。

　　戴高昇（1943–2012）先生于 1997 年 6 月在《山西中医》发表"张刚治疗小儿腹泻的经验"一文。此文虽然发表于张刚先生去世之后 9 年，但其文章中提到的张刚先生的处方均无方名，并且与我们今日可见的已定型、定名的"张刚先生处方"相较，除姜梅四君子汤系用原方而外，其他方剂皆非定型后处方，并且多数情况下均是戴高昇文中纪录药味味数更少。

　　戴高昇先生总结张刚治小儿腹泻为以下六法，分别是：

1. 清热利湿法

清热利湿法适用于证属热胜于湿的湿热泄泻。症见：泻下水样便，色深黄褐而臭秽，伴发热烦渴，小便短赤，唇红而干，舌红苔少或苔黄而干，指纹红紫，脉滑数。常用药：葛根、黄芩、黄连、甘草、山药、乌梅、焦山楂、滑石、竹叶。若伴恶心呕吐者，加茯苓、制半夏、生姜、竹茹以止呕降逆；伴腹痛者，加白芍以和中缓急止痛；伴睡卧不安者，加蝉衣以镇惊安神；伴高热者，加羚羊角，热胜动风者，再加钩藤、蝉衣以平肝熄风。

校者按：此即后称"二号腹泻效灵汤"者。定型之后的处方中尚有：白芍、灯心、藿香等药。戴高昇指出：此方是在仲景葛根芩连汤基础上，结合小儿生理、病理特点加味而成，用于小儿湿热泄泻屡试屡验。方中葛根清热解肌，表解则里和；芩、连燥湿，坚肠止利，并有清热解毒之功；乌梅、山药、甘草和中益胃，健脾止泻，并能酸甘化阴，以止烦渴；焦山楂消食化滞，滑石、竹叶清利湿热。

2. 芳香化湿法

芳香化湿法适用于证属湿胜于热的湿热泄泻。症见：泻下稀溏，淡黄不臭，口不渴，倦怠，纳差，尿少，舌苔白腻，指纹淡紫，脉濡缓。常用药：藿香、苍术、陈皮、茯苓、猪苓、泽泻、山药。伴恶心呕吐者，加制半夏、生姜以降逆止呕；伴胸痞脘满者，加白蔻仁、佩兰叶以芳香祛湿，宽胸利膈。

校者按：此即后称"三号腹泻效灵汤"者。定型之后的处方中尚有：焦楂、乌梅、滑石、甘草、竹叶等药。戴高昇指出：本方以《丹溪心法》胃苓汤加减化裁，旨在芳香化浊，燥湿健脾，并配伍利水渗湿之药，标本兼顾，祛湿以止泻。

3. 消食化滞法

消食化滞法适用于伤乳食之泻。症见：腹痛腹胀，痛则欲泻，泻后痛减，泻下粪便臭如败卵，不思乳食，嗳腐酸臭，舌苔黄垢，指纹紫滞，脉滑实。常用药：藿香、苍术、陈皮、焦山楂、槟榔、枳壳。腹痛甚者，加乌梅、黄连、川椒以和中止痛；伴恶心呕吐者，加制半夏、茯苓、生姜、竹茹以降逆止呕。

校者按： 此即后称"藿香乌梅汤"者。定型之后的处方中尚有：乌梅、川椒、川连、苏子、竹叶、灯心等药。戴高昇指出：方中藿香、苍术、陈皮芳香化浊，和中健胃；乌梅、川椒调中理脾，健胃止痛；川椒配黄连寒热并用，辛开苦降，调整肠胃升降功能；枳壳宽肠理气，消除胀满；焦山楂、槟榔消食导滞。诸药合用，共奏健脾胃、消食积之功。

4. 健脾益胃法

健脾益胃法适用于脾虚泄泻。症见：泻下稀溏，乳食不化，便色淡白，食后作泻，面色萎黄，神疲倦怠，舌淡苔白，指纹淡红，脉缓而弱。常用药：党参、焦白术、茯苓、山药、乌梅、莲子肉。若久泻致脱肛者，加黄芪、升麻、枳壳以补中益气，升阳举陷。

校者按： 此即后称"姜梅四君子"者。定型之后的处方有甘草、干姜，而无莲子肉。戴高昇指出：《医宗金鉴》指出，"脾虚泻者，多因脾不健运，故每逢食后作泻。"治须着重健脾，以四君、山药健脾益胃，乌梅、莲子肉涩肠止泻。

5. 温中止泻法

温中止泻法适用于脾胃虚寒之泻。症见：溏泻日久，或泻下清水，乳食不化，面色无华，手足不温，畏寒喜暖，舌淡苔白，指纹淡，脉弱。常用药：乌梅、干姜、党参、焦白术、山药、茯苓、炙甘草。若久泻滑脱不禁，加煨诃子、罂粟壳少许，以温中健脾，固涩止泻；若久泻致脱肛者，加黄芪、升麻以补中益气，升阳举陷。

校者按： 此即后称"姜梅四君子"的原方。戴高昇表明：《幼幼集成》指出，"如脾泄已久，大肠不禁者，宜涩之；元气下陷者，升提之。"由于中焦脾胃虚寒，久泻不止，中气下陷，故致脱肛。治当温中补虚，升提中气，收敛止泻。方中黄芪、升麻升阳举陷；党参、焦白术、炙甘草、茯苓健脾益气；干姜温中散寒；乌梅、山药收敛固脱。诸药合用，共奏健脾温中，固脱止泻之功。

6. 消补兼施法

消补兼施法适用于虚实夹杂之泻。症见：大便稀溏，粪便夹奶瓣及未消化食物残渣，不思乳食，脘腹胀满，面色不华，肢体消瘦，舌淡红苔白或舌红苔白，指纹淡滞。常用药：藿香、苍术、陈皮、乌梅、黄连、川椒、焦山楂、槟榔、党参、山药、干姜、甘草。伴呕吐者，加茯苓、半夏、生姜；伴腹痛者，加白芍。

校者按： 此即后称"四号腹泻效灵汤"者。定型之后的处方尚有竹叶、灯心二味。戴高昇指出：消补兼施，寒热并用是张老治疗小儿腹泻常用治法。善用乌梅、焦山楂、黄连、甘草，以酸甘焦苦之品作为治泻主药也是其独到之处。乌梅配甘草酸甘化阴，有补水缓中固脱之功；焦山楂和中健胃，消乳积有奇效；黄连为苦寒健胃剂，并能除肠胃湿热，配川椒、干姜寒热并用，辛开苦降，调整脾胃升降功能；党参、山药、甘草相伍，健脾益气，温中止泻；藿香、苍术、陈皮开胃化滞。全方寓消于补，消补兼施，祛邪而不伤正。

戴高昇总结张刚先生治小儿腹泻六法，对于每一法均以"常用药"引出临证处方，有加减而不出方名。除"姜梅四君子汤"系用原方外，其他方剂皆与定型后处方多少有些出入。再结合戴文所举6个案例皆未写明就诊时间，可以推知不仅文中处方形态较为原始，而且病例形成时间也相对早一些，所以日期有所磨灭。即便如此，张刚先生的用药特色和治则、治法却也均已成熟。考虑到"健脾益胃法"与"温中止泻法"之用药仅仅在于莲子肉与干姜、甘草一两味药物之间的差别，张刚先生便判定其为两方两法，可以从中体会张刚先生辨病、辨证细微通神之处。我们已知第5证所对汤方名曰"姜梅四君子"，那么第4证所对汤方可名曰"莲梅四君子"。

虽然该文诸"常用药"尚未形成固定的方名，但正如戴高昇所指出的那样：后期定名"二号腹泻效灵汤"是仲景葛根芩连汤的加减化裁；"三号腹泻效灵汤"是《丹溪心法》胃苓汤的加减化裁。而"四号腹泻效灵汤""藿香乌梅汤"则更容易看出来，其显然继承了《伤寒论》乌梅丸寒温并用、攻补兼施的组方风格，但更加强调了儿科用药调理脾胃善用酸甘焦苦之品的个人特色。

二、厚古而不薄今，重经典亦重时方小药

已有文章讨论张刚学术思想、临床经验时指出其对经典著作，如《黄帝内经》《难经》，张仲景《伤寒论》《金匮要略》，钱乙《小儿药证直诀》，朱震亨《丹溪心法》，万全《幼科发挥》，张介宾《景岳全书》，吴鞠通《温病条辨》，吴谦《医宗金鉴》，夏禹铸《幼科铁镜》，谢玉琼《麻科活人全书》等书的继承和发扬。这是对古圣先贤的学习与继承。

至于时贤同道、亦师亦友的切磋、互鉴更是不胜枚举。张刚青少年时期，清源县（今清徐县）李华池是其启蒙先生，领其步入中医中药之门；三十而后，张刚悬壶省城，自任天中药房经理，先后聘请时逸人（1896-1966）、李翰卿（1892-1972）二老坐堂，与二先生朝夕相处，释缚脱坚，砥砺不辍，眼界大开，学识精进；直到1959年，被聘于太原市中医研究所儿科与王中三（1897-1969）、刘绍武（1907-2004）共事，亦多有学术互动。

介 绍 两 个 偏 方

张　刚

1. 治流鼻血不止方

韭菜二斤切碎沥汁半碗，加童便一茶碗，一次服用，服后立止。（已故名医郭飞龙大夫传）

2. 治胃疼醋心消化不良方

一个乌梅两个枣，七个杏仁一处捣，男酒女醋空心服。（验方新编方）

以上二方，经本人多次临床应用，效果良好。

《中医药学习资料》第4集图影（局部）

亦有文献提示：张刚先生推荐使用已故名医郭飞龙传"治流鼻血不止方（韭菜二斤，切碎沥汁半碗，加童便一茶碗，一次服用，服后立止）"；《验方新编方》"治胃疼醋心消化不良方（一个乌梅两个枣，七个杏仁一处捣，男酒女醋空心服。）"张刚先生说："以上二方，经本人多次临床应用，效果良好。"此文见1963年7月太原市中医研究所内部印行的《中医药学

宋明锁老师在《儿科圣手张刚临床验方使用》书稿"序言"中揭示张刚先生自拟之镇惊丹、保肺宁两首儿科小药配药仿单，这两首处方，虽因药涉贵细等原因未能最终制成市售药品，但也能看出张老对此二方的极端重视。这种自拟儿科小药的实践应用说明张刚先生除了重视经典之外，也重视时方小药的应运，是厚古而不薄今的典型写照。这两张处方内容如下：

镇惊丹：明天麻3钱，川黄连3钱，朱砂6分，全蝎2钱，炒僵蚕2钱，胆南星2钱，粉甘草2钱，梅片6分，牛黄3分，柴胡3钱，连翘3钱。

保肺宁：天竺黄5钱，胆南星5钱，酒炒大黄3钱，麝香6分，朱砂3分，牛黄3分，梅片5分，川贝5钱，僵蚕3钱。

查《中医古籍联合目录》可知，张绍棠味古斋既重新刊刻了《本草纲目》，又同时刊刻了《验方新编》。

2021年9月，余新忠、李海英主编，上海科学技术出版社出版的《江南视域下的医疗社会文化史研究》一书较为细致地介绍了《验方新编》的"张绍堂十八卷本"，其文曰："张绍棠在原书基础上增订并续刻二卷的十八卷本，光绪九年（1883）刻于合肥味古斋。张绍棠（1824-1908），安徽合肥人，张家与肥东李家世代联姻，李鸿章的祖父与张绍棠的祖母为亲兄妹，张绍棠又娶李鸿章的妹妹李玉英为妻。张绍棠得到李鸿章提携，在镇压太平天国运动中屡立战功，成为淮军重要将领。平定太平军之后，张绍棠置产南京，富甲一方。受李鸿章提携，其子张席珍、张士瑜、张士珩都成为淮系集团的重要人物。张绍棠侨居金陵后'惟以养亲课子为事，旁及方伎，广刊方书，惠施贫病'，曾先后刊印《慎疾刍言》《验方新编》《痧症要法》（《痧症全书》的别名）《咽喉秘集》《本草纲目》等医书。光绪七年（1881），张绍棠鉴于建阳麻沙板《验方新编》'五历剞劂，字经三写，转焉为乌，甚者漫漶不可识'，因而找到该书的初刻善本重新刊刻。据张绍棠自述，他依据的本子是安徽六安人张嶙赠送给他的，遗憾的是，张嶙的生平事迹现无从考证，我们无法知晓其中原委。重刻《验方新编》后不久，有人以海山仙馆刻印的《痧症要法》和《咽喉秘集》见示，请张绍棠续刻。张绍棠认为它们便于应用，先后于光绪九年四月和八月完成二书的刻印工作，作为《验方新编》的续集。得益于张绍棠的名望和该刻本的精良，翻刻、重刊此本者最多，现存至少50种版本，它们大多将《验方新编》《验方续编》

合刻为十八卷，也有的只是将二书作为附录或续编而没有标明卷数。"

已故著名中医本草学家尚志钧（1918–2008）先生对传世主流本草均有深度的研究，但也曾对《肘后方》有过深入研究。至少有三部关乎《肘后方》校勘、补辑、注释的著作存世。

上述现象，与张刚先生的学风一致，均提示了一种治学的门径。那就是既要重视经典文献的学习，也不轻视时方验方、小药成药的应用，唯有如此，才能在临床中圆融无碍，得心应手。

三、个人著作，亦需强调版本对勘的作用

一般认为，文献研究中常用的对校法、本校法、他校法和理校等校勘方法，仅适用于版本复杂、历史沿革较久的中医文献整理。殊不知，流传经历简单的一家著述整理，亦需注意此法的应用，唯如此才能在对比中发现异文，在推理中接近真实。当然，学无止境，这些方法得出的结论也不一定完全正确，还应在临床实践中加以检验。现举张刚医学文献中的两个药名例子说明如下：

1. 土瓜仁与七爪红之辨

赵迎庆编撰的《山西小儿王·张刚临床经验实践录》[①] 记载："肺炎Ⅱ号汤（病毒性肺炎）（桑皮、杏仁、白前、黄芩、芦根、连翘、苏子、枳壳、土瓜仁、槟榔、紫菀、陈皮、大黄、冬花、竹叶、灯心）。"由于书中方歌提示："Ⅰ号方除麻杏＜石＞甘，再加菀冬成Ⅱ号"，而肺炎Ⅰ号汤及其加减法中均无"土瓜仁"，方歌中不提示加此药，故疑肺炎Ⅱ号汤方中的"土瓜仁"有误。利用宋明锁抄录的《张刚先生处方》可以很好地纠正这个笔误。

宋明锁笔记中：
"二号肺炎汤：

桑皮 4.5 克	杏仁 4.5 克	白前 4.5 克	黄芩 6 克
芦根 6 克	连翘 6 克	苏子 4.5 克	枳壳 4.5 克

---

① 赵迎庆. 山西小儿王·张刚临床经验实践录［M］. 北京：学苑出版社，2014：35.

陈皮 4.5 克 　　　　　槟榔 6 克 　　　　大黄 2.4 克 　　　竹叶 3 克
灯心 1 克"

宋明锁抄录《张刚先生处方》书影（局部）

宋明锁笔记中"陈皮"原作"七爪红"，后改作"陈皮"。

校者按： 七爪红即化橘红，陈皮又名橘皮，橘皮去内白即橘红。化橘红和橘红的药物基原不同，化橘红的基原为芸香科植物化州柚或柚，橘红的基原为芸香科植物橘及其栽培变种。化橘红相对难得价高，故临床中亦可以陈皮代之。故宋明锁主任抄录的《张刚先生处方》中出现用陈皮代七爪红的记录，而别本将"七爪红"记为"土瓜仁"，系形近之讹。这个例子说明，同一位医家不同学生的抄录笔记也有对校勘误的必要。

2. 川椒与山药之辨

赵迎庆编撰的《山西小儿王·张刚临床经验实践录》[①]记载："虚证不要忘乌梅、川椒，实证不要忘大黄、槟榔。"这句话乍看没有问题，但也有异文出现。2004 年 4 月，贵州科技出版社出版陈佑林主编的《简明实用中医儿科词典》词条中指出："张刚（1907–1988），山西人，儿科专家。太原市

---

① 赵迎庆. 山西小儿王·张刚临床经验实践录［M］. 北京：学苑出版社，2014：45.

中医研究所儿科主任中医师……临床诊断注重望舌，治疗上十分重视对脾胃的调理，有'实证勿忘槟榔、大黄，虚证勿忘乌梅、山药'之论。"其中的"川椒"写作"山药"。

笔者认为，此处以作"山药"义长。张刚先生"治疗小儿病经验杂谈"一文曾明确指出："调整脾胃，临床上我常用槟榔、大黄，乌梅、山药这两组药。一组是泻药，一组是补药。据多年临床实践，凡腑实证，舌苔白厚腻或黄厚腻者，无问其发热、下利，均必用槟榔、大黄，凡脾胃虚弱之证，舌红无苔、少苔或剥脱苔者必用乌梅、山药。"[1]张薇、王兴龙二人亦曾撰文指出："小儿'稚阴稚阳'最忌用大苦、大寒、大辛、大燥以及峻补之剂，用药贵在平稳，如乌梅、山药等平和无毒之品，为调脾养阴之药。"[2]戴高昇"乌梅的功效及在儿科临床应用"一文中结尾处亦指出："张老大夫谓：'小儿虚证勿忘用乌梅、山药，实证勿忘用槟榔、大黄'。诚是他几十年临证经验的总结，值得提倡。"[3]

需要指出的是"实证勿忘槟榔、大黄，虚证勿忘乌梅、山药"也有一个演变、完善的过程。

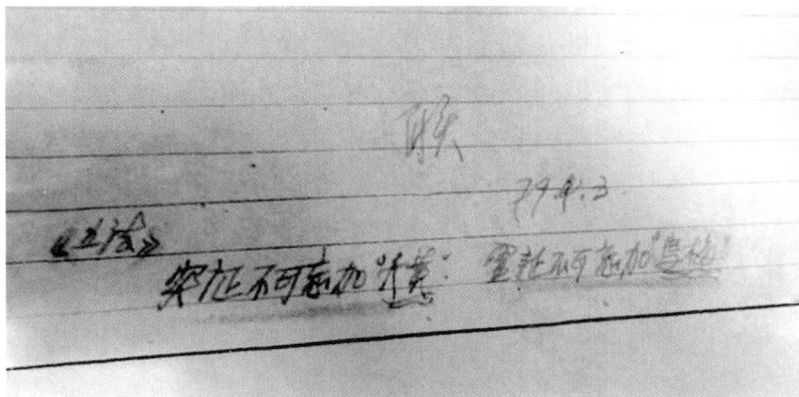

张刚中医儿科文献图影（局部）

孔夫子旧书网曾拍卖一件 1979 年 4 月 3 日的中医手稿名曰："中医儿科：学习张刚老中医经验集"（拍品编号 34509247），这件网上拍品的图影

---

① 张刚，戴高昇. 治疗小儿病经验杂谈［J］. 山西医药杂志，1978：1.

② 张薇，王兴龙. 张刚调理脾胃法儿科临床应用述略［J］. 山西中医，2006：22（增刊）：6–7.

③ 戴高昇. 乌梅的功效及在儿科临床应用［J］. 中医药学习资料，1985：40–41，39.

中保留一句话"实证不可忘加大黄，虚证不可忘加乌梅。"

顺带言及，宋明锁主任抄《张刚先生处方》第 32 方"大补血汤"别称"变相归脾汤"，文通理顺。张刚先生之前，陆懋修（1818–1886）《世补斋医书·生化汤说》文十六卷，卷八文八 [1] 曾讨论生化汤之变相云云。《山西小儿王·张刚临床经验实践录》[2] 一书"变相"作"复相"，概形近之讹。此系版本对勘解决方名正误之例。

如上所示，《山西小儿王·张刚临床经验实践录》一书虽然偶有误字，但此书是第一部全面公开张刚先生常用处方的学术专著，其书发凡起例，搜集整理，用功颇勤，筚路蓝缕、开创之功不容忽视。也正因其学术意义举足轻重，我们才希望其书细节更加准确。

四、小结

从上述举例中，我们可以看到在张刚学术资料整理过程中，小到药名方名的判别，大到治学方法的考辨，乃至临床习用处方拟创过程的解析都离不开文献对勘方法的参与。学者尝言"读书不一定成才，但成才一定要读书"，但读书也要讲求方法。对于重视传统的中医学术而言，掌握基本的文献校勘学方法对于理解、整理名老专家的学术思想和临床经验还是必需的。

感谢孔夫子旧书网民惠书店、学府藏书阁、翠谷峰回、可口可爱书屋、猫人旧书屋提供相关资料或资料照片。孔夫子网保留了过往交易书影的部分图片信息，虽不甚完善但仍为学界提供了弥足珍贵的学术线索，有些文献信息甚至可补专业图书馆所不及。工作后期，景瑞洁、徐非凡、张俊等同学参与了全书文字的核校与修润，特此致谢。

山西省中医院　　赵怀舟、冯文海
2024 年 10 月 7 日于东山科教院区

① 清·陆懋修著；刘从明总主编；于峥，魏民校注. 世补斋医书［M］. 北京：中医古籍出版社，2014：110.

② 赵迎庆. 山西小儿王·张刚临床经验实践录［M］. 北京：学苑出版社，2014：66.

儿科圣手张刚临床验方使用